国家卫生健康委员会"十四五"规划教材

全国中等卫生职业教育教材

供医学影像技术专业用

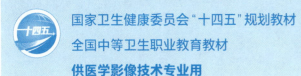

解剖学基础

第 **2** 版

主　编　任　晖　何希江

副主编　牛玉英　庄　园

编　者（以姓氏笔画为序）

　　　　牛玉英（长治卫生学校）

　　　　孔秀娟（广东省潮州卫生学校）

　　　　卢诗军（黑龙江护理高等专科学校）

　　　　吕香茹（甘肃卫生职业学院）（兼秘书）

　　　　任　晖（甘肃卫生职业学院）

　　　　庄　园（山东医学高等专科学校）

　　　　刘殿辉（朝阳市卫生学校）

　　　　何希江（云南省临沧卫生学校）

　　　　张鹏辉（陇南市卫生学校）

　　　　喻淑敏（萍乡卫生职业学院）

人民卫生出版社

·北　京·

图书在版编目（CIP）数据

解剖学基础 / 任晖，何希江主编 . —2 版 . —北京：
人民卫生出版社，2022.11
　ISBN 978-7-117-33798-4

　Ⅰ.①解… Ⅱ.①任…②何… Ⅲ.①人体解剖学 —
中等专业学校 — 教材 Ⅳ.①R322

中国版本图书馆 CIP 数据核字（2022）第 196924 号

人卫智网	www.ipmph.com	医学教育、学术、考试、健康， 购书智慧智能综合服务平台
人卫官网	www.pmph.com	人卫官方资讯发布平台

解剖学基础
Jiepouxue Jichu
第 2 版

主　　编：任　晖　何希江
出版发行：人民卫生出版社（中继线 010-59780011）
地　　址：北京市朝阳区潘家园南里 19 号
邮　　编：100021
E - mail：pmph @ pmph.com
购书热线：010-59787592　010-59787584　010-65264830
印　　刷：廊坊一二〇六印刷厂
经　　销：新华书店
开　　本：850×1168　1/16　印张：22
字　　数：468 千字
版　　次：2016 年 1 月第 1 版　2022 年 11 月第 2 版
印　　次：2022 年 11 月第 1 次印刷
标准书号：ISBN 978-7-117-33798-4
定　　价：86.00 元

打击盗版举报电话：010-59787491　E-mail：WQ @ pmph.com
质量问题联系电话：010-59787234　E-mail：zhiliang @ pmph.com
数字融合服务电话：4001118166　E-mail：zengzhi @ pmph.com

修订说明

为服务卫生健康事业高质量发展，满足高素质技术技能人才的培养需求，人民卫生出版社在教育部、国家卫生健康委员会的领导和支持下，按照新修订的《中华人民共和国职业教育法》实施要求，紧紧围绕落实立德树人根本任务，依据最新版《职业教育专业目录》和《中等职业学校专业教学标准》，由全国卫生健康职业教育教学指导委员会指导，经过广泛的调研论证，启动了全国中等卫生职业教育护理、医学检验技术、医学影像技术、康复技术等专业第四轮规划教材修订工作。

第四轮修订坚持以习近平新时代中国特色社会主义思想为指导，全面落实《习近平新时代中国特色社会主义思想进课程教材指南》《"党的领导"相关内容进大中小学课程教材指南》等要求，突出育人宗旨、就业导向，强调德技并修、知行合一，注重中高衔接、立体建设。坚持一体化设计，提升信息化水平，精选教材内容，反映课程思政实践成果，落实岗课赛证融通综合育人，体现新知识、新技术、新工艺和新方法。

第四轮教材按照《儿童青少年学习用品近视防控卫生要求》(GB 40070—2021)进行整体设计，纸张、印刷质量以及正文用字、行空等均达到要求，更有利于学生用眼卫生和健康学习。

第四轮教材修订编写工作于 2021 年正式启动，将于 2022 年 8 月开始陆续出版，供全国各中等卫生职业学校选用。

2022 年 7 月

前　言

《解剖学基础》(第2版)是国家卫生健康委员会"十四五"规划教材,供中等卫生职业教育医学影像技术专业使用。本教材全面落实《国家职业教育改革实施方案》,以服务为宗旨,以就业为导向,遵循技术技能人才成长规律,充分体现职业教育特点与医学影像技术专业特点,坚持"三基五性"的教材编写原则,与国家执业资格认证考试接轨,贴近临床、贴近岗位、贴近学生,以培养从事摄影、仪器操作、影像检查等医学影像技术工作,德智体美全面发展的高素质医学专业人才。

在教材的编写修订过程中,本着"基础理论基本、必需、够用,注重技术应用能力培养,提高学生综合素质"的编写原则,注重与岗位内容相结合。本教材除绪论外,由细胞与基本组织、运动系统、消化系统、呼吸系统、泌尿系统、生殖系统、脉管系统、感觉器、神经系统、内分泌系统及人体胚胎学概要共十一章组成。本教材具有如下特点:

1. 调整学习目标的表述方式,使学习目标的达成情况可评价。

2. 内容紧扣医学影像技术专业岗位工作过程,提升教材的专业适用性。

3. 以岗位需求为依据,进一步删减高深繁琐的内容,体现"基本、必需、够用"的原则。

4. "本章小结"版块采用思维导图形式对章节内容进行梳理。

5. 全书彩色印刷,充分体现形态学科特点。

6. 注重教材立体化建设,开发配套数字教学内容。

本教材编写团队的组建以中高职衔接为原则,由高职和中职学校教学经验丰富的教师共同组成。全体编委在编写过程中齐心协力、精诚合作,付出了大量的心血和劳动。在此,我们向为本书的出版付出辛勤劳动和无私奉献的全体编委及编委所在单位表示诚挚的谢意。

由于编写时间仓促,编者水平有限,书中难免有疏漏之处,恳请各院校师生在使用过程中给予批评指正,使本教材日趋完善。

任　晖　何希江

2022 年 5 月

目　录

绪　论

数字资源

学习目标

1. 能说出人体的组成与分部。
2. 能使用常用解剖学术语描述人体结构。
3. 能列举组织切片常用染色法。

一、解剖学的定义及其在医学影像技术专业中的地位

解剖学是研究正常人体形态结构的科学,其基本任务是探索和阐明人体器官与组织的形态特征、生长发育规律及其与功能间的关系。它与医学各学科之间有着密切的联系,在医学影像技术专业中应用十分广泛,是一门重要的医学基础课程。

学习解剖学的目的是系统地掌握正常人体形态、结构,为学习后续的医学基础课程和医学影像技术专业课程奠定基础,从而更好地理解和分析人体生理功能与病理变化,正确认识、鉴别疾病发生、发展规律。

二、人体的组成与分部

(一) 人体的组成

人体的基本结构和功能单位是**细胞**。形态结构相似、功能相近的细胞借细胞间质结合在一起构成**组织**。人体的基本组织有 4 种,即上皮组织、结缔组织、肌组织和神经组织。几种不同的组织构成具有一定形态、功能的结构称**器官**。器官中央如有大的空腔,称空腔器官,如心、胃、膀胱、子宫等;器官中央如无大的空腔,称实质器官,如肝、脾、肺、肾等。由若干结构、功能密切相关的器官连接在一起,共同完成一种连续的生理功能,称**系统**。人体可分为 9 个系统,即运动系统、消化系统、呼吸系统、泌尿系统、生殖系统、脉管系统、

神经系统、内分泌系统和感觉器官。各个器官和系统,虽然都有各自的生理功能,但它们通过神经、体液的调节,相互联系,密切配合,构成了一个完整的有机体。

消化系统、呼吸系统、泌尿系统及生殖系统的大部分器官都位于胸、腹、盆腔内,并借一定的孔道与外界相通,总称**内脏**。

(二)人体的分部

按照人体的形态和部位,可将人体分为头、颈、躯干和四肢 4 个部分。头分为颅部和面部;颈分为颈部和项部;躯干的前面分为胸、腹、盆部和会阴;躯干的后面分为背和腰;四肢分为上肢和下肢,上肢分为肩、臂、前臂和手,下肢分为臀、大腿、小腿和足。

三、常用解剖学术语

在生活中,人体各部与器官结构的位置关系不是恒定不变的。为了准确描述人体各部、各器官的形态结构及相互间的位置关系,需要有公认的统一标准和规范语言,解剖学确定了统一的标准解剖学姿势、方位、轴和面等术语。

(一)标准解剖学姿势

标准解剖学姿势是指身体直立,两眼平视前方,上肢下垂于躯干两侧,掌心向前,下肢并拢,足尖向前(图绪论 -1)。

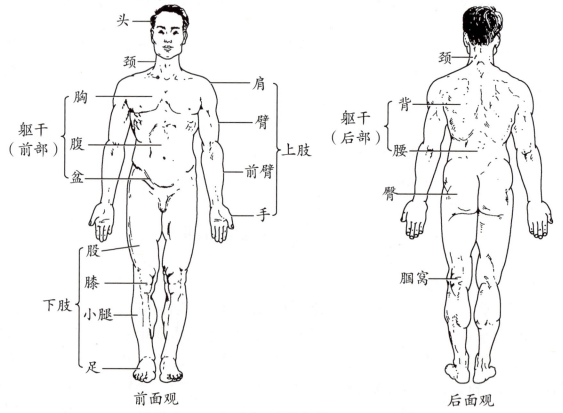

前面观　　　　　　　　　后面观

图绪论 -1　标准解剖学姿势及人体的分部

描述人体任何结构时,均应以标准解剖学姿势为依据。即使观察对象(活体、标本、模型等)处于不同位置,或仅是身体的某一局部,仍应依据标准解剖学姿势进行描述。

(二) 轴

为了准确叙述关节的运动形式,以标准解剖学姿势为依据,做出相互垂直的 3 种轴(图绪论 –2)。

1. 垂直轴 为上下方向与身体长轴平行、与地平面垂直的轴。
2. 矢状轴 为前后方向与身体长轴垂直、与地平面平行的轴。
3. 冠状轴 或称额状轴,为左右方向与身体长轴垂直、与地平面平行的轴。

(三) 面

人体或其任何一个局部,均可在标准解剖学姿势条件下,做出 3 种相互垂直的切面(图绪论 –2)。

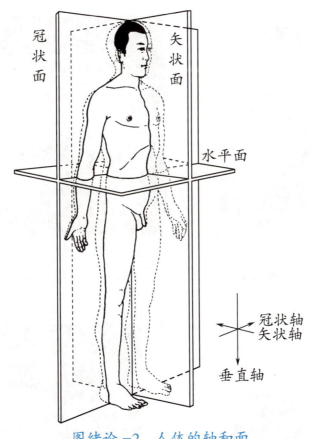

图绪论 –2　人体的轴和面

1. 矢状面 沿矢状轴方向将人体纵行切开的剖面。通过人体正中的矢状面称为正中矢状面(图绪论 –3)。
2. 冠状面 沿冠状轴方向将人体纵行切开的剖面,又称额状面(图绪论 –4)。
3. 水平面 同时与上述两种切面垂直,将人体横行切开的剖面,又称横切面(图绪论 –5)。

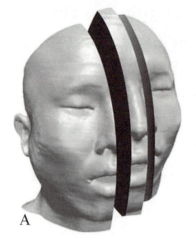
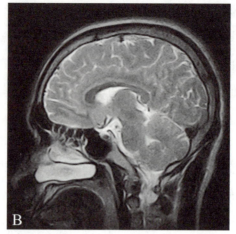

图绪论 -3　矢状断层标本与矢状断层面

A. 颅脑矢状层面示意图;B. 颅脑矢状层面(MRI,T₁WI)。

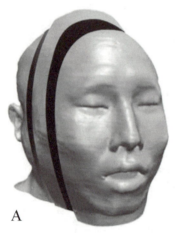
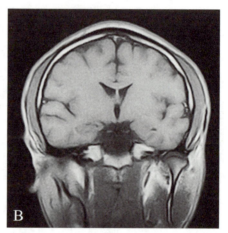

图绪论 -4　冠状断层标本与冠状断层面

A. 颅脑冠状层面示意图;B. 颅脑冠状层面(MRI,T₁WI)。

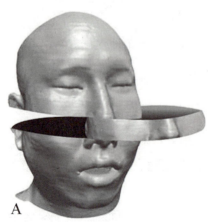
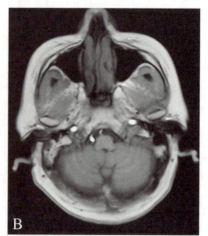

图绪论 -5　横断层标本与横断层面

A. 颅脑横断层面示意图;B. 颅脑横断面(MRI,T₁WI)。

（四）方位术语

方位术语以标准解剖学姿势为依据,用以准确描述人体各结构间的位置关系。

1. 上和下　用于描述部位高低的术语。近头者为上,近足者为下。

2. 前和后　距身体腹侧面近者为前,距身体背侧面近者为后。

3. 内侧和外侧　用于描述各部位与正中矢状面相对距离的位置关系术语。近正中矢状面者为内侧,反之为外侧。在四肢,前臂的内侧又称**尺侧**,外侧又称**桡侧**;小腿的内侧又称**胫侧**,外侧又称**腓侧**。

4. 内和外　用于描述空腔器官结构相互位置关系的术语。近内腔者为内,远离内腔者为外。

5. 浅和深　用于描述与皮肤表面相对距离关系的术语。距皮肤近者为浅,距皮肤远者为深。

6. 近侧和远侧　用于描述四肢各部相互位置关系的术语。距躯干较近者称为近侧,距躯干较远者称为远侧。

四、组织切片常用染色法

大多数组织细胞没有颜色,在光镜下难以分辨其微细结构。应用天然或人工合成的染料把组织切片上不同的微细结构染成不同的颜色,便于光镜下观察。染色方法很多,最常用的是苏木精和伊红染色法,简称 **HE 染色法**。苏木精是碱性染料,可将细胞核和细胞质中的核糖体等酸性物质染成紫蓝色;伊红是酸性染料,可将细胞质和细胞外基质中的碱性成分染成红色。组织结构与碱性染料亲和力强,易被染色的特性称**嗜碱性**;组织结构与酸性染料亲和力强,易被染色的特性称**嗜酸性**;若与两种染料的亲和力都不强,则称**中性**(图绪论 -6)。

五、学习解剖学基础的基本观点与方法

学习解剖学基础时,应坚持进化与发展相一致、形态与功能相依存、局部与整体相统一、理论与实际相结合的观点。只有坚持了这些基本观点,才能正确认识人体形态结构及其发展规律。

此外,解剖学基础作为一门形态学科,其名词繁多,在学习过程中要学会将教材、标本、图谱、挂图和多媒体有机结合使用,注重实践观察,加深理解,增进记忆,进一步提高应用解剖学知识分析临床问题的能力。

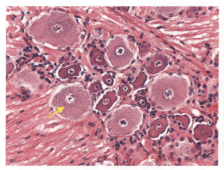

脊神经节（HE染色）

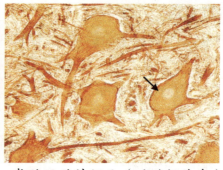

脊髓运动神经元（硝酸银染色）

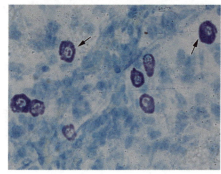

肥大细胞（甲苯胺蓝染色）

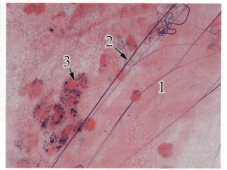

疏松结缔组织铺片
（注射台盼蓝+醛复红）
1. 胶原纤维 2. 弹性纤维 3. 巨噬细胞。

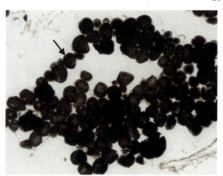

脂肪细胞（锇酸染色）

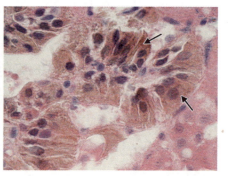

肾上腺髓质（重铬酸盐+HE染色）
↑示髓质细胞的嗜铬性。

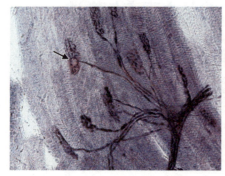

运动终板（氯化金染色）

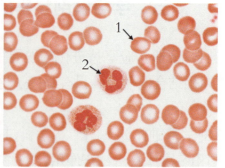

血涂片 瑞特（Wright）染色
1. 红细胞 2. 中性粒细胞。

图绪论-6　不同染色方法显示不同的组织或结构

（任　晖　何希江）

?　思考题

1. 心脏是否属于内脏？为什么？
2. 为什么要确定标准解剖学姿势？

第一章 | 细胞与基本组织

01章 数字资源

学习目标

1. 能准确说出细胞的结构；被覆上皮的结构特征及分类；疏松结缔组织的结构；血液的组成；血细胞的分类、形态及正常值；骨骼肌纤维的一般结构；神经元的形态结构及分类；突触的结构；神经纤维的一般结构。
2. 能在显微镜下识别各种单层上皮和复层上皮；红细胞、各类白细胞和血小板；骨骼肌、心肌和平滑肌；神经元和神经胶质细胞。
3. 能画出细胞的形态及结构；神经元的形态结构；突触的结构。

　　细胞是人体结构和功能的基本单位。许多形态相似、功能相近的细胞借细胞间质连接构成组织，人体的基本组织有上皮组织、结缔组织、肌组织和神经组织。

第一节　细　　胞

 导学案例

　　张女士，自诉近来头晕、耳鸣，睡眠不好，蹲下站起来时觉得眼前发黑，过一会儿才能好转，身体乏力，记忆力较以前差了许多。查体：面色蜡黄，眼睑苍白，心率 106 次 /min。血常规检查示：红细胞数 2.6×10^{12}/L。诊断：贫血。

　　请问：1. 人体血液中有哪些血细胞？

　　2. 贫血的诊断标准是什么？

一、细胞的形态

人体有 200 多种、大约 400 万亿个细胞。这些细胞的形态各异,大小不一,一般都要借助显微镜才能观察到(图 1-1)。

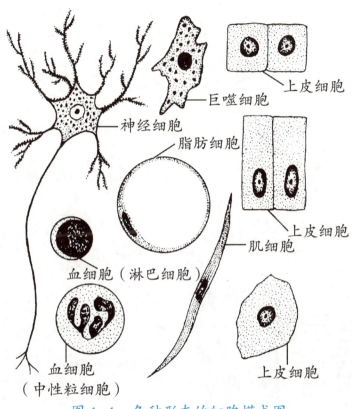

图 1-1 各种形态的细胞模式图

二、细胞的结构

虽然人体细胞形态各异、大小不一,但在光学显微镜下(以下简称光镜),细胞均由细胞膜、细胞质和细胞核 3 部分构成(图 1-2)。在电子显微镜下(以下简称电镜),则可将细胞结构分为膜相结构和非膜相结构。

(一) 细胞膜

细胞膜是包在细胞表面的一层薄膜,也称质膜,光镜下难以分辨。电镜下,细胞膜呈现两暗夹一明的 3 层结构,即内、外两层,呈深暗色,中间一层呈浅色(图 1-3)。细胞内的膜性细胞器也均有相似的三层结构,因此常称此膜为单位膜。单位膜主要由脂质、蛋白质和糖类组成。目前比较公认的细胞膜结构为液态镶嵌模型:膜的分子结构以液态的脂质双分子层为基础,其中镶嵌着各种不同生理功能的蛋白质。细胞膜不仅维持细胞的完整,而且在维持细胞形态、保护细胞内容物、与周围环境进行物质交换和信息传递等方面起重要的作用。

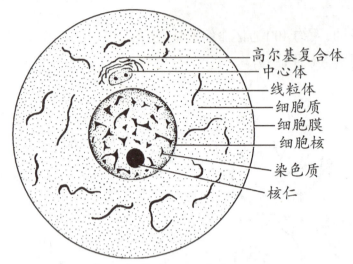

图 1-2　光镜下的细胞结构示意图

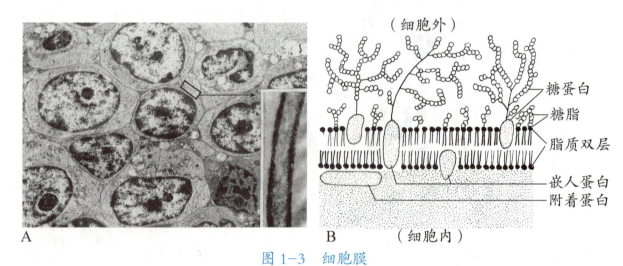

图 1-3　细胞膜
A. 电镜下的细胞膜；B. 细胞膜的分子结构模型。

（二）细胞质

细胞质位于细胞膜与细胞核之间，是细胞完成多种生命活动的场所，包括细胞器、基质和内含物 3 部分。

1. 细胞器　是细胞质基质内具有一定形态结构和生理功能的有形成分（图 1-4）。

（1）线粒体：光镜下呈线状或颗粒状小体，电镜下为由双层单位膜套叠而成的膜囊结构，外膜光滑，内膜折叠成嵴（图 1-4）。线粒体含多种酶，能氧化分解细胞内的营养物质，产生能量（ATP），为细胞的供能站。

（2）内质网：由一层单位膜围成的小管或囊状结构，根据表面有无核糖体分为粗面内质网和滑面内质网（图 1-4）。粗面内质网（有核糖体附着）与蛋白质合成、加工和运输有关；滑面内质网（无核糖体附着）膜上有多种酶系，与类固醇激素的生成、脂类代谢、糖原代谢、肌收缩、药物代谢和解毒等功能密切相关。

(3) 高尔基复合体：光镜下呈网状，电镜下为重叠的扁平囊泡、大泡和小泡(图1-4)；由一层单位膜围成，对蛋白质进行加工、浓缩，形成分泌颗粒或溶酶体。

(4) 溶酶体：由一层单位膜围成的球泡状结构(图1-4)，内含多种酸性水解酶，是细胞内的消化器，消化分解细胞内衰老的细胞器和细胞所吞噬的异物。

(5) 微体：由一层单位膜围成的卵圆形小体，含氧化酶、过氧化氢酶等，主要参与细胞内有害物质的氧化、过氧化氢的分解，对细胞起保护作用。

(6) 核糖体：电镜下呈卵圆形，由 RNA 和蛋白质构成，合成蛋白质(图1-4)。

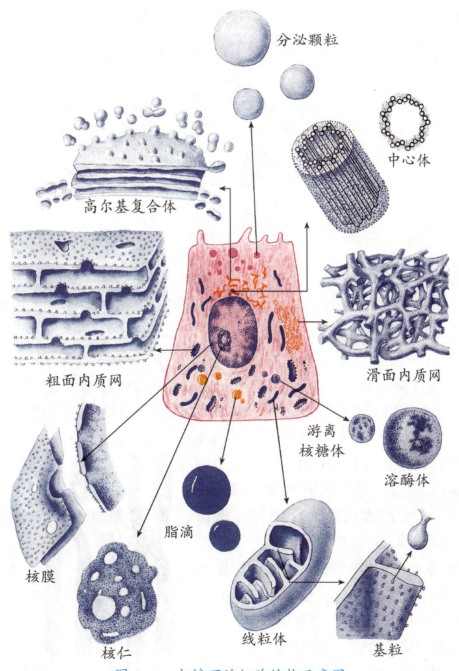

分泌颗粒

中心体

高尔基复合体

粗面内质网

滑面内质网

游离核糖体

溶酶体

核膜

脂滴

核仁

线粒体

基粒

图1-4　电镜下的细胞结构示意图

(7) 中心体：由中心粒和中心球构成，参与细胞分裂(图1-4)。

(8) 细胞骨架：包括微管、微丝、中间丝和微梁网格，是不同蛋白质构成的丝状结构，构成细胞支架，与细胞运动、细胞内物质运输和细胞分裂等有关。

2. 基质　呈透明、黏稠、半流动的胶体状态。基质是细胞质内有形成分的生活环境，又是细胞进行多种物质代谢的重要场所。

3. 内含物　是细胞质内一些不固定的有形成分，但不是细胞器，而是一些细胞储存的营养物质或细胞的代谢产物，如脂滴、糖原、色素颗粒等。

（三）细胞核

除成熟的红细胞外，人体内所有的细胞都有细胞核。细胞一般只有一个核，多位于细胞中央，有的偏于一侧。细胞核的形态多呈圆形、卵圆形或杆状，少数为不规则形。

在电镜下观察，细胞核主要由核膜、核仁、染色质和核基质构成(图1-5)。

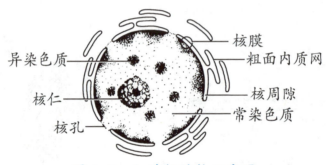

异染色质　核膜
核仁　粗面内质网
核孔　核周隙
常染色质

图1-5　细胞核结构示意图

1. 核膜　为细胞核表面的一层界膜，由内、外两层单位膜构成，两层膜之间的腔隙称核周隙。外层核膜表面附有核糖体。核膜上的小孔称核孔，是细胞核和细胞质之间进行物质交换的通道，并对物质交换具有调控作用。

2. 核仁　一般呈圆形，以1个多见，位置不定，是合成核糖体的场所。

3. 染色质与染色体　在光镜下，**染色质**是易被碱性染料着色的物质。电镜下，染色质呈细丝状结构，其主要成分是DNA和蛋白质。DNA是遗传的物质基础。

在细胞分裂期，染色质细丝螺旋化，盘曲缠绕成一条条粗棒状的结构，即**染色体**。所以染色质与染色体是同一物质在细胞周期中不同时期的两种表现形式。各种生物的染色体数目恒定。人体细胞有46条染色体，组成23对。其中22对常染色体在男性、女性都一样；另一对为性染色体，男性为XY，女性为XX。每条染色体由两条纵向排列的染色单体构成，它们借着丝粒相连接。从着丝粒向两端伸出染色体臂，着丝粒的位置决定了染色体的形态(图1-6)。染色质或染色体是遗传

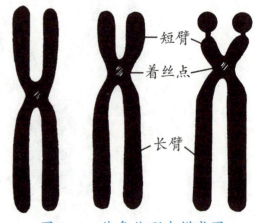

短臂
着丝点
长臂

图1-6　染色体形态模式图

物质的载体。

4. 核基质　又称核液,呈透明胶状物,含水、无机盐、各种蛋白质等,为核内代谢活动提供适宜的环境。

第二节　上 皮 组 织

 导学案例

患者张先生,65 岁。1 年前经常感觉上腹部不适,按胃炎治疗效果不佳。最近患者感觉食欲减退,身体消瘦。入院后患者行胃镜检查并取活检,病理诊断:早期胃癌。

请问:1. 胃黏膜上皮是哪种被覆上皮?

2. 这种上皮在形态学上有何特点?多分布于哪些部位?

上皮组织简称上皮,由紧密排列的上皮细胞和少量的细胞间质构成,依据分布及功能的不同,上皮组织可分为被覆上皮和腺上皮两大类,具有保护、吸收、分泌和排泄等功能。此外,还有少量特殊上皮,如感觉上皮等,具有感受特定刺激等功能。

一、被 覆 上 皮

被覆上皮是指覆盖于体表,衬贴在体内各种管、腔和囊的内表面的上皮,通常所称的上皮是指被覆上皮。

(一)被覆上皮的结构特点

被覆上皮虽有多种,但都具有以下共同特征:①细胞多,排列紧密,细胞间质少。②有明显的极性,朝向身体表面或有腔器官的腔面,称游离面;与其相对的一面朝向深部的结缔组织,称基底面。③上皮组织一般无血管,其营养由深层的结缔组织供给。

(二)被覆上皮的分类

被覆上皮按细胞的排列层次和形态不同,分类如表 1-1。

1. 单层扁平(鳞状)上皮　由一层扁平细胞紧密排列而成(图 1-7)。从表面观察,细胞呈多边形,细胞边缘呈锯齿状、互相嵌合,核呈扁圆形,位于细胞中央。在垂直切面上,细胞扁薄,有核部分略厚,其余部分胞质很薄。

衬贴于心脏、血管和淋巴管腔面的单层扁平上皮称**内皮**。内皮薄而光滑,有利于血液和淋巴的流动及物质交换。分布在胸膜、腹膜和心包膜表面的单层扁平上皮称**间皮**。间皮表面湿润而光滑,有利于器官的活动,减少器官活动时相互间的摩擦。

表 1-1　被覆上皮的分类

细胞层数	分类	主要分布	功能
单层	单层扁平上皮	心、血管及淋巴管的腔面(内皮),体腔浆膜的表面(间皮)	润滑
	单层立方上皮	肾小管、甲状腺滤泡	分泌和吸收
	单层柱状上皮	胃、肠管、胆囊黏膜,子宫内膜与输卵管黏膜	保护、吸收和分泌
	假复层纤毛柱状上皮	呼吸道	保护、分泌、排出尘粒等附着物
复层	角化的复层扁平上皮	皮肤的表皮	保护、耐摩擦
	未角化的复层扁平上皮	口腔、咽、食管与阴道等处的黏膜	保护
	变移上皮	肾盏、肾盂、输尿管、膀胱黏膜	保护,可适应器官的舒缩
	复层柱状上皮	睑结膜、男性尿道	保护

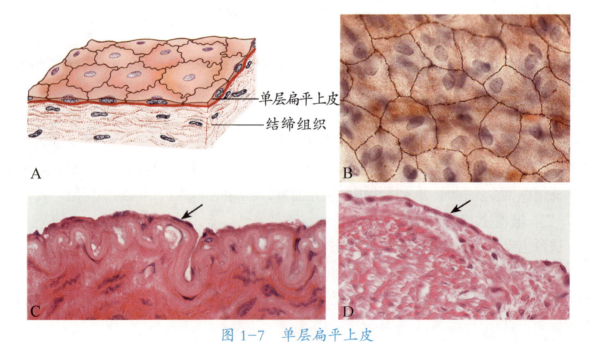

图 1-7　单层扁平上皮

A. 单层扁平上皮模式图;B. 单层扁平上皮铺片表面观(镀银染色);C. 中动脉腔面(HE 染色,↑示内皮细胞);D. 胃外膜表面间皮(HE 染色,↑示间皮细胞核)。

2. 单层立方上皮　由一层立方形细胞紧密排列而成(图1-8)。从表面观察,细胞呈多边形,在垂直切面上,细胞呈立方形,细胞核呈圆形,位于细胞中央。单层立方上皮分布在肾小管、小叶间胆管、甲状腺滤泡等处,具有分泌和吸收的功能。

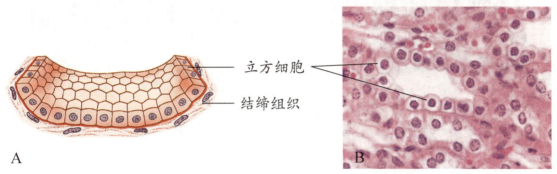

图 1-8　单层立方上皮
A.单层立方上皮模式图;B.肾小管单层立方上皮光镜图。

3. 单层柱状上皮　由一层棱柱状细胞紧密排列而成(图1-9)。从表面观察,细胞呈多边形,在垂直切面上,细胞呈高柱状,核呈椭圆形,靠近细胞的基底部。单层柱状上皮主要分布在胃、肠、胆囊、子宫等器官的腔面,具有保护、分泌和吸收等功能。

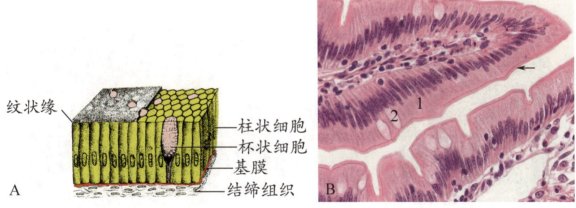

图 1-9　单层柱状上皮
A.单层柱状上皮模式图;B.单层柱状上皮(小肠)光镜图。
1. 柱状细胞;2.杯状细胞;←纹状缘。

4. 假复层纤毛柱状上皮　由柱状细胞、梭形细胞、锥形细胞和杯状细胞组成(图1-10)。在垂直切面上,各细胞形态不同,高矮不一,核并不排列在同一水平面上,但所有细胞的基底面都附着于基膜上,实际上只有一层细胞。由于柱状细胞接近上皮表面,并有纤毛,故称为假复层纤毛柱状上皮。假复层纤毛柱状上皮主要分布在呼吸道,有保护、分泌、排出尘粒等附着物的功能。

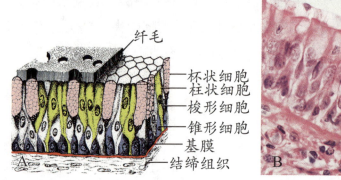
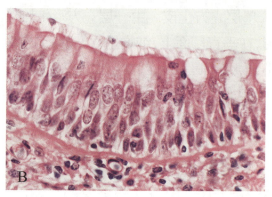

纤毛
杯状细胞
柱状细胞
梭形细胞
锥形细胞
基膜
结缔组织

图 1-10　假复层纤毛柱状上皮
A. 假复层纤毛柱状上皮模式图；B. 假复层纤毛柱状上皮(气管)光镜图。

5. 复层扁平上皮　又称复层鳞状上皮,由多层细胞紧密排列而成(图 1-11)。表层细胞呈扁平形,像鱼鳞一样排列,中间数层细胞呈多边形,基底部为一层矮柱状细胞,具有增殖分化能力,并附着于基膜上。分布于皮肤表面的复层扁平上皮,浅层细胞的核消失,胞质内充满角蛋白,不断脱落更新,因此称这种上皮为**角化的复层扁平上皮**。分布于口腔、咽、食管、阴道等处的复层扁平上皮,表层细胞湿润、不角化,称**未角化的复层扁平上皮**。复层扁平上皮具有耐摩擦和阻止异物侵入等作用,损伤后有很强的再生修复能力。

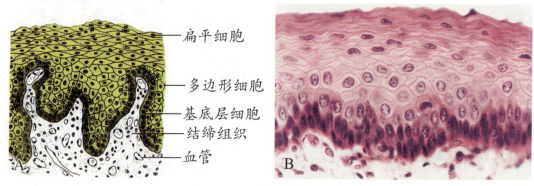

扁平细胞
多边形细胞
基底层细胞
结缔组织
血管

图 1-11　复层扁平上皮
A. 复层扁平上皮模式图；B. 复层扁平上皮(食管)光镜图。

6. 变移上皮　又称移行上皮,由多层细胞组成,细胞层数和形态随器官的空虚或充盈状态而发生变化,因此得名。这种上皮分布在肾盏、肾盂、输尿管、膀胱等处。膀胱收缩(空虚)时,细胞层数增多、体积增大,上皮变厚；膀胱扩张(充盈)时,细胞层数减少,表层细胞变成扁平状,上皮变薄(图 1-12)。

7. 复层柱状上皮　由数层细胞组成,深层为一至多层多边形细胞,浅层为一层排列整齐的矮柱状细胞。复层柱状上皮主要分布于结膜、男性尿道和一些腺的大导管。

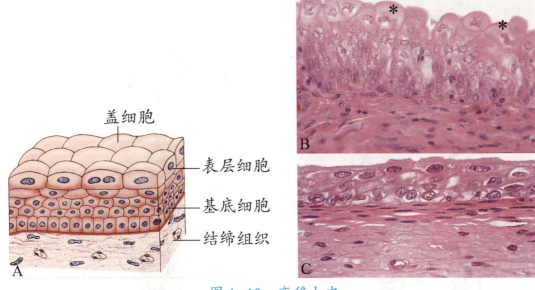

图 1-12　变移上皮

A. 变移上皮(空虚状态)模式图；B. 变移上皮(空虚状态)光镜图；

C. 变移上皮(充盈状态)光镜图；*示盖细胞。

二、腺上皮和腺

　　由腺细胞组成的以分泌功能为主的上皮称为**腺上皮**。以腺上皮为主要成分构成的器官称为**腺**。腺分为外分泌腺和内分泌腺。外分泌腺由分泌部和导管组成,腺的导管将分泌物排至器官腔内或体表,如汗腺、泪腺、唾液腺等。根据腺细胞的数量,外分泌腺可分为单细胞腺(如杯状细胞)和多细胞腺；多细胞腺又根据导管有无分支,分为单腺和复腺。根据分泌部的形态,外分泌腺可分为管状腺、泡状腺和管泡状腺(图 1-13)。内分泌腺无导管亦称无管腺,其分泌物称激素,经血液或淋巴输送至靶器官,发挥调节作用,如甲状腺、肾上腺、垂体等。

三、上皮组织的特殊结构

（一）上皮细胞的游离面

　　1. 微绒毛　为上皮细胞的细胞膜和细胞质共同向游离面伸出的微小指状突起,其内含有微丝。微绒毛在游离面排列整齐,形成纹状缘(图 1-14)。微绒毛扩大了细胞的表面积,有助于实现细胞的吸收功能。

　　2. 纤毛　为上皮细胞的细胞膜和细胞质共同向游离面伸出的粗而长的突起,其内含有微管。纤毛具有节律性定向摆动的能力,有利于上皮表面的分泌物及黏附物的排出(图 1-10)。

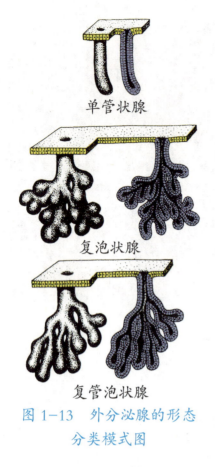

单管状腺

复泡状腺

复管泡状腺

图1-13 外分泌腺的形态
分类模式图

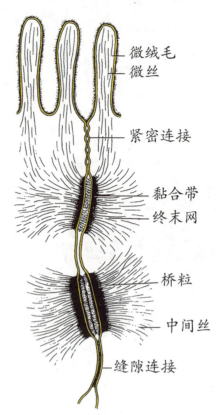

微绒毛
微丝
紧密连接
黏合带
终末网
桥粒
中间丝
缝隙连接

图1-14 单层柱状上皮的微绒
毛与细胞连接超微结构模式图

（二）上皮细胞的侧面

上皮细胞的侧面是细胞的相邻面,在细胞膜的接触区特化形成多种细胞间连接结构,如**紧密连接**、**中间连接**、**桥粒**和**缝隙连接**(图1-14)。这些连接结构具有加强细胞间连接、封闭细胞间隙、参与细胞间信息传递(缝隙连接)等不同功能。

（三）上皮细胞的基底面

基膜为上皮细胞基底面与深部结缔组织之间共同形成的一层薄膜。它除了具有支持、连接和固定作用外,还是一种半透膜,有利于物质交换。

第三节 结 缔 组 织

 导学案例

李女士,36岁,慢性阑尾炎患者,突发右下腹疼痛,急诊入院,行阑尾切除术。病理学诊断为蜂窝织炎性阑尾炎。

请问: 1. 蜂窝织炎是哪种组织的炎症反应?

2. 这种组织由哪些细胞及纤维构成?分布于哪些部位?

结缔组织由细胞和大量细胞间质构成。与上皮组织相比,结缔组织的主要特点是:①细胞种类多,数量少,分布稀疏,无极性。②细胞间质多,由基质和纤维构成,形态多样。③不直接与外环境接触,又称为内环境组织。结缔组织在人体内分布广泛,具有连接、支持、营养、保护、修复和防御等功能。

结缔组织根据结构和功能的不同,可分为以下几类:

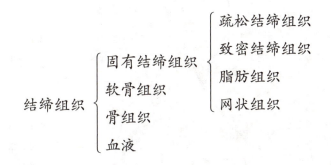

一、固有结缔组织

固有结缔组织即通常所说的结缔组织,多伴随血管、淋巴管和神经分布到各组织和器官内,组织和细胞只有通过基质中不断流动的组织液,才能和血液之间进行物质交换。

(一)疏松结缔组织

疏松结缔组织广泛分布于人体各种器官、组织及细胞之间,起着连接、支持、营养、防御和修复等功能。其结构特点是细胞种类多而分散,纤维排列疏松且数量较少,血管丰富。因其结构如蜂窝状,故又称蜂窝组织(图1-15)。外科常见的蜂窝织炎,就是发生在皮下疏松结缔组织的炎症。

1. **细胞** 疏松结缔组织中各类细胞的数量和分布随其所在的部位和功能状态而不同。

(1)成纤维细胞:是疏松结缔组织中最主要的细胞。细胞形态不规则,扁平,多突起,胞体较大;细胞核较大,卵圆形,着色浅,核仁明显;细胞质较丰富,呈弱嗜碱性。成纤维细胞具有合成纤维和基质的功能,在创伤修复中起重要作用。

成纤维细胞在功能处于相对静止状态时称纤维细胞,细胞较小,呈长梭形,胞质少,核小而细长。在创伤修复等情况下,纤维细胞可以转化为成纤维细胞,向受损部位迁移,产生基质,修复创伤。

(2)巨噬细胞:又称组织细胞,来源于血液中的单核细胞。巨噬细胞形态多样,随功能状态而改变。细胞呈圆形、椭圆形或不规则形;核小,呈圆形或肾形,染色深;细胞质丰富,多为嗜酸性。巨噬细胞具有活跃的变形运动能力,可吞噬异物和衰老的细胞,参与免疫应答,常含空泡或吞噬颗粒。

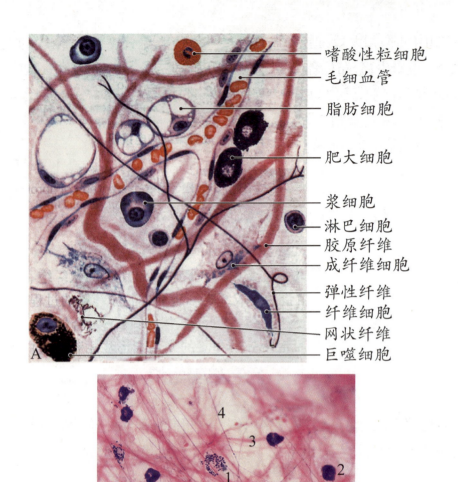

图 1-15　疏松结缔组织

A. 疏松结缔组织铺片模式图;B. 疏松结缔组织(鼠肠系膜铺片)光镜图。

1. 巨噬细胞;2. 肥大细胞;3. 胶原纤维;4. 弹性纤维。

（3）浆细胞:细胞为圆形或卵圆形;细胞核呈圆形,常偏于一侧,染色质呈粗块状,从核中央向核膜呈辐射状排列;细胞质丰富,呈嗜碱性。浆细胞来源于血液中的 B 淋巴细胞,能合成和分泌免疫球蛋白(即抗体),参与体液免疫。浆细胞主要分布于脾、淋巴结、消化道和呼吸道黏膜的淋巴组织内及慢性炎症部位,在一般组织内少见。

（4）肥大细胞:常成群分布于小血管周围,在皮肤、呼吸道和消化道的黏膜结缔组织中较多。细胞较大,呈圆形或卵圆形;核小而圆,位于细胞中央;胞质内充满粗大的嗜碱性颗粒,颗粒内含肝素、组胺、白三烯等活性物质。

（5）脂肪细胞:单个或成群分布,细胞较大,呈圆形或卵圆形。成熟脂肪细胞的胞质内充满脂滴,核被挤到细胞一侧。在制作切片时,脂滴被溶解,呈空泡状。脂肪细胞具有合成和储存脂肪、参与脂类代谢等功能。

（6）未分化的间充质细胞:是结缔组织内的干细胞,多分布在毛细血管周围,是一种原始、幼稚的细胞，形似成纤维细胞，保留着间充质细胞多向分化的潜能。在炎症及创伤修复的过程中，这种细胞可在血管周围增殖、分化为成纤维细胞、血管内皮细胞、平滑肌细胞等多种细胞，参与结缔组织与小血管的修复。

(7) 白细胞：是血液内的白细胞通过变形运动穿出毛细血管而进入结缔组织内的，执行免疫防御功能。

2. 细胞间质

(1) 纤维：包埋于基质中，包括胶原纤维、弹性纤维和网状纤维 3 种。

1) 胶原纤维：在 3 种纤维中数量最多，新鲜时呈白色，故又称白纤维。HE 染色呈粉红色，纤维粗细不一，呈波浪状弯曲，并相互交织成网（图 1-15）。胶原纤维韧性大，抗拉力强。

2) 弹性纤维：数量较胶原纤维少，分布广，新鲜时呈黄色，故又称黄纤维。HE 染色不易与胶原纤维区分，用醛复红染色法可染成蓝紫色，纤维较细，有分支并交织成网（图 1-15）。弹性纤维富有弹性，但韧性差，常与胶原纤维交织在一起。

3) 网状纤维：数量最少，用镀银染色法可将网状纤维染成黑色，故又称嗜银纤维。纤维细短，分支多，交织成网。这种纤维主要分布在网状组织等处。

(2) 基质：为由蛋白多糖等生物大分子构成的无定形胶状物质，无色透明，具有一定的黏性。基质分布在细胞和纤维之间，内含组织液。

1) 蛋白多糖：由蛋白质和氨基聚糖结合而成，是基质的主要成分。蛋白质包括核心蛋白与结合蛋白。氨基聚糖包括透明质酸、硫酸软骨素等。蛋白多糖的分子以透明质酸为中心排列成许多微孔状结构，称分子筛（图 1-16），大于分子筛的大分子物质、细菌等不能通过，小于分子筛的水、营养物质、代谢产物、激素等可通过。溶血性链球菌和癌细胞能产生透明质酸酶，该酶可破坏基质结构，使细菌和癌细胞得以扩散。

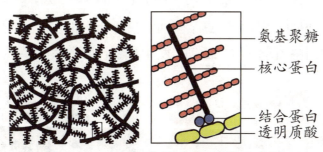

图 1-16　蛋白多糖及分子筛示意图

2) 组织液：是从毛细血管动脉端渗出进入基质的液体，含有丰富的营养物质、氧气以及代谢产物。在毛细血管静脉端，组织液大部分回流到血液内，小部分进入毛细淋巴管成为淋巴，最终也回流入血。组织液是细胞、组织和血液之间进行物质交换的媒介。组织液的不断更新，有利于血液与组织中的细胞进行物质和气体交换。当组织液的产生、回流失去平衡或机体水、电解质、蛋白质代谢发生紊乱时，基质中的组织液可增多或减少，导致组织水肿或脱水。

（二）致密结缔组织

致密结缔组织的主要特点是细胞和基质少，纤维成分多、粗大且排列致密，纤维主要是胶原纤维和弹性纤维（图1-17）。致密结缔组织根据纤维的性质和排列方式分为：规则致密结缔组织，如肌腱、韧带等；不规则致密结缔组织，如皮肤的真皮和器官的被膜。致密结缔组织具有连接、支持和保护等作用。

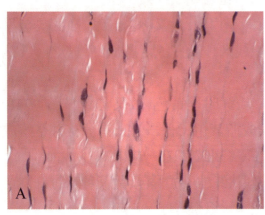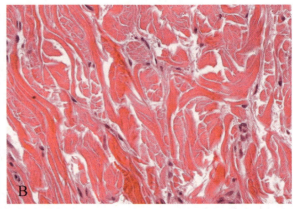

图1-17　致密结缔组织光镜图

A. 规则致密结缔组织（肌腱纵切）；B. 不规则致密结缔组织（皮肤真皮）。

（三）脂肪组织

脂肪组织主要由大量脂肪细胞聚集而成，并被少量疏松结缔组织分隔成许多脂肪小叶（图1-18）。脂肪组织主要分布于皮下、肠系膜、网膜和肾周围等处，具有储存脂肪、维持体温、缓冲外力、充填固定等作用。

（四）网状组织

网状组织由网状细胞、网状纤维和基质构成（图1-19）。网状细胞是有突起的星形细胞，能合成网状纤维。网状组织不单独存在，而是构成造血组织、淋巴组织的支架，细胞和液体成分可在网孔内自由流动，为血细胞的发生和淋巴细胞的发育提供适宜的微环境。

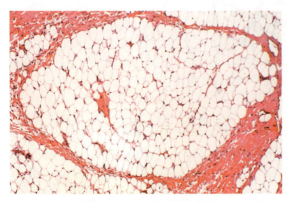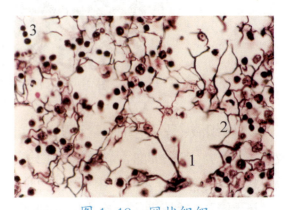

图1-18　脂肪组织　　　　　图1-19　网状组织

1. 网状细胞；2. 网状纤维；3. 淋巴细胞。

二、软骨组织与软骨

软骨组织由软骨细胞和细胞间质构成。**软骨**由软骨组织与周围的软骨膜构成。软骨膜为致密结缔组织膜，对软骨组织有营养、保护和促进生长发育等作用。

（一）软骨组织的一般结构

1. 细胞间质　由基质和纤维构成。软骨基质呈凝胶状半固体，主要成分为蛋白多糖和水。纤维埋在软骨基质中，使软骨具有韧性和弹性。

2. 软骨细胞　包埋于软骨基质中，软骨细胞所处的腔隙称**软骨陷窝**。软骨细胞的形态与其发育程度有关。靠近软骨膜处的软骨细胞扁而小，常单个分布，为幼稚细胞；越靠近软骨中心，软骨细胞越成熟，且大而圆，并聚集成群分布，称同源细胞群。

（二）软骨的分类

根据软骨基质中所含纤维成分的不同，可将软骨分为 3 种类型，即透明软骨、弹性软骨和纤维软骨（图 1-20～图 1-22）。

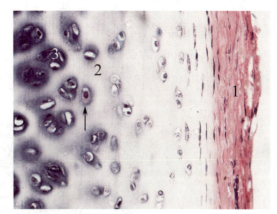

图 1-20　透明软骨

↑软骨细胞与软骨囊；1. 软骨膜；
2. 软骨基质；3. 同源细胞群。

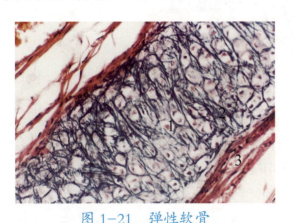

图 1-21　弹性软骨

1. 软骨细胞；2. 弹性纤维；3. 软骨膜。

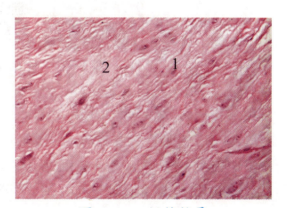

图 1-22　纤维软骨

1. 软骨细胞；2. 胶原纤维。

1. 透明软骨　细胞间质内含有折光性与基质接近的细小的胶原原纤维，光镜下分辨不出纤维，新鲜时呈半透明状，分布较广，包括喉、气管、支气管、肋软骨、关节软骨等处。

2. 弹性软骨　细胞间质内含大量弹性纤维，多交织成网，新鲜时呈黄色，有较强的弹性，分布于耳郭、会厌等处。

3. 纤维软骨　细胞间质内含大量平行或交叉排列的胶原纤维束，新鲜时呈乳白色，韧性好，主要分布于耻骨联合、椎间盘、关节盘等处。

三、骨组织与骨

骨由骨组织、骨膜及骨髓等构成。骨中含大量钙、磷等矿物质,所以骨是人体最大的钙、磷储存库。

(一)骨组织的一般结构

1. 细胞间质 又称骨基质,由有机物和无机物构成,是一种钙化的细胞间质。有机物含量少,主要为胶原纤维和基质;无机物又称骨盐,含量较多,主要成分是呈细针状的羟基磷灰石结晶。在骨组织中,胶原纤维被黏合在一起,并有钙盐沉积形成薄板状的结构,称骨板。骨板间或骨板内的小腔,称骨陷窝;由骨陷窝向四周发出放射状的小管称骨小管。相邻骨陷窝的骨小管可以互相通连(图1-23)。

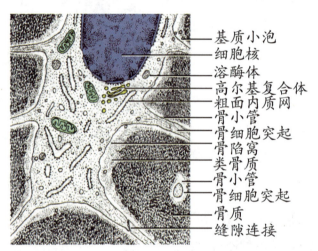

图 1-23　骨细胞超微结构模式图

2. 骨组织的细胞 骨组织中有骨细胞、骨祖细胞、成骨细胞和破骨细胞,骨细胞位于骨内部,其余3种分布在骨表面。骨细胞是有许多细长突起的细胞,胞体位于骨陷窝内,其突起则伸入骨小管内。相邻骨细胞借突起互相接触。骨细胞具有一定的溶骨和成骨作用。在骨组织的形成和吸收过程中,由骨祖细胞增殖分化为成骨细胞,成骨细胞分泌类骨质即为成骨过程,所分泌的类骨质逐渐将自己包埋,进而转化为骨细胞。破骨细胞来源于单核细胞,具有很强的溶骨、吞噬和消化能力。在成骨细胞和破骨细胞的共同作用下,骨组织的形成和吸收同时存在,且处于动态平衡(图1-23)。

(二)长骨的结构

长骨的结构是骨中最复杂的,长骨表面覆有骨膜和关节软骨,内部为骨髓腔并充满骨髓。骨组织形成的骨板因不同的排列方式构成了骨密质和骨松质(图1-24),现以长骨为例说明其结构特点。

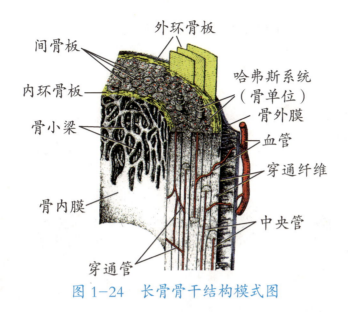

图 1-24　长骨骨干结构模式图

1. 骨密质　分布于骨的表层和长骨的骨干,结构致密。骨密质的骨板排列有 3 种类型。①环骨板:略呈环形,包括内环骨板和外环骨板,构成长骨骨干的内、外层。②骨单位:又称哈弗斯系统,位于内、外环骨板之间,以中央管为中心,由多层同心圆状排列的骨板构成,是长骨中起支持作用的主要结构。③间骨板:位于骨单位之间,为形状不规则的骨板。

2. 骨松质　主要位于长骨两端的骨骺部,由许多细片状或针状的骨小梁交织而成,骨小梁由不规则骨板及骨细胞构成。小梁间的空隙内含有红骨髓、血管和神经等结构。

四、血　液

血液是流动于心血管内的液态结缔组织。健康成人血量占体重的 7%~8%。血液由血浆和血细胞组成。

(一) 血浆

血浆为淡黄色的液体,相当于细胞间质,其中 90% 是水,其余为血浆蛋白(包括白蛋白、球蛋白、纤维蛋白原等)、酶、激素、维生素、无机盐和尿素等。血液凝固成血块后,析出的淡黄色透明液体称**血清**。血清的成分与血浆基本上一致,只是血清中不含纤维蛋白原,不会发生凝固。

(二) 血细胞

血细胞约占血液容积的 45%,包括**红细胞**、**白细胞**和**血小板**。通常采用瑞特(Wright)或吉姆萨(Giemsa)染色血涂片(图 1-25)。血细胞的分类如下(表 1-2):

1. 红细胞　是数量最多的一种血细胞。成熟的红细胞呈双凹圆盘状,直径约 7.5μm,中央较薄,周缘较厚,无细胞核和细胞器,胞质内充满血红蛋白,使红细胞呈红色。正常成人血液中血红蛋白的含量,男性为 120~150g/L,女性为 110~140g/L。血红蛋白

(Hb)具有结合与运输 O_2 和 CO_2 的功能。一般将外周血中红细胞数少于 $3.0 \times 10^{12}/L$ 或 Hb 低于 100g/L,诊断为**贫血**。

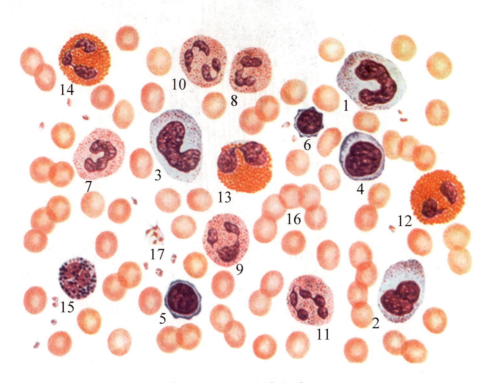

图 1-25　血细胞仿真图

1~3.单核细胞;4~6.淋巴细胞;7~11.中性粒细胞;
12~14.嗜酸性粒细胞;15.嗜碱性粒细胞;16.红细胞;17.血小板。

表 1-2　血细胞的分类及计数的正常值

血细胞	正常值	白细胞分类		正常值
红细胞	男:$(4.0 \sim 5.5) \times 10^{12}/L$	有粒白细胞	中性粒细胞	50%~70%
	女:$(3.5 \sim 5.0) \times 10^{12}/L$		嗜酸性粒细胞	0.5%~3%
白细胞	$(4.0 \sim 10.0) \times 10^{9}/L$		嗜碱性粒细胞	0~1%
血小板	$(100 \sim 300) \times 10^{9}/L$	无粒白细胞	单核细胞	3%~8%
			淋巴细胞	20%~30%

　　红细胞的平均寿命约为 120 天,衰老的红细胞被肝、脾、骨髓等处的巨噬细胞吞噬清除。血液中还有少量未完全成熟的红细胞,称**网织红细胞**。正常成人外周血液中网织红细胞占红细胞总数的 0.5%~1.5%,新生儿可达 3%~6%。网织红细胞数值的变化,可作为了解骨髓造血功能的一项指标。

　　2. 白细胞　是有核、无色的球形细胞,体积比红细胞大,能变形运动穿过毛细血管进入结缔组织或淋巴组织,发挥防御与免疫功能。根据白细胞胞质内有无特殊颗粒,分为**有粒白细胞**和**无粒白细胞**两类。有粒白细胞根据胞内特殊颗粒的染色性不同,又分为中性粒细胞、嗜酸性粒细胞、嗜碱性粒细胞 3 种;无粒白细胞分为单核细胞和淋巴细胞 2 种(图 1-25)。

(1) 中性粒细胞:是数量最多的白细胞。细胞呈球形,直径为 10~12μm。细胞核呈杆状或分叶状,分叶状核一般为 2~5 叶,分叶越多,细胞越衰老。细胞质中充满细小的淡紫红色颗粒。颗粒中含有多种水解酶。中性粒细胞具有十分活跃的变形运动能力和吞噬功能,能吞噬消化细菌和异物。

知识链接

中性粒细胞胞核分叶的意义

中性粒细胞胞核的分叶与细胞的衰老程度密切相关,杆状核的细胞较幼稚,4~5 叶核则表明细胞接近衰老。临床实验室将杆状核和 2 叶核细胞百分率增多的现象称核左移,表明骨髓产生中性粒细胞的能力强,个体的抵抗力较强;4~5 叶核细胞增多的现象称核右移,表明骨髓产生中性粒细胞的能力弱,个体的抵抗力较弱。

(2) 嗜酸性粒细胞:细胞呈球形,直径为 10~15μm。细胞核多为两叶,胞质内充满粗大的鲜红色嗜酸性颗粒。颗粒内含有组胺酶和多种酸性水解酶。嗜酸性粒细胞能吞噬抗原抗体复合物,减轻过敏反应,并可杀灭寄生虫。患过敏性炎症(如支气管哮喘)或寄生虫病时,血液中嗜酸性粒细胞数量明显增多。

(3) 嗜碱性粒细胞:细胞呈球形,直径 10~12μm。细胞核分叶,或呈 S 形、不规则形。胞质内充满大小不等、分布不均的紫蓝色嗜碱性颗粒。颗粒中含肝素、组胺、白三烯等。功能与肥大细胞相似,参与过敏反应等。

(4) 单核细胞:是白细胞中体积最大的细胞。细胞呈圆形或卵圆形,直径 14~20μm。细胞核呈肾形、马蹄形或不规则形。胞质丰富,因弱嗜碱性染成灰蓝色。单核细胞具有活跃的变形运动能力,在血液中停留 12~48h,即离开血管进入结缔组织或其他组织,分化为巨噬细胞。

(5) 淋巴细胞:细胞呈圆形或椭圆形,直径 6~20μm,可分大、中、小 3 种,循环血中主要是小淋巴细胞。细胞核多为圆形,染色深,占细胞大部分。胞质少,在核周成一窄缘,染成天蓝色。淋巴细胞根据发生来源、形态特点和免疫功能的不同,分为 T 淋巴细胞(胸腺依赖淋巴细胞)、B 淋巴细胞(骨髓依赖淋巴细胞)等。T 淋巴细胞参与细胞免疫,B 淋巴细胞参与体液免疫。

3. 血小板　是骨髓中巨核细胞胞质脱落的碎块,呈双凸圆盘状,体积小,无细胞核。在血涂片上,血小板形态不规则,常聚集成群。血小板在止血和凝血过程中起重要作用。

造血干细胞

造血干细胞属于多能干细胞,是生成各种血细胞的种子细胞。其生物学特性是:①有自我更新能力,能长时间维持稳定的数量,在体内形成一个造血干细胞库。②活跃增殖的潜能,在特定条件下被激活,能长时间保持迅速增殖的能力。③有多向分化潜能,可分化发育为各种血细胞。

第四节 肌 组 织

导学案例

小刘,男性,15岁。10岁开始出现步态不稳、易摔跤、上楼困难等一系列肌无力症状。随着年龄的增长病情逐渐加重,以致行走困难,2年前行走能力丧失,卧床至今。查体:四肢肌肉萎缩,尤其是肢带肌萎缩明显。实验室检查:肌酸激酶614U/L(正常15~130U/L),肌酸激酶同工酶1 850U/L(正常0~15U/L),乳酸脱氢酶同工酶704U/L(正常60~140U/L),谷草转氨酶204U/L(正常8~40U/L),肌红蛋白阳性。诊断:进行性肌营养不良症。

请问:1.骨骼肌纤维的形态、结构及功能如何?

2. 骨骼肌收缩的基本结构单位是什么?

肌组织主要由具有收缩功能的肌细胞构成,肌细胞之间有少量的结缔组织、丰富的血管、淋巴管和神经等。肌细胞细长呈纤维状,又称肌纤维,细胞膜称肌膜,细胞质称肌浆。根据结构和功能特点,肌组织分为骨骼肌、心肌和平滑肌3类。骨骼肌和心肌属于横纹肌。骨骼肌的活动受意识支配,属于随意肌;心肌和平滑肌的活动不受意识支配,属于不随意肌。

一、骨 骼 肌

骨骼肌主要分布于头、颈、躯干和四肢,一般借肌腱附着于骨骼。骨骼肌收缩快而有力,但不能持久。

(一)骨骼肌纤维的一般结构

光镜下,骨骼肌纤维呈细长圆柱状,直径10~100μm,长短不一,长的可超过

10cm，一般为1~40mm。细胞核呈扁椭圆形，位于肌膜下方，数量较多，一条肌纤维内可有几十甚至几百个核（图1-26）。肌浆内含有许多与细胞长轴平行排列的肌原纤维。

　　肌原纤维呈细丝状，每条肌原纤维内都有着色浅的明带（又称I带）和着色深的暗带（又称A带），两者交替排列。各条肌原纤维的明带和暗带都整齐地排列在同一平面上，所以肌纤维呈现出明暗相间的横纹。肌原纤维A带的中央有一条浅色窄带，称H带；H带的中央有一条深色的M线。在I带的中央有一条深色的细线称Z线。相邻两条Z线之间的一段肌原纤维称**肌节**，每个肌节包括1/2 I带 +A带 +1/2 I带（图1-27）。肌节是骨骼肌纤维结构和功能的基本单位。

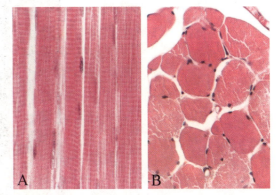

图1-26　骨骼肌纤维光镜图
A.纵切面；B.横切面。

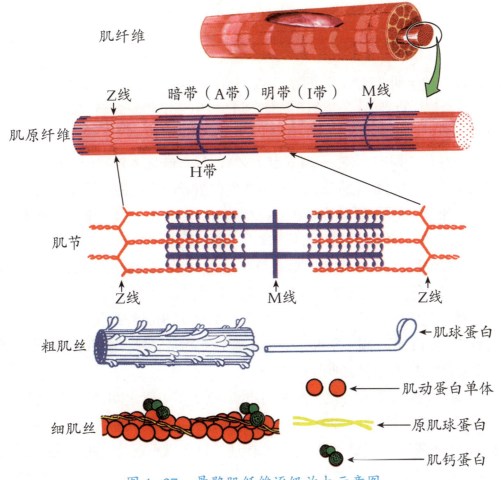

图1-27　骨骼肌纤维逐级放大示意图

（二）骨骼肌纤维的超微结构

1. 肌原纤维　在电镜下,肌原纤维由粗、细两种肌丝有规律地平行排列组成(图1-28)。

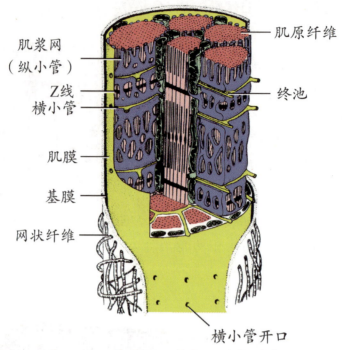

图 1-28　骨骼肌纤维超微结构模式图

（1）粗肌丝:位于肌节的暗带,两端游离,中央借 M 线固定。粗肌丝由肌球蛋白分子组成。肌球蛋白形似豆芽,分为头部和杆部,头部突出于粗肌丝表面,形成横桥,横桥上有 ATP 酶(图1-27)。

（2）细肌丝:位于肌节两侧,一端固定于 Z 线,另一端伸入粗肌丝之间,直达 H 带的外侧。细肌丝由肌动蛋白、原肌球蛋白和肌钙蛋白组成。肌动蛋白呈串珠状并形成双股螺旋链。原肌球蛋白是两条肽链形成的双股螺旋状分子,嵌在肌动蛋白的螺旋沟内。肌钙蛋白呈球形,附着于原肌球蛋白上,可与 Ca^{2+} 结合(图1-27)。

当肌纤维收缩时,粗肌丝牵拉细肌丝,细肌丝朝 M 线方向滑行,使肌节变短。明带在肌节收缩时变窄,舒张时变宽;暗带则在肌节收缩或舒张时长度不变。

2. 横小管　是肌膜向肌浆内凹陷形成的小管,走向与肌纤维长轴垂直,位于暗带和明带的交界处(图1-28)。同一平面内的横小管分支吻合,并环绕在每条肌原纤维周围。横小管可将肌膜的兴奋迅速传到肌纤维内部。

3. 肌浆网　是肌纤维内特化的滑面内质网,位于横小管之间,纵向包绕在每条肌原纤维的周围,又称纵小管(图1-28)。横小管两侧的肌浆网横向膨大并连接成环形扁囊,称为**终池**。终池与横小管紧密相贴,但并不相通。每条横小管及其两侧的终池组成**三联体**。肌浆网具有储存钙离子并调节肌浆中钙离子浓度的作用。钙离子在肌纤维收缩过程中起重要作用。

知识链接

体育锻炼与肌纤维的变化

体育锻炼能使机体肌肉发达,主要是骨骼肌纤维增粗增长,肌纤维数量不会增加。体育锻炼引起的肌纤维内部变化有肌丝和肌节增多、肌原纤维变粗增长、线粒体等细胞器和糖原增多;肌纤维外部的变化有毛细血管和结缔组织增多。这些因素使骨骼肌变得粗壮发达,外形隆起。

二、心　肌

心肌分布于心壁及其邻近心脏的大血管根部。收缩不受意识控制,具有自动节律性。

(一) 心肌纤维的一般结构

在光镜下,心肌纤维呈短圆柱状,有分支,互相连接成网。相邻心肌纤维的连接处染色较深的带称为**闰盘**。多数心肌纤维有 1 个核,少数有双核,核呈卵圆形,位于细胞中央,肌质丰富。心肌纤维也有明暗相间的横纹,但不如骨骼肌纤维的横纹明显(图 1-29)。

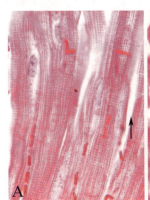 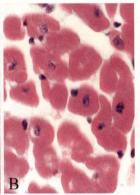 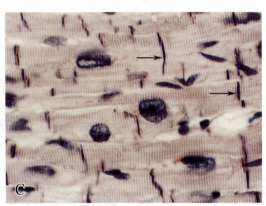

图 1-29　心肌纤维光镜图
A. 纵切面(HE 染色);B. 横切面(HE 染色);
C. 纵切面(Hemalum 染色),→示闰盘。

(二) 心肌纤维的超微结构

电镜下,心肌纤维的超微结构与骨骼肌纤维相似,但有以下特点:①肌原纤维粗细不等,肌原纤维间有很丰富的线粒体。②横小管较粗,位于 Z 线水平。③肌浆网稀疏,终池小而少,多见横小管与一侧的终池紧贴形成二联体。因此心肌纤维储钙能力低,需不断地从细胞外摄取钙。④闰盘位于 Z 线水平,除连接作用外,还有利于细胞间信息传递,保证心肌纤维同步收缩(图 1-30)。

三、平 滑 肌

平滑肌广泛分布于消化管、呼吸道、血管等中空性器官的管壁内。

平滑肌纤维呈长梭形,无横纹,细胞中央有一个长椭圆形或杆状细胞核。平滑肌纤维在不同的器官内长短不一。平滑肌纤维多成层或成束排列,相邻肌层内平滑肌纤维的排列方向不同,两肌层之间有结缔组织、血管、神经等结构(图1-31)。

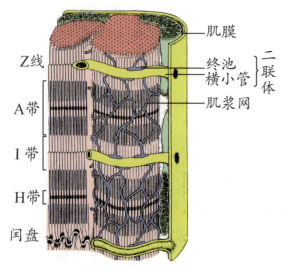

图1-30　心肌纤维超微结构立体模式图

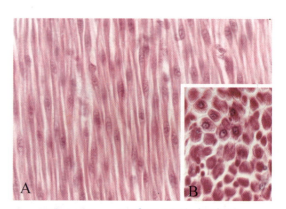

图1-31　平滑肌纤维光镜图
A. 纵切面;B. 横切面。

第五节　神 经 组 织

  导学案例

　　张大叔,58岁。早晨起床时发现左侧肢体无力及麻木、头痛,无恶心及呕吐,能独立行走,但肢体无力逐渐加重。中午时左侧肢体完全不能动,头痛明显,轻度恶心但无呕吐。张大叔有高血压10余年,无糖尿病。体格检查:双侧额纹对称,左侧鼻唇沟较右侧浅,左侧口角下垂,伸舌居中。左侧下肢肌力下降,左侧肢体腱反射减弱,左侧腹壁反射消失,左侧巴宾斯基征阳性。右侧各反射均未见异常。头颅CT检查未见异常。诊断:脑血栓形成。

　　请问:1. 根据功能神经元可以分为哪几类?

　　2. 该患者是哪种神经元受损出现的肢体瘫痪现象?

神经组织由神经细胞和神经胶质细胞组成。**神经细胞**是神经系统的基本结构和功能单位,又称**神经元**。神经元具有接受刺激、整合信息和传导冲动的功能,有些神经元还具有内分泌功能。神经胶质细胞不具有神经元的功能,数量是神经元的10~50倍,对神经元起支持、保护、营养和绝缘等作用。

一、神 经 元

(一)神经元的形态结构
神经元由胞体和突起2部分组成(图1-32)。

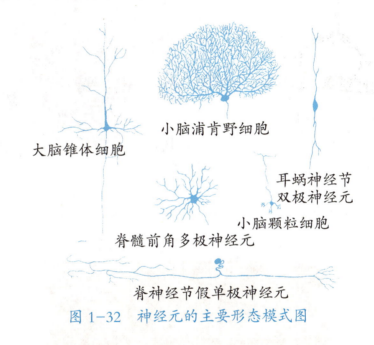

图 1-32　神经元的主要形态模式图

1. 胞体　是神经元的营养和代谢中心,大小不一,形态多样,有圆形、锥形、梭形和星形等。细胞膜能接受刺激,产生并传导冲动。细胞核大而圆,位于胞体中央,染色浅,核仁大而明显(图1-33)。细胞质内除有一般的细胞器以外,还有以下两种特征性的结构:

(1)尼氏体:又称嗜染质,呈强嗜碱性,颗粒状或小块状,分布在细胞质和树突内。电镜下,尼氏体由发达的粗面内质网和游离核糖体构成,能合成蛋白质和神经递质。

(2)神经原纤维:在镀银染色的切片中,神经原纤维呈棕黑色细丝,相互交织成网,并伸入轴突和树突内(图1-34),除具有支持神经元的作用外,还参与神经递质及离子等物质的运输。

2. 突起　由神经元的细胞膜和细胞质向表面突出形成,分树突和轴突两种。

(1)树突:每个神经元有一至多个树突,呈树枝状分布,树突经反复分支而变细,在树突的分支上可见许多短小突起,称树突棘。树突内部结构和胞体相似。树突的主要功能是接受刺激,并将神经冲动传递给胞体。

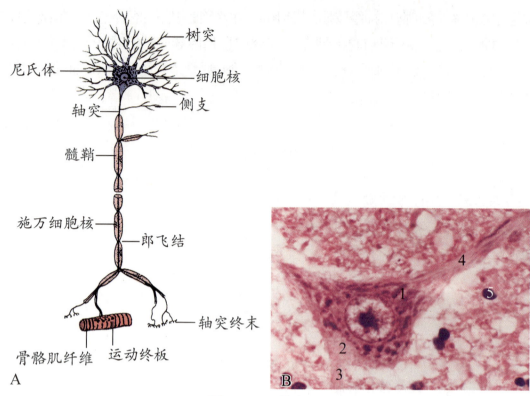

图 1-33 神经元
A. 神经元和神经纤维结构模式图；B. 脊髓运动神经元光镜图。
1. 尼氏体；2. 轴丘；3. 轴突；4. 树突；5. 神经胶质细胞核。

标签（图A）：树突、尼氏体、细胞核、轴突、侧支、髓鞘、施万细胞核、郎飞结、轴突终末、骨骼肌纤维、运动终板、A

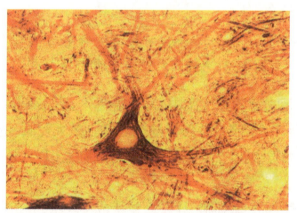

图 1-34 脊髓运动神经元光镜图
（示神经原纤维）

（2）轴突：每个神经元只有一条轴突，长短不一。轴突与胞体连结处常呈圆锥形，称轴丘，其内无尼氏体。轴突细长、表面光滑，可有侧支及树枝状的终末分支。轴突的主要功能是将神经冲动由胞体传递给其他神经元或效应器。

（二）神经元的分类

1. 按神经元突起的数量分类　①多极神经元：有一个轴突和多个树突。②双极神经元：有一个轴突和一个树突。③假单极神经元：由胞体发出一个突起，但在离胞体不远处,突起分为两支:一支为周围突,分布到周围组织或器官;另一支为中枢突,进入中枢神经系统(图1-32)。

2. 按神经元的功能分类 ①感觉神经元:又称传入神经元,多为假单极神经元,可接受体内外的化学性或物理性刺激,并将信息传向中枢。②运动神经元:又称传出神经元,一般为多极神经元,负责将中枢产生的神经冲动传递给肌细胞或腺细胞。③中间神经元:又称联络神经元,主要为多极神经元,位于感觉神经元与运动神经元之间,起信息加工和传递作用。

(三)突触

突触是神经元与神经元之间,或神经元与效应细胞(肌细胞、腺细胞)之间一种特化的传递信息的连结结构。根据神经元接触部位的不同,突触可分为**轴－树突触**、**轴－体突触**、**轴－轴突触**等。根据神经冲动传递的方式不同,突触可分为化学性突触和电突触两类。**电突触**实际是缝隙连接,神经元之间以电流作为信息载体。**化学性突触**以神经递质作为传递信息的媒介,是通常所说的突触。电镜下观察,化学性突触由3部分构成(图1-35)。①突触前成分:是轴突末端的球形膨大部分,该处的轴膜为突触前膜,突触前膜侧胞质内含有许多突触小泡和线粒体等结构,突触小泡内含神经递质。②突触后成分:是与突触前成分相对应的树突或胞体的部分,突触前、后成分彼此相对的胞膜,称为突触前膜和突触后膜。突触后膜上具有特异性的接受神经递质的受体。③突触间隙:是突触前膜和突触后膜之间的狭小间隙,宽15~30nm。

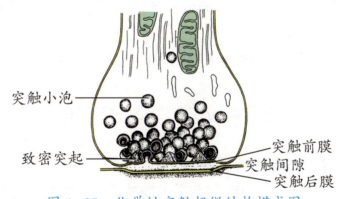

突触小泡

致密突起

突触前膜

突触间隙

突触后膜

图1-35 化学性突触超微结构模式图

二、神经胶质细胞

神经胶质细胞广泛分布于神经系统中。神经胶质细胞有突起,但不分树突和轴突,无传导神经冲动的功能。神经胶质细胞根据分布的位置不同,分为中枢神经系统的神经胶质细胞(图1-36)和周围神经系统的神经胶质细胞。

(一)中枢神经系统的神经胶质细胞

1. 星形胶质细胞 是最大的一种神经胶质细胞,胞体呈星形,核圆形或卵圆形,染色浅,起支持和绝缘作用,参与血－脑屏障的构成,并对神经元的分化、修复及功能的维持起重要作用。

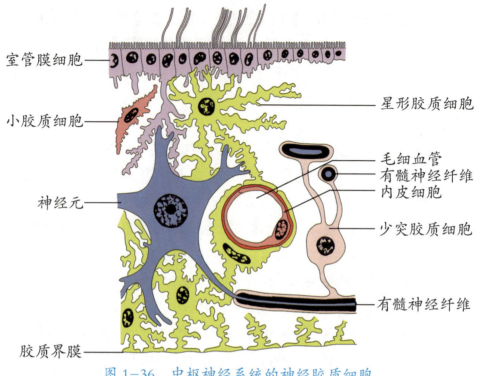

图 1-36　中枢神经系统的神经胶质细胞

2. 少突胶质细胞　细胞小,核呈卵圆形,参与中枢神经系统中有髓神经纤维髓鞘的构成。

3. 小胶质细胞　是最小的神经胶质细胞,来源于血液中的单核细胞,具有吞噬功能。

4. 室管膜细胞　呈立方或柱状,分布在脑室和脊髓中央管的腔面,参与脑脊液的生成等。

（二）周围神经系统的神经胶质细胞

1. 施万细胞　也称神经膜细胞,参与周围神经系统中神经纤维髓鞘的构成,并在神经纤维再生中起重要作用。

2. 卫星细胞　是神经节内包裹神经元胞体的一层扁平或立方形细胞,具有保护和营养神经节细胞的功能。

 知识链接

神经干细胞

神经干细胞是神经组织中具有增殖和分化潜能的细胞,主要分布于大脑海马、中脑、脊髓的室管膜下区。胚胎与成年人的脑和脊髓中都有神经干细胞。神经干细胞在体外神经生长因子诱导下可增殖、分化成神经元和神经胶质细胞,在一定程度上可参与神经组织损伤后的修复。神经干细胞的发现和应用为研究治疗神经系统疾病开辟了一条新的途径。

三、神 经 纤 维

神经纤维由神经元的长轴突及包在它外面的神经胶质细胞构成。神经纤维根据有无髓鞘,可分为有髓神经纤维和无髓神经纤维 2 类。

(一)有髓神经纤维

1. 周围神经系统的有髓神经纤维　由神经元的轴突及其周围的髓鞘和神经膜构成(图 1-37)。相邻施万细胞在包裹轴突时并不完全相连,故髓鞘和神经膜呈节段性。相邻节段间的无髓鞘缩窄部,称**郎飞结**。

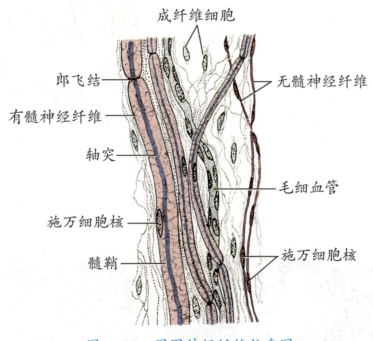

图 1-37　周围神经纤维仿真图

2. 中枢神经系统的有髓神经纤维　结构基本与周围神经系统中的有髓神经纤维相同,不同的是它的髓鞘由少突胶质细胞的突起包裹而成。

由于髓鞘的绝缘作用,有髓神经纤维的神经冲动呈跳跃式传导,从一个郎飞结跳到下一个郎飞结,故传导速度快。

(二)无髓神经纤维

在周围神经系统,无髓神经纤维由较细的轴突和包在它外面的神经膜细胞构成,但神经膜细胞不形成髓鞘,也无郎飞结。在中枢神经系统中,无髓神经纤维往往与有髓神经纤维交织在一起。无髓神经纤维的神经冲动是沿着轴膜连续传导的,传导速度慢。

四、神经末梢

神经末梢是周围神经纤维的终末部分,分布于全身各处,按功能可分为感觉神经末梢和运动神经末梢 2 类。

(一)感觉神经末梢

感觉神经末梢与周围的其他组织共同构成**感受器**,将体内、外环境的各种刺激转化为神经冲动,传入中枢产生感觉。

1. 游离神经末梢 由感觉神经纤维的终末部分脱去髓鞘反复分支而成,其裸露的细支进入表皮、角膜和毛囊的上皮细胞间,或进入某些结缔组织内,参与产生冷、热、轻触和痛的感觉(图1-38)。

2. 有被囊的神经末梢 神经末梢的外面包有结缔组织构成的被囊。①触觉小体:呈椭圆形,分布于真皮的乳头层,在手指的掌侧皮肤内最多,感受触觉(图1-39)。②环层小体:呈圆形或椭圆形,广泛分布于皮下组织、肠系膜、韧带和

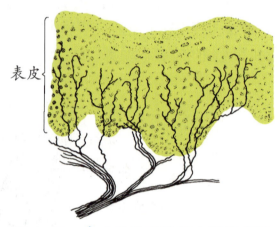

图 1-38 表皮的游离神经末梢仿真图

关节囊等处,感受压觉和振动觉(图1-40)。③肌梭:是分布在骨骼肌内的梭形结构,感受肌纤维舒缩时的长度变化,对调节骨骼肌的舒缩活动起重要作用(图1-41)。

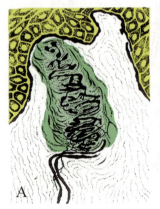
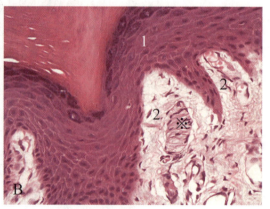

图 1-39 触觉小体

A.触觉小体仿真图;B.皮肤光镜图。

※ 触觉小体;1. 表皮;2. 真皮乳头。

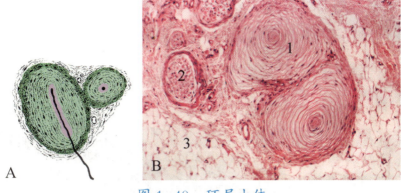

图 1-40 环层小体

A.环层小体仿真图;B.皮肤深层光镜图。

1.环层小体(横切面);2.神经;3.皮下脂肪。

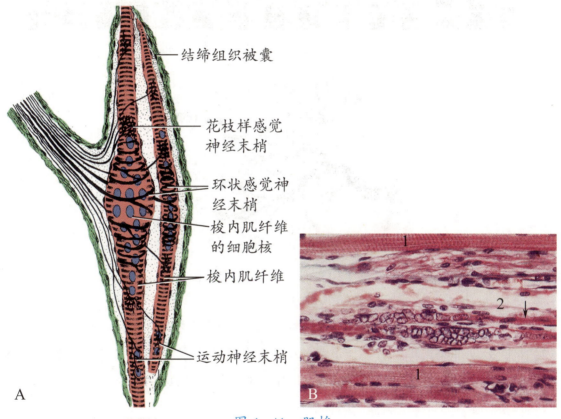

结缔组织被囊

花枝样感觉
神经末梢

环状感觉神
经末梢

梭内肌纤维
的细胞核

梭内肌纤维

运动神经末梢

图 1-41 肌梭

A.肌梭模式图;B.肌梭光镜图。

1.梭外肌纤维;2.被囊;↓梭内肌纤维。

(二) 运动神经末梢

运动神经末梢分布于肌组织或腺体内,可引起肌纤维收缩或腺体分泌,故运动神经末梢和它所支配的肌肉或腺体称效应器。

1. 躯体运动神经末梢　分布于骨骼肌,神经纤维在接近肌纤维处失去髓鞘,裸露的轴突反复分支并附着在骨骼肌纤维的表面,连接处呈椭圆形板状隆起,称**运动终板**

(图1-42,图1-43)。电镜下观察,运动终板的结构与化学性突触相似,所以运动终板也称为神经肌连接或接头。

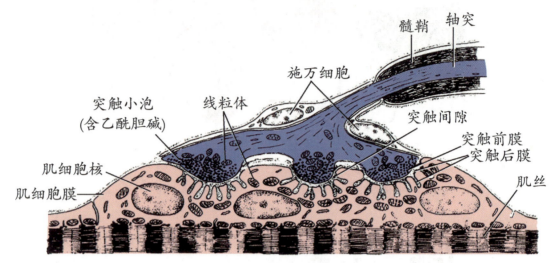

图1-42　运动终板超微结构模式图

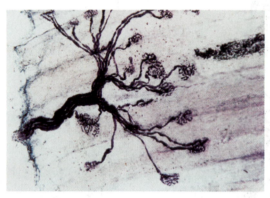

图1-43　运动终板光镜图
(骨骼肌铺片,氯化金染色)

2. 内脏运动神经末梢　分布于心肌、内脏及血管的平滑肌和腺体等处。其轴突终末分支常呈串珠样膨体,附着于肌细胞、腺细胞的表面(图1-44)。

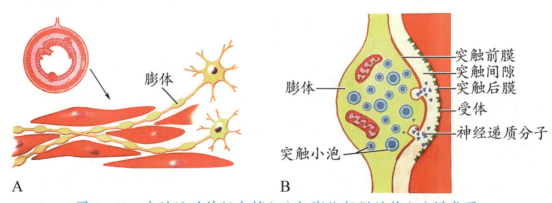

图1-44　内脏运动神经末梢(A)与膨体超微结构(B)模式图

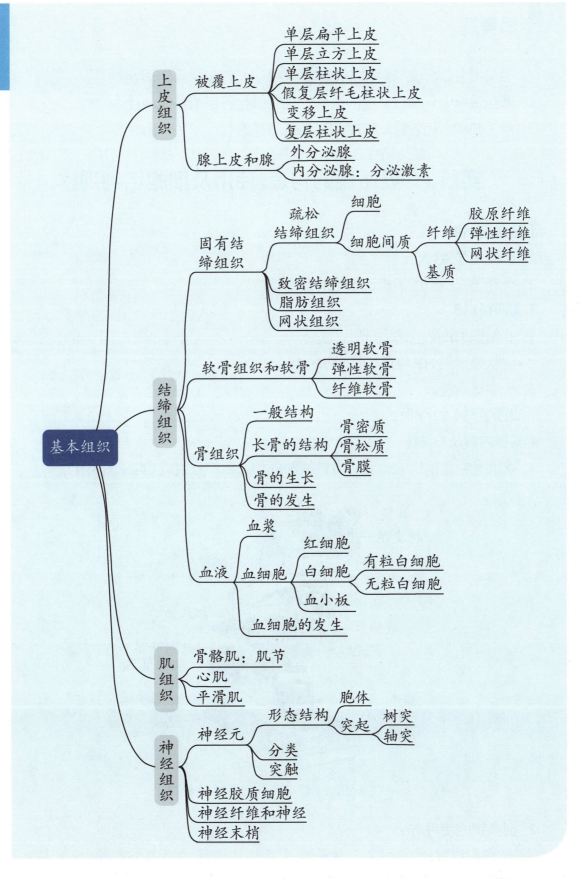

（卢诗军　张鹏辉）

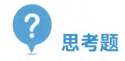

思考题

1. 参与蛋白质合成与运输的细胞器有哪些？各起什么作用？
2. 哪些组织中有来自血液的细胞？这些细胞各自的功能是什么？
3. 神经冲动引起骨骼肌收缩的过程是怎样的？

实践1　显微镜的构造、使用及细胞结构观察

【实践目的】

1. 会使用显微镜。
2. 会在显微镜下准确辨认细胞的基本结构。

【实践材料】

1. 肝组织 HE 染色切片(切片 1)。
2. 甲状腺组织 HE 染色切片(切片 2)。
3. 光学显微镜。

【实践学时】　2 学时。

【实践内容及方法】

1. 普通光学显微镜的构造　由机械部分和光学部分组成(实践图 1-1)。

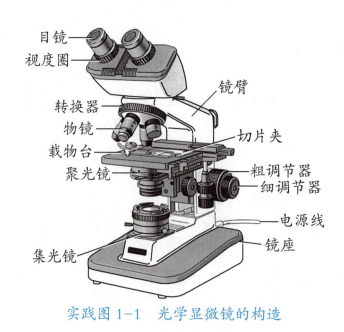

实践图 1-1　光学显微镜的构造

2. 显微镜的使用方法

(1) 携取和放置：取镜时要轻拿轻放,右手握住镜臂,左手托住镜座,放于实验台上并偏左,使镜臂朝向自己,显微镜放置在离身体大约 10cm 处,便于观察。

（2）采光：插上电源，打开光源，从低倍到高倍循序看片。低倍时光线不必太强，可通过光亮度调节钮进行调节。

（3）低倍镜的使用：将切片标本置于载物台上，有盖玻片的一面朝上，用片夹固定载玻片，并将组织正对载物台孔。通过粗调节器把载物台调到最高，然后转动粗准焦螺旋使载物台缓慢下降，直至物象清晰为止。必要时再用细调节器调节焦距。

（4）高倍镜的使用：将在低倍镜下已经清晰的组织移到视野中央，转换高倍镜，微调细准焦螺旋，直至物象清晰。注意镜头不要和切片接触。

3. 观察细胞的结构

（1）低倍镜观察：取切片 1 低倍镜下观察，可见大量多边形细胞，呈条索状排列；取切片 2 低倍镜下观察，可见许多大小不等的滤泡，滤泡壁由单层立方细胞构成，滤泡腔染成红色。

（2）高倍镜观察：高倍镜下切片 1 可见肝细胞呈多边形，细胞核呈圆形，有 1~2 个核，位于细胞中央，核仁明显。高倍镜下切片 2 可见构成甲状腺滤泡壁的细胞，呈立方形，细胞核呈圆形，位于细胞中央。

同时要观察并辨认出组成肝细胞和甲状腺滤泡壁细胞的细胞膜、细胞质和细胞核，观察它们各有何特点。

【实践评价】

1. 组织切片染色中，最常用的是（　　　　）和（　　　　）染色法，简称（　　　　）染色。

2. 细胞的基本结构包括（　　　　）、（　　　　）、（　　　　）。

实 践 2　基 本 组 织

【实践目的】

1. 会正确辨认各种血细胞。

2. 能说出各类被覆上皮的结构特点及分布。

3. 能说出疏松结缔组织的结构特征，并辨认其中的细胞和纤维。

4. 会正确辨认骨骼肌。

5. 能说出神经元的一般结构特点。

【实践材料】

1. 中动脉、中静脉微细结构切片（观察单层扁平上皮）。

2. 小肠切片。

3. 食管横切片。

4. 气管切片。

5. 疏松结缔组织铺片。

6. 血涂片。

7. 骨切片。

8. 骨骼肌切片(舌肌)。

9. 心肌切片。

10. 神经细胞(脊髓横切片)。

11. 运动终板切片、挂图。

12. 显微镜。

【实践学时】 2学时。

【实践内容及方法】

1. 观察单层柱状上皮(小肠切片,HE染色)

(1)肉眼:观察小肠黏膜腔面,可见高低不平,染成紫蓝色,有许多突起的是小肠绒毛,小肠的其余部分被染成粉红色。

(2)低倍镜:找到小肠绒毛,选择一段完整的纵切面,观察排列整齐、密集的单层柱状上皮,大部分上皮细胞为柱状细胞,其间夹杂有杯状细胞。

(3)高倍镜:细胞呈高柱形,核呈椭圆形,位于细胞近基底部;细胞质呈粉红色;在镜下还可见柱状细胞间形似高脚杯状的杯状细胞,核呈三角形或扁圆形并位于底部,底部狭窄,上部膨大呈空泡状;细胞游离面可见分布均匀的薄层粉红色结构,即纹状缘。

(4)绘图:在高倍镜下绘出单层柱状上皮的游离面、基底面、基膜、细胞质和细胞核。

2. 观察复层扁平上皮(食管横切片,HE染色)

(1)肉眼:切片呈环形,食管管腔面染成紫蓝色的部分就是复层扁平上皮。

(2)低倍镜:上皮由多层细胞构成,排列紧密,胞质呈粉红色,胞核呈深蓝色,上皮细胞的基底面有结缔组织呈乳头状突入,两者连接处凸凹不平。

(3)高倍镜:高倍镜下可见表层细胞呈扁平形;中间数层多边形细胞;基底层细胞呈立方形或低柱状,核呈圆形。

3. 观察疏松结缔组织(铺片,HE染色)

(1)肉眼:标本呈淡紫红色,纤维交织成网,选择切片较薄(染色淡)的部位进行观察。

(2)低倍镜:胶原纤维和弹性纤维交织成网,细胞分散在纤维之间,胶原纤维粗细不等,呈淡红色;弹性纤维较细直并交织成网状,呈暗红色。

(3)高倍镜:胶原纤维粗大,粉红色;弹性纤维为细丝状,有分支,暗红色。成纤维细胞数量最多,形状不一,有突起,胞质呈淡红色,胞核为椭圆形,呈紫蓝色;巨噬细胞形状不规则,胞质中有蓝色颗粒,核小而圆,染成深紫蓝色;肥大细胞常成群分布于小血管周围,胞体多为椭圆形,核为圆形或卵圆形,胞质中充满粗大的异染颗粒。

4. 观察血细胞(血涂片,瑞氏染色)

(1)肉眼:涂片呈薄层粉红色,选择薄而均匀的部分在低倍镜下观察。

(2)低倍镜:可见大量染成粉红色的细胞为无核的红细胞,还有紫蓝色核的白细胞。

(3)高倍镜:可进一步看清红细胞呈红色,圆形,偶见有核的白细胞。

(4) 油镜：①红细胞染成淡红色，周围部色深，中央部色浅，无细胞核。②移动视野寻找有核的白细胞。中性粒细胞体积比红细胞大，胞质呈淡粉红色，可见紫红色的细小颗粒，胞核呈紫蓝色，分成2~5叶不等，核叶间有细丝相连；嗜碱性粒细胞，胞质内含有紫蓝色颗粒，颗粒大小不一，且分布不均，核呈S形或不规则形，染色淡；嗜酸性粒细胞，胞质内含有橘红色颗粒，颗粒大小一致，分布均匀，核呈紫蓝色，多分成2叶；淋巴细胞较小，胞质少，胞核呈圆形，往往一侧有凹陷，染成深蓝色；单核细胞，胞质较多，染成浅灰蓝色，细胞核呈肾形或马蹄形，染成蓝色。③血小板呈不规则的紫蓝色小体，成群分布。

(5) 绘图：绘出红细胞、中性粒细胞、淋巴细胞、血小板。

5. 观察骨骼肌(舌肌切片，特殊染色)

(1) 肉眼：可见薄层蓝色结构，为复层扁平上皮，内部红色的结构主要为骨骼肌。

(2) 低倍镜：骨骼肌纤维呈细长圆柱状，有明暗相间的横纹，且与纤维的长轴垂直。胞核呈扁椭圆形，深蓝色，位于肌膜下面，数量较多。肌纤维间有少量结缔组织。

(3) 高倍镜：骨骼肌纤维内有许多纵行线条状结构，即肌原纤维。下调聚光镜，在暗视野下观察肌原纤维及其明带和暗带，肌细胞核的形态、位置。

6. 观察多极神经元(脊髓横切片，特殊染色)

(1) 肉眼：标本呈椭圆形，中央深染的部分为灰质，周围浅淡的部分为白质。

(2) 低倍镜：灰质较宽处为前角，内可见深黄色、多突起的细胞，即多极神经元，小而圆的是神经胶质细胞的胞核。

(3) 高倍镜：多极神经元的胞体不规则，可呈星形、锥体形，可见自胞体发出的突起根部，细胞核位于中央，大而圆，染色淡。移动视野至淡染色区域，可见神经纤维束的横切面。

7. 示教

(1) 单层扁平上皮(中动、静脉微细结构切片，HE染色)。

(2) 假复层纤毛柱状上皮(气管切片，HE染色)。

(3) 透明软骨(气管切片，HE染色)。

(4) 骨切片。

(5) 心肌(HE染色)。

(6) 运动终板(氯化金染色)。

【实践评价】

1. 单层上皮包括(　　　)、(　　　)、(　　　)、(　　　)四种。

2. 成纤维细胞是疏松结缔组织中的主要细胞，可产生(　　　)和(　　　)。

3. 在骨骼肌纤维中，相邻两条Z线之间的一段(　　　)称肌节，每个肌节包括(　　　)，它是肌原纤维(　　　)的基本单位。

4. 神经细胞形态多样，大小不等，每个细胞又可分为(　　　)和(　　　)两部分，而后者又可分为(　　　)和(　　　)两类。

第二章 | 运动系统

02章 数字资源

学习目标

1. 能准确说出全身各部骨的名称；骨连结的组成、结构特点及运动形式。
2. 能在标本上指认全身各部骨的位置并描述其形态。
3. 能在人体上指认主要的骨骼肌。

运动系统由骨、骨连结和骨骼肌构成，约占成人体重的 60%。全身各骨借骨连结形成骨骼，构成人体的支架，赋予人体基本形态，支持体重，保护内脏。骨骼肌附着于骨，在神经系统的支配下有序地收缩和舒张，带动关节产生运动。在运动过程中，骨起杠杆作用，关节为运动的枢纽，骨骼肌为运动的动力器官。因此骨和骨连结是运动系统的被动部分，骨骼肌是运动系统的主动部分。

在体表能看到或摸到的骨和骨骼肌的隆起或凹陷称为**体表标志**。它们对于确定内脏器官的位置等具有重要意义。

第一节　骨

 导学案例

小王，26 岁，建筑工人，工作时不慎从扶梯跌落，头部受伤后出现意识障碍 2 小时。检查：左颞部头皮肿胀。CT 示：左颞骨骨折，头皮血肿，左颅骨内板和脑表面之间可见双凸形边缘清楚的高密度影。诊断结果：左颞部（翼点）颅骨骨折伴急性硬膜外血肿。

请问：1. 何谓翼点？

2. 为什么左颞部（翼点）颅骨骨折易发生硬膜外血肿？

一、概　　述

骨是以骨组织为主体构成的器官,是在结缔组织或软骨基础上发育(骨化)形成的。骨具有一定的形态,内容骨髓,外被骨膜。骨为体内最坚硬的结缔组织,体内 99% 的钙储存于骨内,因此骨被喻为体内最大的钙库。经常锻炼可促进骨的良好发育,长期失用则会出现骨质疏松。

（一）骨的分类

成人共有 206 块骨,按部位可分为颅骨、躯干骨和四肢骨 3 部分(图 2-1),按形态可分为长骨、短骨、扁骨和不规则骨。

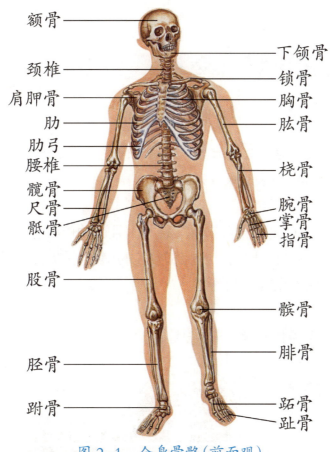

额骨　　　　　　　　　下颌骨
颈椎　　　　　　　　　锁骨
肩胛骨　　　　　　　　胸骨
肋　　　　　　　　　　肱骨
肋弓
腰椎　　　　　　　　　桡骨
髋骨
尺骨　　　　　　　　　腕骨
骶骨　　　　　　　　　掌骨
　　　　　　　　　　　指骨
股骨
　　　　　　　　　　　髌骨
　　　　　　　　　　　腓骨
胫骨
跗骨　　　　　　　　　跖骨
　　　　　　　　　　　趾骨

图 2-1　全身骨骼(前面观)

1. 长骨　呈长管状,分布于四肢,可分为一体两端。体又称**骨干**,内有空腔称**髓腔**,容纳骨髓。两端膨大称**骺**,表面有光滑的关节面,与相邻关节面构成关节。骨干与骺相邻的部分称**干骺端**,幼年时保留透明软骨成分,称骺软骨,骺软骨细胞不断分裂增殖和骨化,使骨不断加长。成年后,骺软骨骨化,骨干与骺融为一体,遗留的痕迹称**骺线**(图 2-2)。

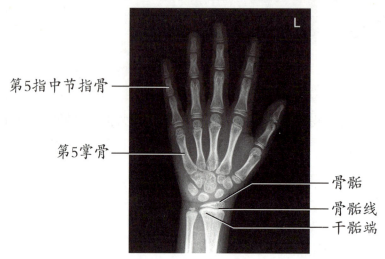

第5指中节指骨

第5掌骨

骨骺
骨骺线
干骺端

图 2-2　干骺端与骺线(儿童掌骨与指骨正位)

 知识链接

骺软骨损伤

骺软骨损伤会导致儿童长骨骨骺与干骺端之间形成骨性连结即骨桥,使骺板全部或部分提前闭合,导致肢体缩短和/或成角畸形。

2. 短骨　形似立方体,多成群分布于连结牢固且运动较灵活的部位,如腕骨和跗骨。

3. 扁骨　呈板状,参与构成颅腔、胸腔和盆腔的壁,起保护作用,如颅盖骨和肋骨。

4. 不规则骨　形状不规则,如椎骨。

(二)骨的构造

骨由骨质(骨组织)、骨膜和骨髓构成(图 2-3)。

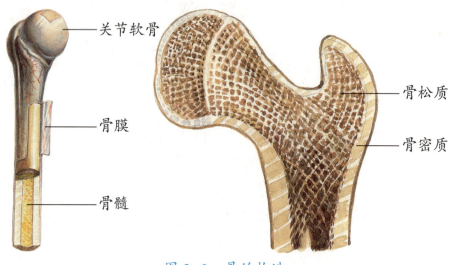

关节软骨

骨膜

骨髓

骨松质

骨密质

图 2-3　骨的构造

1. 骨质　分骨密质和骨松质。骨密质分布于骨的表面,骨松质呈海绵状,分布于骨的内部。

2. 骨膜　被覆于新鲜骨的表面(关节面除外),主要由纤维结缔组织构成,含有丰富的血管、淋巴管和神经。

3. 骨髓　充填于骨髓腔和骨松质间隙内,分为红骨髓和黄骨髓。

 知识链接

红骨髓与黄骨髓

红骨髓具有造血和免疫功能。5岁以后,长骨骨髓腔内的红骨髓逐渐被脂肪组织代替,呈黄色,称黄骨髓,失去造血能力。在慢性失血过多或重度贫血时,部分黄骨髓能转化为红骨髓,恢复造血功能。在椎骨、髂骨、肋骨、胸骨、肱骨和股骨等长骨的骺内终生都是红骨髓。

(三) 骨的化学成分及物理性质

骨由有机质和无机质组成。有机质主要是骨胶原纤维束和黏多糖蛋白等,构成骨的支架,使骨有弹性和韧性;无机质主要是碱性磷酸钙,使骨坚硬。两种成分的比例随年龄的增长而发生变化。幼儿时期骨的有机质和无机质各占一半,故弹性较大,柔软,易发生变形,在外力作用下不易骨折或折而不断,称青枝骨折。成年人骨有机质和无机质的比例约为3:7,具有较大的硬度和一定的弹性。老年人的骨无机质所占比例更大,脆性增加,还因激素水平下降,影响钙、磷的吸收和沉积,骨质呈现出多孔性,表现为骨质疏松,易发生骨折。

 知识链接

骨的发生和发育

骨的发生方式有膜内成骨和软骨内成骨。膜内成骨是在原始结缔组织内直接成骨,如额骨、顶骨、枕骨、颞骨、锁骨等。软骨内成骨是指在预先形成的软骨雏形基础上,将软骨逐步替换为骨,如四肢骨、躯干骨等都是以此种方式发生。

身体长高主要是长骨生长的结果,通过骺软骨不断骨化成骨来实现,身高受遗传和环境的共同影响,尽管身高与遗传有很大的关系,但环境也很重要,充足的睡眠、良好的饮食习惯、多运动和保持快乐的心情均会使青春期长高更加明显。当骺软骨完全骨化成骨,形成骺线(17~20岁),此后就不再长高了。

二、各 部 骨

（一）躯干骨

躯干骨包括24块椎骨、1块骶骨、1块尾骨、1块胸骨和12对肋骨,分别参与脊柱、骨性胸廓和骨盆的构成。

1. 椎骨 幼年时为32块或33块,分为颈椎7块,胸椎12块,腰椎5块,骶椎5块,尾椎3~4块。成年后5块骶椎融合成1块骶骨,3~4块尾椎融合成1块尾骨。

(1) 椎骨的一般形态:椎骨由椎体和椎弓两部分组成(图2-4)。椎体呈短圆柱状,椎弓呈半环形,连于椎体的后外侧,两者共同围成椎孔。所有椎骨的椎孔相连构成椎管,管内容纳脊髓。椎弓分为连结椎体的椎弓根和宽阔的椎弓板两部分。椎弓根的上、下缘分别称椎上、下切迹,相邻椎骨的上、下切迹围成椎间孔,孔内有脊神经通过。椎弓板上有7个突起,即向后方伸出的棘突;向左右伸出的横突;椎弓上、下方各伸出一对突起,即上、下关节突。

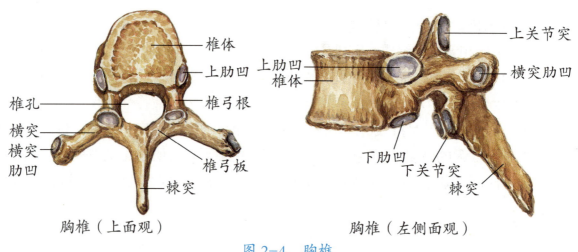

胸椎（上面观）　　　　胸椎（左侧面观）

图 2-4 胸椎

(2) 各部椎骨的主要特征:不同部位的椎骨,除上述一般结构外,还有各自的特点。

颈椎椎体较小,棘突末端分叉,横突根部有横突孔,是颈椎的识别标志(图2-5)。第1颈椎呈环形,无椎体和棘突,称**寰椎**;第2颈椎椎体上有一齿突,称**枢椎**;第7颈椎棘突较长,末端无分叉,称**隆椎**,是计数椎骨的重要标志。

胸椎棘突细长,斜向后下方,椎体两侧和横突末端有肋凹,其与肋相关节(图2-4)。

腰椎椎体大,棘突呈板状,水平向后方伸出(图2-6)。

骶骨由5块骶椎融合而成,呈三角形。底向上,尖向下,前面光滑微凹,有4对骶前孔;背面粗糙隆凸,有4对骶后孔。骶骨外侧部上份各有一个关节面,称耳状面。骶骨内有纵行的骶管,其向下开口为骶管裂孔。骶管裂孔两侧有骶角,可在体表摸到。尾骨由4块退化的尾椎融合而成,上接骶骨,下端游离为尾骨尖(图2-7)。

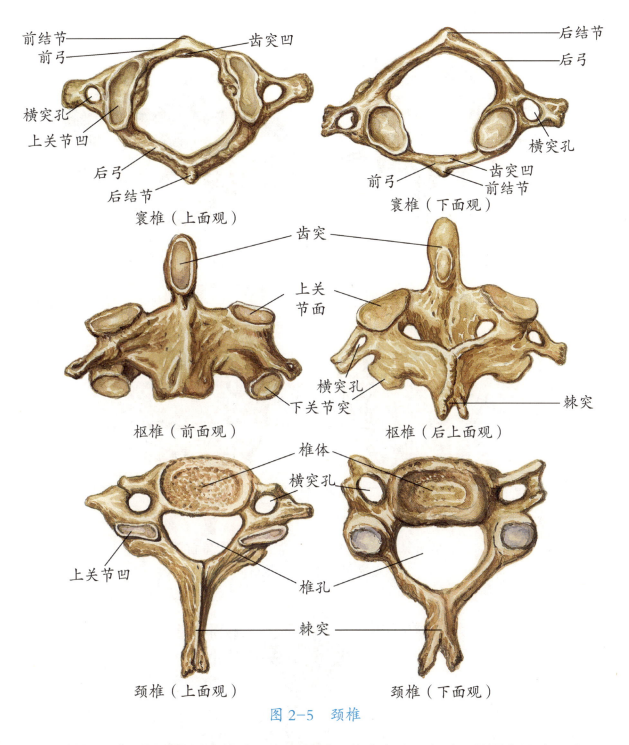

图 2-5　颈椎

2. 胸骨　长而扁,位于胸前壁正中,可分柄、体和剑突 3 部分。胸骨柄上宽下窄,上缘中份为颈静脉切迹,两侧有锁切迹与锁骨相连结。胸骨柄与胸骨体相连处稍向前突,称**胸骨角**,两侧平对第 2 肋,体表可触及,是计数肋的重要标志。胸骨体呈长方形,外侧缘有肋切迹与第 2~7 肋软骨相关节。剑突扁而薄,下端游离(图 2-8)。

3. 肋　由肋骨(图 2-9)和肋软骨组成,共 12 对。第 1~7 对肋前端直接与胸骨连结,称**真肋**;第 8~10 对肋前端借肋软骨与上位肋软骨连结,形成肋弓,称**假肋**;第 11~12 对肋前端游离于腹壁肌层中,称**浮肋**。

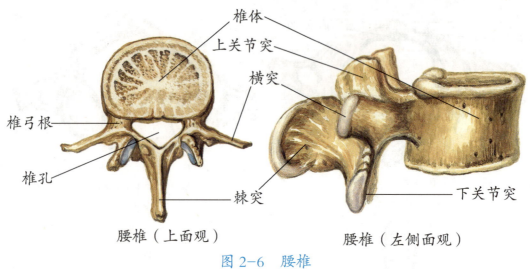

椎体
上关节突
横突
椎弓根
椎孔
棘突
下关节突

腰椎（上面观）　　　　　　腰椎（左侧面观）

图 2-6　腰椎

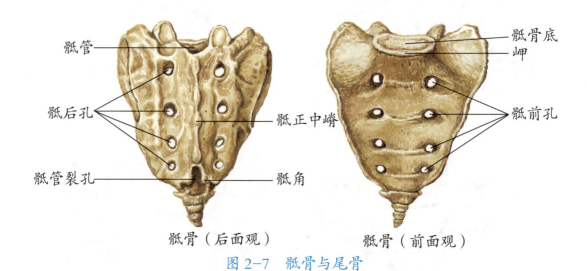

骶管
骶后孔
骶正中嵴
骶管裂孔
骶角
骶骨底
岬
骶前孔

骶骨（后面观）　　　　　　骶骨（前面观）

图 2-7　骶骨与尾骨

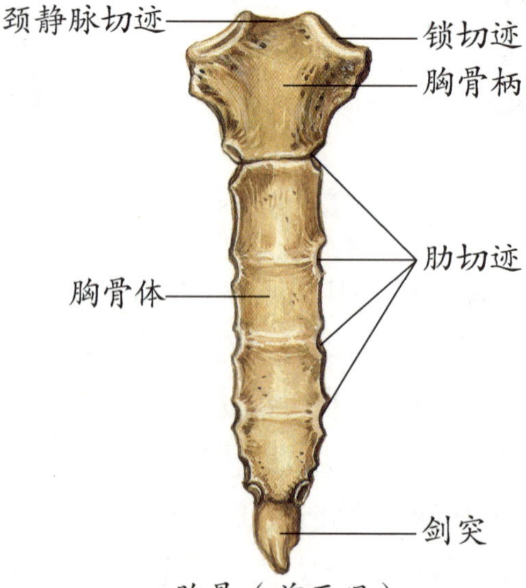

颈静脉切迹
锁切迹
胸骨柄
肋切迹
胸骨体
剑突

胸骨（前面观）

图 2-8　胸骨

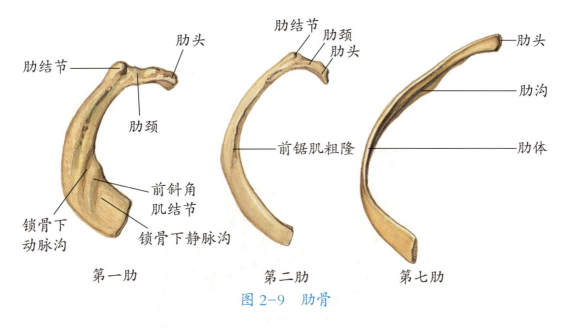

图 2-9　肋骨

肋骨分为体和前、后两端。后端膨大,称**肋头**。肋头外侧稍细,称**肋颈**。颈外侧的粗糙突起,称**肋结节**。肋体长而扁,其后份急转处称**肋角**。

(二)颅骨

颅骨有 23 块(中耳的 3 对听小骨未计入),除下颌骨和舌骨外,彼此牢固连结形成颅(图 2-10)。以眶上缘、外耳门上缘和枕外隆凸连线为界,颅可分为后上部的脑颅和前下部的面颅。

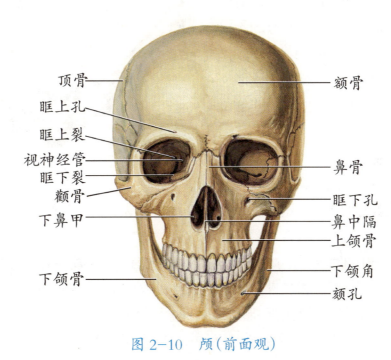

图 2-10　颅(前面观)

1. 脑颅骨　8 块,位于颅的后上部。其中不成对的有额骨、筛骨、蝶骨和枕骨,成对的有颞骨和顶骨。它们参与构成颅腔。颅腔的顶是穹窿形的颅盖,由额骨、顶骨和枕骨构成。

2. 面颅骨　15块,成对的有鼻骨、泪骨、颧骨、腭骨、下鼻甲及上颌骨,不成对的有犁骨、下颌骨(图2-11)和舌骨(图2-12)。

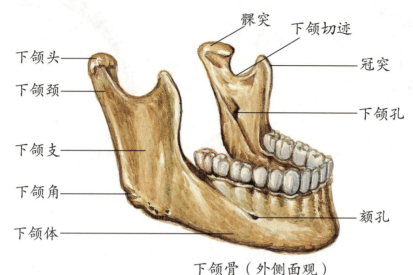

图 2-11　下颌骨

下颌骨分一体两支。下颌体呈蹄铁形,位于前部,上缘构成牙槽弓,有容纳下牙根的牙槽。下颌体前外侧面有一对颏孔。下颌支末端有两个突起,前方的称冠突,后方的称髁突。下颌支后缘与下颌体相交处,称**下颌角**,体表可以摸到。下颌支内有下颌管,向前与颏孔相通,向后连通于下颌支内面中央的下颌孔。

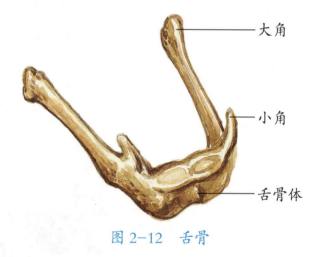

图 2-12　舌骨

3. **颅的整体观**

(1) 颅顶面观:呈卵圆形,前窄后宽,额骨与两侧顶骨连结构成冠状缝。两侧顶骨连结构成矢状缝,两侧顶骨与枕骨连结构成人字缝(图2-13)。

(2) 颅侧面观:中部为外耳门,后方为乳突,前方是颧弓。颧弓的上方有一浅窝,称**颞窝**。颞窝内额骨、顶骨、颞骨和蝶骨会合处称**翼点**,此处骨质较薄弱,内面有脑膜中动脉前支通过,外伤骨折时,易伤及该血管,形成硬膜外血肿(图2-13)。

(3) 颅前面观:主要有眶和骨性鼻腔(图2-10)。眶为一对四面锥体形深腔,容纳眼球及附属结构。骨性鼻腔位于面颅中央,借骨性鼻中隔将其分为左右两半。外侧壁由上而下有三个向下弯曲的骨片,称上、中、下鼻甲,每个鼻甲下方为相应的鼻道,分别称上、中、下鼻道(图2-14)。

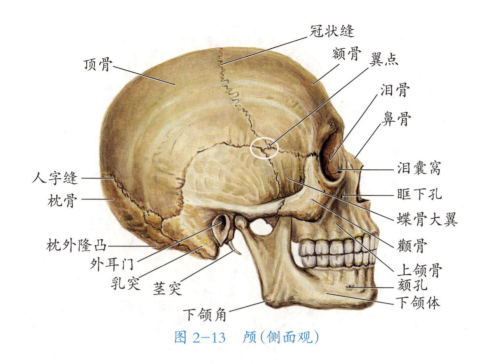

图 2-13　颅（侧面观）

顶骨　冠状缝　额骨　翼点　泪骨　鼻骨　泪囊窝　眶下孔　蝶骨大翼　颧骨　上颌骨　颏孔　下颌体　人字缝　枕骨　枕外隆凸　外耳门　乳突　茎突　下颌角

骨性鼻旁窦为上颌骨、额骨、蝶骨及筛骨内含气的空腔，位于鼻腔周围并开口于鼻腔，即额窦、筛窦、蝶窦和上颌窦。

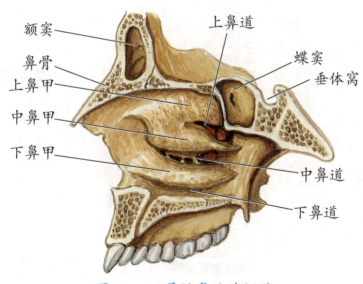

图 2-14　骨性鼻腔外侧壁

额窦　上鼻道　蝶窦　垂体窝　鼻骨　上鼻甲　中鼻甲　下鼻甲　中鼻道　下鼻道

（4）颅底内面观：颅底内面高低不平，从前向后分为颅前窝、颅中窝和颅后窝。窝内有很多孔和裂，大多与颅底外面相通，为血管、神经穿过的通道。如筛孔、视神经管、眶上裂、破裂孔、圆孔、卵圆孔、棘孔、枕骨大孔、颈静脉孔等（图 2-15）。

（5）颅底外面观：颅底外面高低不平，分前、后两部分。前面为分隔口腔和鼻腔的水平骨板，称骨腭。后部可见枕骨大孔（图 2-16）。

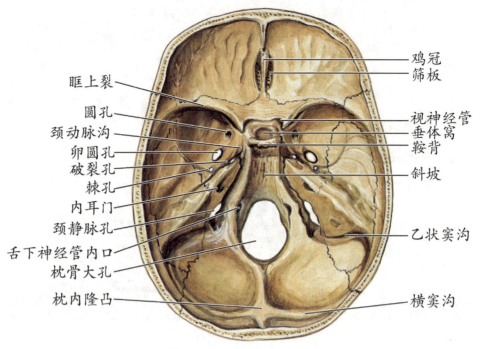

图 2-15　颅底内面观

眶上裂
圆孔
颈动脉沟
卵圆孔
破裂孔
棘孔
内耳门
颈静脉孔
舌下神经管内口
枕骨大孔
枕内隆凸

鸡冠
筛板
视神经管
垂体窝
鞍背
斜坡
乙状窦沟
横窦沟

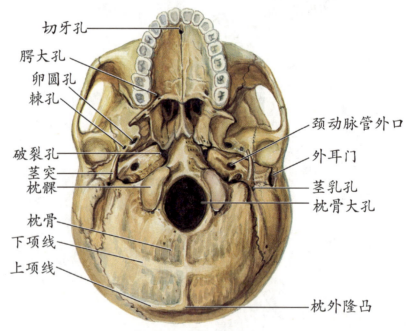

图 2-16　颅底外面观

切牙孔
腭大孔
卵圆孔
棘孔
破裂孔
茎突
枕髁
枕骨
下项线
上项线

颈动脉管外口
外耳门
茎乳孔
枕骨大孔
枕外隆凸

　　4. 新生儿颅的特征及变化　新生儿面颅较小,脑颅相对较大,颅顶各骨尚未发育完全,其间连有致密结缔组织膜,此膜在多骨交会处较大,称囟。其中位于额骨与两顶骨之间的为**前囟**,于 1~2 岁闭合;位于两顶骨与枕骨之间的为**后囟**,生后不久即闭合(图 2-17)。

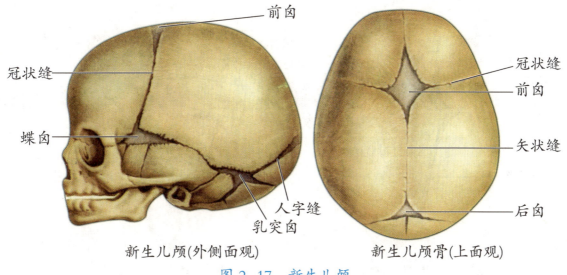

前囟

冠状缝

蝶囟

人字缝

乳突囟

新生儿颅(外侧面观)

冠状缝

前囟

矢状缝

后囟

新生儿颅骨(上面观)

图 2-17 新生儿颅

(三)四肢骨

1. 上肢骨

(1) 锁骨:呈～形弯曲,横位于胸廓前上方。其内侧端粗大,为胸骨端,有关节面与胸骨柄相连;外侧端扁平,为肩峰端;内侧 2/3 凸向前;外侧 1/3 凸向后。全长可在体表摸到(图 2-18)。

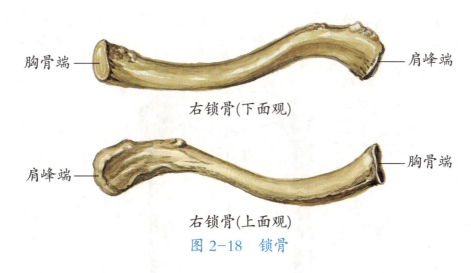

胸骨端

肩峰端

右锁骨(下面观)

肩峰端

胸骨端

右锁骨(上面观)

图 2-18 锁骨

(2) 肩胛骨:为三角形扁骨,附于胸廓后外面,可分二面、三缘和三个角,介于第 2~7 肋骨之间。肩胛骨前面微凹,称**肩胛下窝**;后面有一横嵴,称**肩胛冈**,其上、下方的浅窝,分别称冈上窝和冈下窝。肩胛冈的外侧端较平宽,称**肩峰**,为肩部最高点(图 2-19)。上缘短而薄,外侧份有肩胛切迹,更外侧有向前的指状突起,称**喙突**。内侧缘薄而锐利,因邻近脊柱,又称脊柱缘。外侧缘肥厚且邻近腋窝,又称腋缘。上角为上缘与脊柱缘会合处,平对第 2 肋。下角为脊柱缘与腋缘会合处,平对第 7 肋或第 7 肋间隙,为计数肋的标志。外侧角为腋缘与上缘会合处,最肥厚,朝外侧方的梨形浅窝称**关节盂**,与肱骨头相关节。

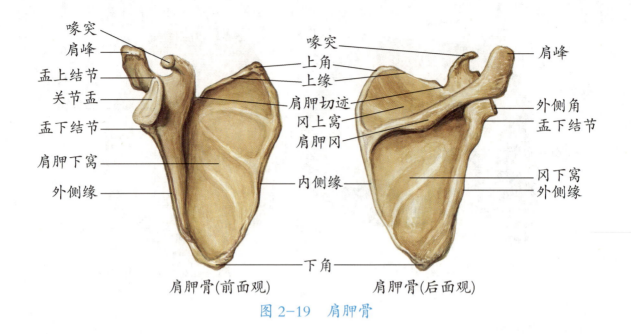

喙突　　　　　　　　　　　　喙突　　　　　　　肩峰
肩峰　　　　　　　　　　　　上角
盂上结节　　　　　　　　　　上缘
关节盂　　　　　　　　　　　肩胛切迹　　　　　外侧角
　　　　　　　　　　　　　　冈上窝　　　　　　盂下结节
盂下结节　　　　　　　　　　肩胛冈
肩胛下窝　　　　　　　　　　　　　　　　　　　冈下窝
外侧缘　　　　　　　　内侧缘　　　　　　　　　外侧缘
　　　　　　　　　　　下角
肩胛骨(前面观)　　　　　　肩胛骨(后面观)

图 2-19　肩胛骨

(3) 肱骨: 分为肱骨体及上、下两端,上端内上方是半球形的肱骨头。肱骨上端与体交界处称外科颈,较易发生骨折。肱骨体外侧面中部有粗糙的三角肌粗隆;后面有一自内上斜向外下的浅沟,称桡神经沟,桡神经沿此沟经过,肱骨中部骨折易伤及桡神经。下端较扁,外侧部前面有半球状的肱骨小头;内侧部有形如滑车的肱骨滑车。肱骨小头外侧和滑车内侧各有一突起,分别称外上髁和内上髁。内上髁后下有尺神经沟,尺神经由此经过(图 2-20)。

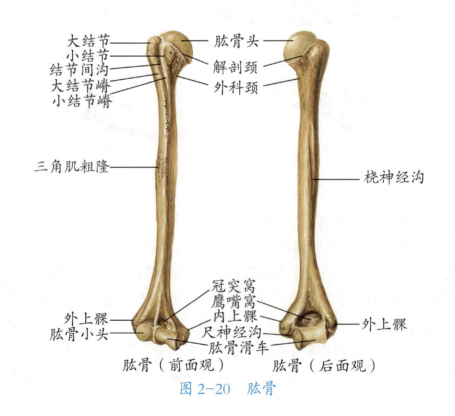

大结节　　　　　　肱骨头
小结节　　　　　　解剖颈
结节间沟　　　　　外科颈
大结节嵴
小结节嵴

三角肌粗隆　　　　　　　　　　桡神经沟

冠突窝
鹰嘴窝
外上髁　　　　内上髁　　　　　外上髁
肱骨小头　　　尺神经沟
　　　　　　　肱骨滑车
肱骨（前面观）　　　肱骨（后面观）

图 2-20　肱骨

（4）桡骨：位于前臂外侧。上端膨大称桡骨头，下端外侧向下突出，称桡骨茎突（图2-21）。

（5）尺骨：位于前臂内侧。上端粗大，前面有一半圆形深凹，称滑车切迹，与肱骨滑车相关节。切迹后上方的突起称鹰嘴。下端为尺骨头，头后内侧的锥状突起称尺骨茎突（图2-21）。

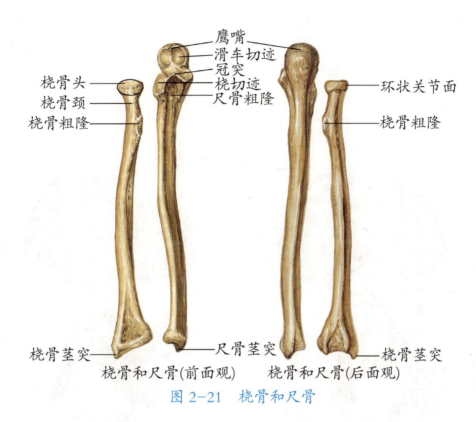

图 2-21　桡骨和尺骨

（6）手骨：包括8块腕骨、5块掌骨和14块指骨（图2-22）。

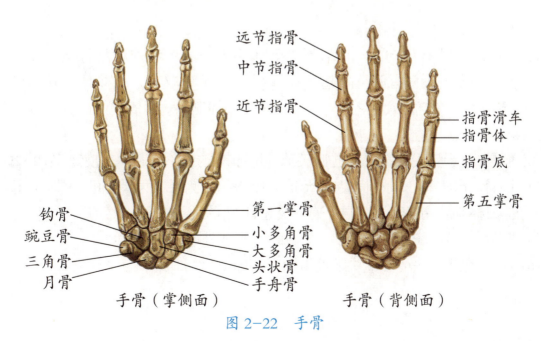

图 2-22　手骨

1) 腕骨:排成两列,近侧列由桡侧向尺侧依次为手舟骨、月骨、三角骨和豌豆骨,远侧列由桡侧向尺侧依次为大多角骨、小多角骨、头状骨和钩骨。

2) 掌骨:由桡侧向尺侧依次为第 1~5 掌骨。

3) 指骨:除拇指有 2 节外,其余各指为 3 节。

2. 下肢骨

(1) 髋骨:由髂骨、耻骨和坐骨融合而成,融合处形成髋臼。髋臼的前下方有闭孔。髋骨的上缘称**髂嵴**,前端为髂前上棘,髂前上棘后方 5~7cm 处,髂嵴向外突起,称**髂结节**。髋骨的内面有一浅窝称**髂窝**,髂窝下界弓形的骨嵴称弓状线,向前延续为耻骨梳,终于耻骨结节。髋骨后下方有尖形的坐骨棘,其上、下方分别有坐骨大切迹和坐骨小切迹。髋骨下部的粗糙隆起为坐骨结节(图 2-23)。

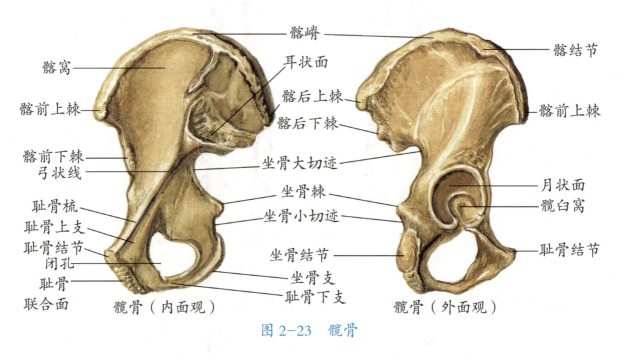

图 2-23　髋骨

(2) 股骨:上端有伸向内上的股骨头。头下外方的缩细部称股骨颈。颈与体连结处的上外侧和内下侧有两个隆起,分别称大转子和小转子。股骨体上端后面有臀肌粗隆,下端有两个向后突出的膨大,为内侧髁和外侧髁。两髁之间的深窝称髁间窝(图 2-24)。

(3) 髌骨:位于膝关节前方,保护膝关节并增加其稳定性,可在体表摸到(图 2-25)。

(4) 胫骨:上端膨大,向两侧突出,形成内侧髁和外侧髁。两髁之间为髁间隆起。上端前面的隆起称胫骨粗隆。下端内下有一突起,称内踝(图 2-26)。

(5) 腓骨:上端稍膨大,称腓骨头,下端膨大,形成外踝(图 2-26)。

(6) 足骨:包括 7 块跗骨、5 块跖骨和 14 块趾骨(图 2-27)。

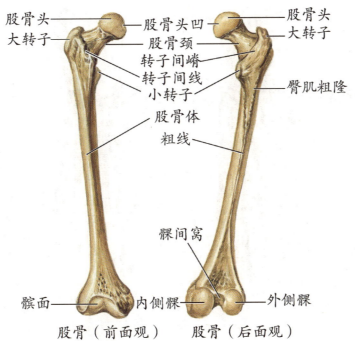

股骨头凹 — 股骨头
大转子
股骨颈
转子间嵴
转子间线
小转子
股骨体
粗线
臀肌粗隆

髁间窝

髌面 — 内侧髁 — 外侧髁

股骨（前面观）　　股骨（后面观）

图 2-24　股骨

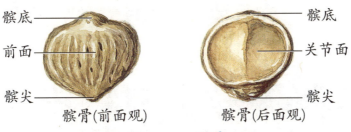

髌底 — 髌底
前面 — 关节面
髌尖 — 髌尖

髌骨(前面观)　　髌骨(后面观)

图 2-25　髌骨

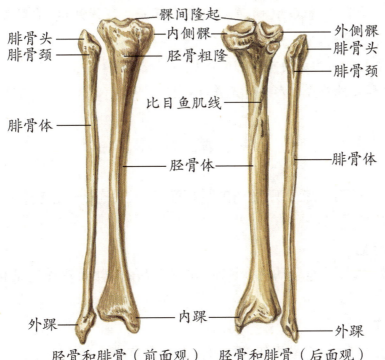

髁间隆起
内侧髁 — 外侧髁
腓骨头 — 胫骨粗隆 — 腓骨头
腓骨颈 — 腓骨颈
比目鱼肌线
腓骨体 — 腓骨体
胫骨体
外踝 — 内踝 — 外踝

胫骨和腓骨（前面观）　　胫骨和腓骨（后面观）

图 2-26　胫骨和腓骨

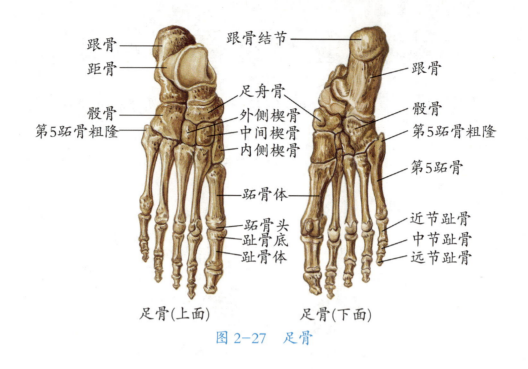

跟骨　　　　跟骨结节　　　　　　　跟骨
距骨
　　　　　　　　　足舟骨
骰骨　　　　　　外侧楔骨　　　　　　骰骨
第5跖骨粗隆　　中间楔骨　　　　　　第5跖骨粗隆
　　　　　　　　内侧楔骨
　　　　　　　　　　　　　　　　　　第5跖骨
　　　　　　　　　跖骨体
　　　　　　　　　　　　　　　　　　近节趾骨
　　　　　　　　　跖骨头　　　　　　中节趾骨
　　　　　　　　　趾骨底　　　　　　远节趾骨
　　　　　　　　　趾骨体

足骨(上面)　　　　　　足骨(下面)

图 2-27　足骨

第二节　骨　连　结

 导学案例

　　王女士,39 岁,高处跌落导致臀部外伤,疼痛 2 小时。检查:右髋部肿胀、疼痛、皮下瘀斑,骨盆挤压试验和分离试验(+),尾椎有明显压痛。X 线片示:右耻骨伴髋骨骨折、尾椎骨折。诊断:骨盆骨折。

　　请问:1. 骨盆是如何构成的?

　　2. 男性骨盆和女性骨盆的形态有无差异?

一、概　　述

　　骨与骨之间借纤维结缔组织、软骨或骨相连,形成骨连结,按连结形式的不同分为直接连结和间接连结。

(一) 直接连结

　　直接连结较牢固,不能活动或少许活动,分为纤维连结、软骨连结和骨性结合 3 类(图 2-28)。

(二) 间接连结

　　骨与骨之间借结缔组织囊相连,囊内有腔隙,含有滑液,活动度大,又称滑膜关节,简称关节。

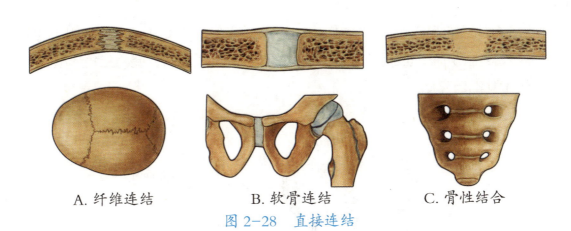

A. 纤维连结　　　　　B. 软骨连结　　　　　C. 骨性结合

图 2-28　直接连结

1. 关节的基本结构　关节面覆有关节软骨,多为透明软骨,具有弹性,能负荷及吸收震荡;关节囊由外层的纤维膜和内层的滑膜组成;关节腔是由关节面和关节囊滑膜层所围成的腔隙,内含少量滑液,腔内呈负压(图 2-29)。

2. 关节的辅助结构　为适应部分关节的特殊功能需要而出现,对增加关节的灵活性和稳固性都有重要作用,如韧带、关节盘和关节唇等。

3. 关节的运动　关节的运动与关节面形态有密切关系,有屈和伸、内收和外展、旋内和旋外及环转等运动形式。

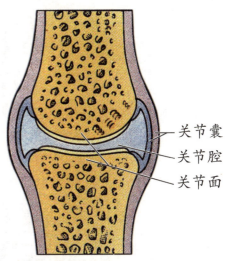

——关节囊
——关节腔
——关节面

图 2-29　关节的基本结构

二、躯干骨的连结

躯干骨的连结包括椎骨间连结形成的脊柱和由胸椎、肋和胸骨连结构成的胸廓。

(一) 脊柱

脊柱由 24 块椎骨、1 块骶骨和 1 块尾骨借骨连结形成,位于躯干背部正中,构成人体的中轴,上承头颅、下接髋骨,起支持和负重作用,并参与构成胸腔、腹腔和盆腔的后壁。

1. 椎骨间的连结　各椎骨间借韧带、软骨、滑膜关节等相连。

(1) 椎间盘:是连结相邻两个椎体的纤维软骨盘,由髓核和纤维环构成。髓核为柔软且富有弹性的胶状物质,位于中央。纤维环呈同心圆排列在髓核周围,坚韧而有弹性(图 2-30)。椎间盘除有连接作用外,还可缓冲震荡,起弹性垫作用,有利于脊柱运动。由于纤维环的后外侧部较薄弱,当纤维环破裂时,髓核突向椎间孔或椎管,压迫脊神经或脊髓,形成椎间盘突出症。

(2) 韧带:连结椎骨的韧带有长、短两类(图 2-31)。

长韧带共有 3 条,即前纵韧带、后纵韧带和棘上韧带。前纵韧带和后纵韧带分别位于椎体和椎间盘的前面和后面,对连结椎体和椎间盘具有重要作用,同时,还可以限制脊柱过度伸、屈。棘上韧带为连结于各棘突尖的纵行韧带,到颈部后扩展为三角形板状的弹性膜,称项韧带(图2-32)。

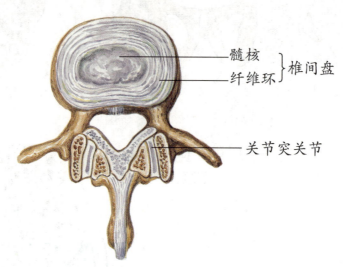

图 2-30　椎间盘和关节突关节

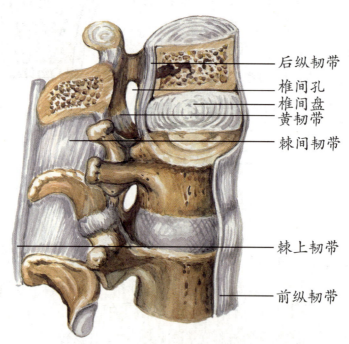

图 2-31　连结椎骨的韧带

短韧带包括椎弓板之间和各突起之间的连结。黄韧带位于椎管内,为连结相邻两椎弓板间的韧带,协助围成椎管后壁,并有限制脊柱过度前屈的作用。棘间韧带为位于相邻各棘突之间的短韧带。

(3)关节:主要有关节突关节和寰枢关节。

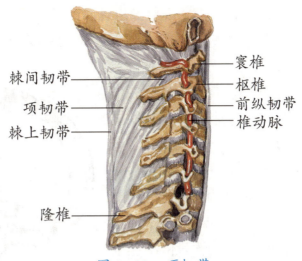

图 2-32　项韧带

棘间韧带
项韧带
棘上韧带
隆椎

寰椎
枢椎
前纵韧带
椎动脉

2. 脊柱的整体观及其运动

(1) 脊柱的整体观:成年男性脊柱长约 70cm,女性略短。椎间盘的总厚度约占脊柱全长的 1/4(图 2-33)。脊柱前面观椎体自上而下逐渐增大,至骶骨底达最宽,这与脊柱负重逐渐增加有关。脊柱后面观棘突纵列成一条直线。颈椎棘突短而分叉,近水平位;胸椎棘突细长,斜向后下方,呈叠瓦状;腰椎棘突呈板状,水平伸向后方。脊柱侧面观有颈、胸、腰、骶 4 个生理性弯曲,其中颈曲和腰曲凸向前,胸曲和骶曲凸向后,这些弯曲增大了脊柱的弹性,有利于维持身体平衡及缓冲重力和反弹力。

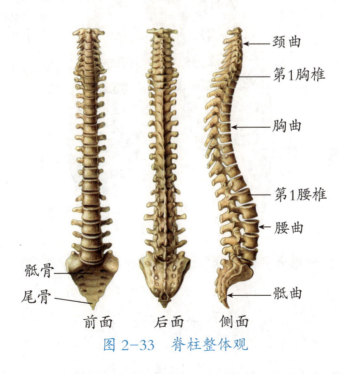

颈曲
第1胸椎
胸曲
第1腰椎
腰曲
骶曲

骶骨
尾骨

前面　　后面　　侧面

图 2-33　脊柱整体观

(2) 脊柱的运动:可做屈、伸、侧屈、旋转和环转运动。由于颈部、腰部运动灵活,故损伤也较多见。

（二）胸廓

胸廓由 12 块胸椎、12 对肋、1 块胸骨和它们之间的连结共同构成,支持和保护胸腔、腹腔器官并参与呼吸运动。

1. 肋与胸椎的连结　肋后端与胸椎构成肋椎关节,包括肋头与椎体肋凹构成的肋头关节和肋结节与横突肋凹构成的肋横突关节。两关节联合运动,提肋或降肋以助呼吸运动(图 2-34)。

2. 肋与胸骨的连结　第 1 对肋与胸骨柄形成软骨结合;第 2~7 对肋软骨分别与胸骨相应肋切迹形成微动的胸肋关节;第 8~10 对肋软骨依次连于上位肋软骨,构成左、右肋弓(图 2-35)。

3. 胸廓的整体观　成人胸廓呈前后略扁的圆锥形,容纳胸腔脏器。胸廓有上、下两口:胸廓上口由胸骨柄上缘、第 1 肋和第 1 胸椎体围成,是胸腔与颈部的通道;胸廓下口宽,由第 12 胸椎、第 11 及 12 对肋前端、肋弓和剑突围成。两侧肋弓在中线构成向下开放的胸骨下角。相邻两肋之间的间隙为肋间隙(图 2-35)。

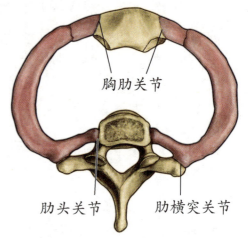

图 2-34　肋椎关节

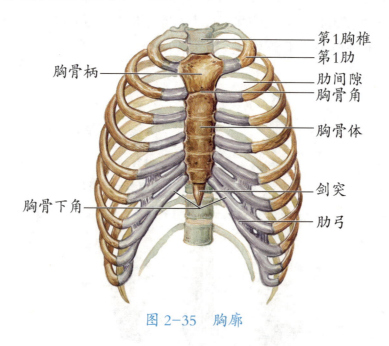

图 2-35　胸廓

三、颅骨的连结

颅骨之间多借缝、软骨或骨直接相连,十分牢固。颞下颌关节由下颌骨的髁突与颞骨的下颌窝及关节结节组成。关节囊比较松弛,关节腔内有关节盘,可使下颌骨做上下、前后及左右运动(图 2-36)。

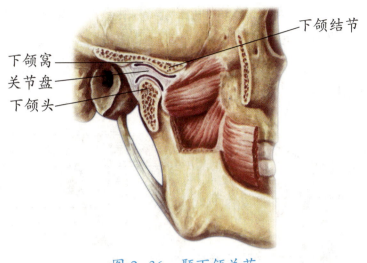

图 2-36 颞下颌关节

下颌结节
下颌窝
关节盘
下颌头

四、上肢骨的连结

（一）胸锁关节

胸锁关节是上肢与躯干连结的唯一关节，由胸骨的锁切迹与锁骨的胸骨端及第 1 肋软骨的上面构成（图 2-37）。

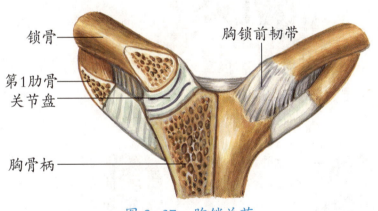

锁骨
第1肋骨
关节盘
胸骨柄
胸锁前韧带

图 2-37 胸锁关节

（二）肩锁关节

肩锁关节由肩胛骨的肩峰与锁骨的肩峰端组成，上、下有韧带加强（图 2-38）。

（三）肩关节

肩关节由肱骨头与肩胛骨关节盂构成（图 2-38）。关节盂浅而小，肱骨头大而圆，关节囊薄而松弛，关节囊的前、后和上方都有肌肉和韧带加强，其下方最为薄弱，故肩关节易发生前下方脱位。肩关节为全身最灵活的关节，可做屈、伸、内收、外展、旋内、旋外及环转运动。

（四）肘关节

肘关节由肱骨下端与尺骨、桡骨上端构成，包括 3 个关节：肱尺关节、肱桡关节、桡尺近侧关节（图2-39）。肘关节囊前、后壁薄而松弛，两侧壁厚而紧张，并有韧带加强。后壁最薄弱，故常见桡、尺两骨向后方脱位。肘关节可做屈、伸运动。当屈肘时，肱骨内、外上髁和尺骨鹰嘴三点连线构成一个尖朝下的等腰三角形，伸肘时三点成一直线。当肘关节发生脱位时，三点位置关系发生改变。

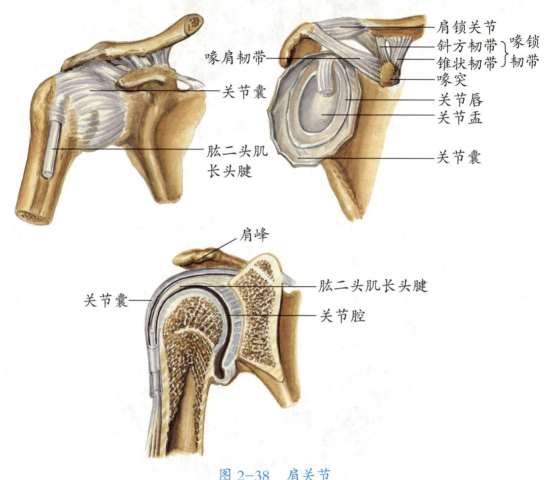

喙肩韧带
关节囊
肱二头肌长头腱

肩锁关节
斜方韧带 ┃
锥状韧带 ┃ 喙锁韧带
喙突
关节唇
关节盂
关节囊

肩峰
关节囊
肱二头肌长头腱
关节腔

图 2-38　肩关节

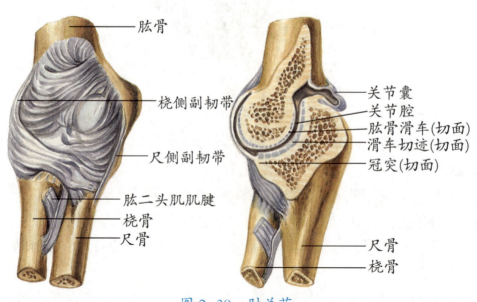

肱骨
桡侧副韧带
尺侧副韧带
肱二头肌肌腱
桡骨
尺骨

关节囊
关节腔
肱骨滑车（切面）
滑车切迹（切面）
冠突（切面）
尺骨
桡骨

图 2-39　肘关节

(五) 桡尺连结

桡尺连结包括桡尺近侧关节、前臂骨间膜和桡尺远侧关节(图2-40)。

(六) 手关节

手关节包括桡腕关节、腕骨间关节、腕掌关节、掌骨间关节、掌指关节和指骨间关节(图2-41)。

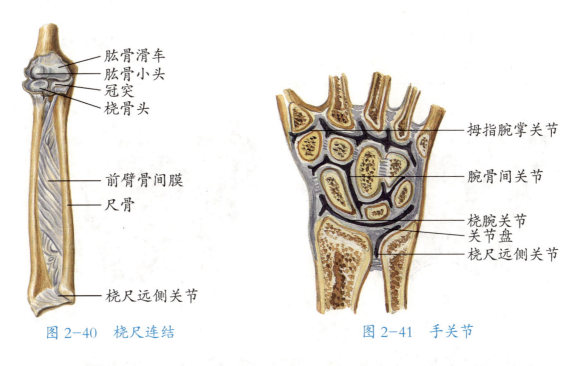

图2-40 桡尺连结   图2-41 手关节

桡腕关节又称腕关节,由桡骨的腕关节面和尺骨头下方的关节盘与手舟骨、月骨和三角骨构成。桡腕关节可做屈、伸、展、收及环转运动。

五、下肢骨的连结

(一) 骶髂关节

骶髂关节由骶骨与髂骨的耳状面构成,关节囊厚而坚韧,周围有韧带加强(图2-42)。

(二) 韧带

从骶、尾骨的侧缘连至坐骨结节的韧带,称骶结节韧带;从骶、尾骨的侧缘连至坐骨棘的韧带,称骶棘韧带。

(三) 骨盆

骨盆由左、右髋骨和骶、尾骨连结而成。骨盆以界线为界,分为上方的大骨盆和下方的小骨盆。**界线**是由骶骨岬、弓状线、耻骨梳、耻骨结节及耻骨联合上缘构成的环形线。小骨盆有上、下两口,上口即界线,下口由尾骨尖、骶结节韧带、坐骨结节、坐骨支、耻骨下支和耻骨联合下缘围成,骨盆上、下口之间为**骨盆腔**。两侧耻骨联合面借纤维软骨连结构成**耻骨联合**。从青春期开始,骨盆的形态出现性别差异(表2-1,图2-42)。

表 2-1　男性骨盆和女性骨盆形态的差异

项目	男性	女性
骨盆形状	较窄长	较宽短
骨盆的上口	心形	椭圆形
骨盆的下口	较狭窄	较宽大
骨盆腔	漏斗状	圆桶状
耻骨下角	70°~75°	90°~100°

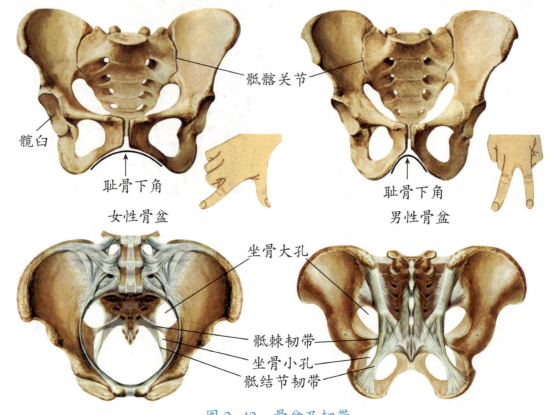

骶髂关节
髋臼
耻骨下角
女性骨盆

耻骨下角
男性骨盆

坐骨大孔
骶棘韧带
坐骨小孔
骶结节韧带

图 2-42　骨盆及韧带

(四)髋关节

髋关节由髋臼与股骨头构成,髋臼深凹,股骨头几乎全部纳入髋臼内。关节囊内有股骨头韧带。关节囊后下部较薄弱,股骨头易在此处脱位(图 2-43)。髋关节可做屈、伸、内收、外展、旋内、旋外和环转运动。

(五)膝关节

膝关节是人体最大、最复杂的关节,由股骨下端、胫骨上端和髌骨共同构成,关节囊薄而松弛,前壁有髌韧带,两侧有胫、腓侧副韧带加强,囊内有前、后交叉韧带和内、外侧半月板(图 2-44)。膝关节主要做屈、伸运动。

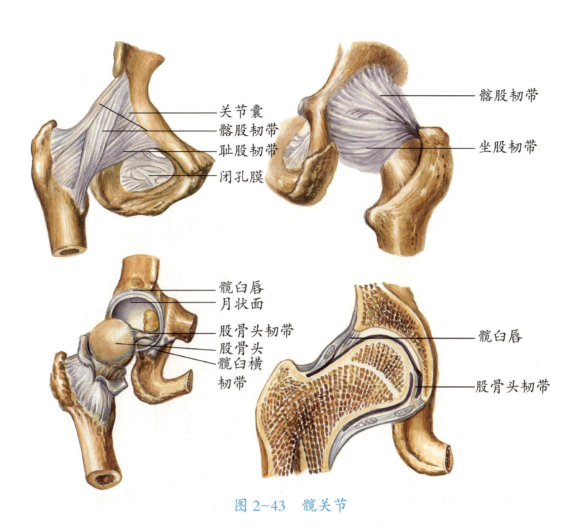

関节囊
髂股韧带
耻股韧带
闭孔膜
髂股韧带
坐股韧带
髋臼唇
月状面
股骨头韧带
股骨头
髋臼横韧带
髋臼唇
股骨头韧带

图 2-43 髋关节

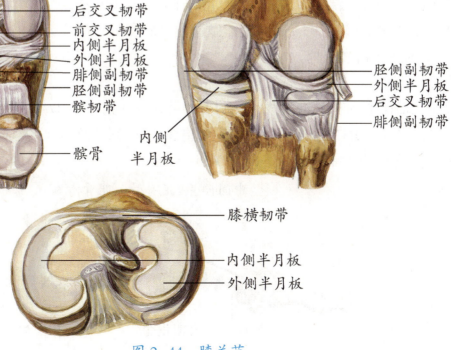

后交叉韧带
前交叉韧带
内侧半月板
外侧半月板
腓侧副韧带
胫侧副韧带
髌韧带
髌骨
胫侧副韧带
外侧半月板
后交叉韧带
腓侧副韧带
内侧半月板
膝横韧带
内侧半月板
外侧半月板

图 2-44 膝关节

(六) 胫腓骨连结

胫骨的腓关节面与腓骨头构成胫腓关节,两骨干和下端借小腿骨间膜及韧带相连 (图2-45)。

(七) 足关节

足关节包括踝关节、跗骨间关节、跗跖关节、跖骨间关节、跖趾关节和趾骨间关节 (图2-46)。

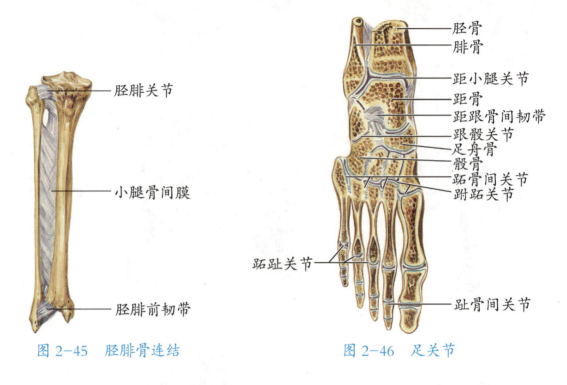

图 2-45 胫腓骨连结

图 2-46 足关节

距小腿关节亦称踝关节,由胫骨、腓骨的下端与距骨构成,关节囊前、后壁薄而松弛, 两侧有韧带加强,比较稳固。踝关节能做背屈(伸)和跖屈(屈)运动,与跗骨间关节联合 运动时,可使足内翻和外翻。

(八) 足弓

跗骨和跖骨借其连结而形成的凸向上的弓,称足弓(图2-47)。足弓增加足的弹性, 使足成为具有弹性的"三脚架"。足弓主要借骨连结、韧带及肌腱来维持,当这些结构发 育不良或损伤时,足弓有可能塌陷,形成扁平足。

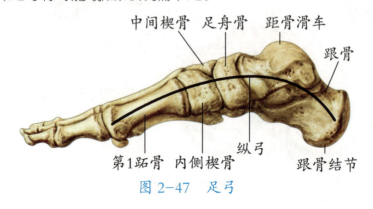

图 2-47 足弓

第三节　骨　骼　肌

 导学案例

丹丹,女,5岁,出生后数周即被发现右侧颈部有一隆起,触摸和被动运动时疼痛。1岁左右时,颈右侧的大肌肉呈条索状,并逐渐变得僵硬、畸形,使头向右侧倾斜,而颜面部转向左侧,且面部两侧不对称。检查:发育欠佳,头不能自主竖直,做头部运动时,可见右侧胸锁乳突肌挛缩,呈纤维条索状。诊断:先天性斜颈。

请问:1.胸锁乳突肌分布于什么部位?

2.胸锁乳突肌的作用是什么?

一、概　　述

运动系统的肌均属骨骼肌,每块肌都具有一定的形态、结构、位置和辅助装置,每块肌都是一个器官,并接受人的意识支配,又称随意肌。

(一)肌的构造和分类

骨骼肌由肌腹和肌腱构成。肌腹由肌纤维构成,具有收缩和舒张功能;肌腱由胶原纤维构成,坚韧,无收缩功能。骨骼肌根据形态可分为长肌、短肌、扁肌和轮匝肌4种(图2-48),根据作用不同可分为屈肌、伸肌、内收肌、外展肌、旋内肌、旋外肌等,根据位置可分为头肌、颈肌、躯干肌、四肢肌等。

(二)肌的起止和配布

肌通常分布在关节周围,两端附着于不同的骨,中间跨过关节。肌在固定骨上的附着点称起点;移动骨上的附着点称止点(图2-49)。

在完成一个动作时,通常将相互对抗的肌互称**拮抗肌**,将作用相同的肌称为**协同肌**。

(三)肌的辅助结构

在肌的周围有筋膜、滑膜囊和腱鞘等辅助装置,具有保持肌的位置、减少运动摩擦和保护等功能。

1. 筋膜　分浅筋膜和深筋膜两种(图2-50)。①浅筋膜又称皮下筋膜,位于真皮之下,包被全身各部,由疏松结缔组织构成,内含浅动脉、皮下静脉、皮神经、淋巴管及脂肪等;②深筋膜又称固有筋膜,由致密结缔组织构成,位于浅筋膜的深面,包被体壁、四肢的肌和血管、神经等。

2. 滑膜囊　为封闭的结缔组织小囊,内有滑液,多位于肌腱与骨面相接触处,以减少两者之间的摩擦。

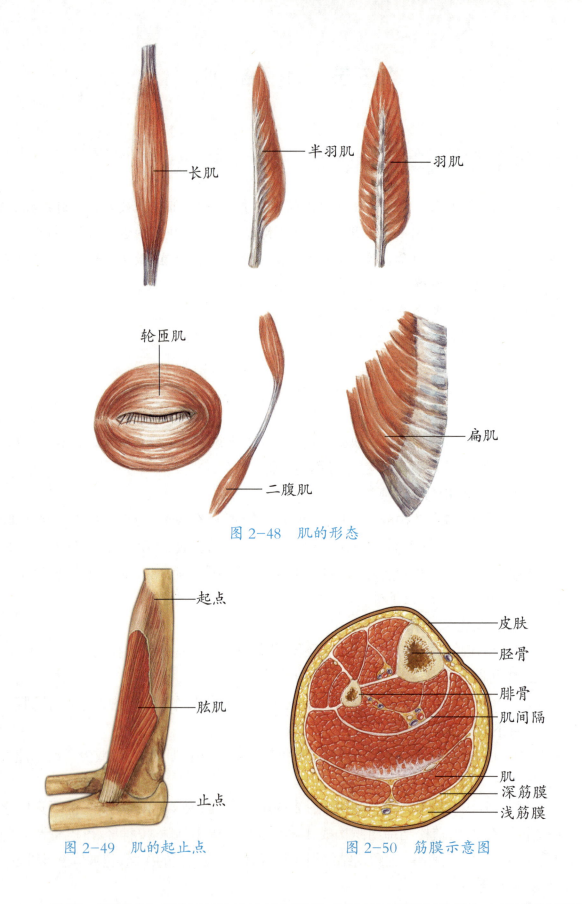

图 2-48　肌的形态

长肌

半羽肌

羽肌

轮匝肌

二腹肌

扁肌

起点

肱肌

止点

图 2-49　肌的起止点

皮肤

胫骨

腓骨

肌间隔

肌

深筋膜

浅筋膜

图 2-50　筋膜示意图

　　3. 腱鞘　是包围在肌腱外面的结缔组织鞘管,分为外层的腱纤维鞘和内层的腱滑膜鞘
2 部分。腱鞘的主要作用是使肌腱固定在一定的位置,且在肌活动中减少与骨面的摩擦。

二、头　肌

头肌可分为面肌和咀嚼肌(图 2-51)。

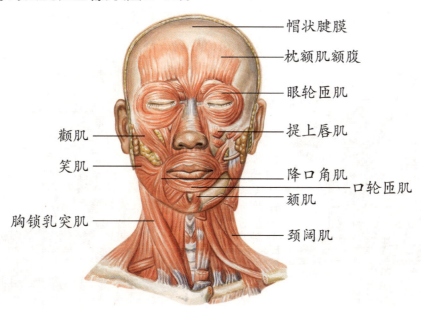

图 2-51　头肌(前面)

帽状腱膜
枕额肌额腹
眼轮匝肌
提上唇肌
降口角肌
口轮匝肌
颏肌
颈阔肌
颧肌
笑肌
胸锁乳突肌

(一)面肌

面肌为扁薄的皮肌,位置表浅,大多起自颅骨,止于面部皮肤,如枕额肌、眼轮匝肌、口轮匝肌等,它们收缩时可改变面部皮肤的外形,产生各种表情,故又称**表情肌**。

(二)咀嚼肌

咀嚼肌包括咬肌、颞肌、翼外肌和翼内肌,它们均配布于颞下颌关节周围,参与咀嚼运动(图 2-52)。

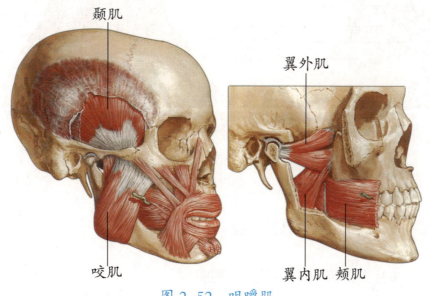

图 2-52　咀嚼肌

颞肌
翼外肌
咬肌
翼内肌　颊肌

三、颈　肌

颈肌可分为浅群和深群,主要有胸锁乳突肌和舌骨上、下肌群。胸锁乳突肌位于颈的外侧部,单侧收缩使头偏向同侧,面转向对侧,两侧同时收缩,使头后仰(图 2-53)。

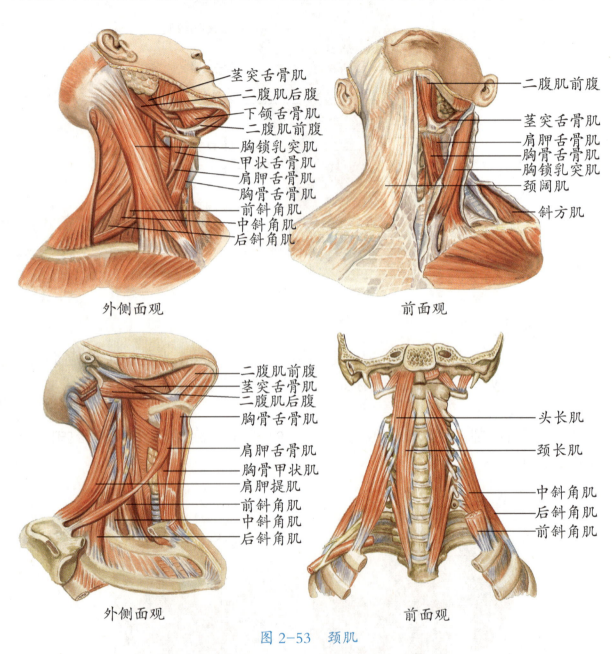

外侧面观　　　　　　　　　　　　前面观

外侧面观　　　　　　　　　　　　前面观

图 2-53　颈肌

四、躯　干　肌

躯干肌可分为背肌、胸肌、膈、腹肌和会阴肌。

(一)背肌

背肌位于躯干后面,可分为浅、深2层,主要有斜方肌、背阔肌和竖脊肌等(图2-54)。

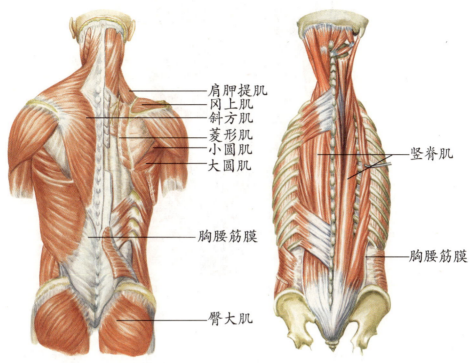

图 2-54　背肌

(二)胸肌

胸肌主要有胸大肌、胸小肌、前锯肌、肋间外肌和肋间内肌等,其中胸大肌位置表浅,覆盖胸廓前壁的大部,使肩关节内收、旋内和前屈;若上肢固定可上提躯干,也可提肋助吸气(图2-55,图2-56)。

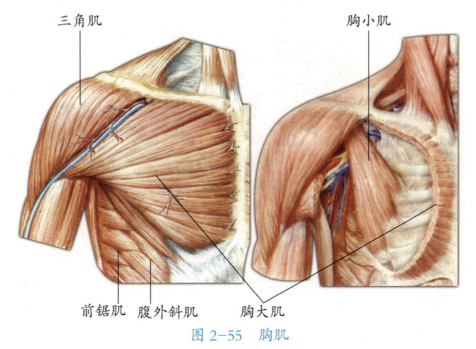

图 2-55　胸肌

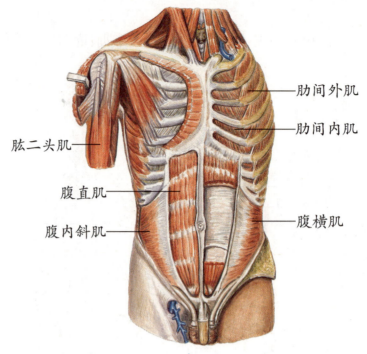

右肌二头肌 —

腹直肌 —

腹内斜肌 —

— 肋间外肌

— 肋间内肌

— 腹横肌

图 2-56　肋间外肌和肋间内肌

（三）膈

　　膈位于胸腔、腹腔之间,为穹隆状的扁肌,起自于胸廓下口的周缘和腰椎前面,肌纤维向上移行为中央部的中心腱。膈上有 3 个裂孔,主动脉裂孔在第 12 胸椎前方,有主动脉和胸导管通过;食管裂孔在主动脉裂孔的左前上方,约平第 10 胸椎,有食管和迷走神经通过;腔静脉孔在食管裂孔的右前上方的中心腱内,约平第 8 胸椎,有下腔静脉通过(图 2-57)。膈为主要的呼吸肌,收缩时,膈穹隆下降,胸腔容积扩大,引起吸气;舒张时,膈穹隆上升复位,胸腔容积减小,引起呼气。

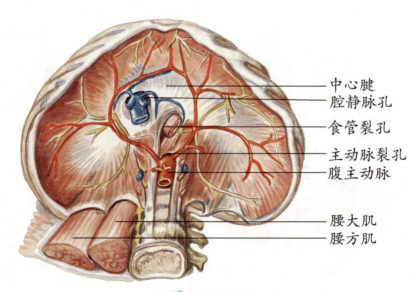

— 中心腱
— 腔静脉孔
— 食管裂孔
— 主动脉裂孔
— 腹主动脉

— 腰大肌
— 腰方肌

图 2-57　膈

(四) 腹肌

腹肌位于胸廓与骨盆之间,主要组成腹壁,可分为前外侧群和后群。

1. 前外侧群　形成腹腔的前外侧壁,包括:①腹外斜肌,位于腹前外侧部的浅层,为宽阔扁肌。②腹内斜肌,位于腹外斜肌深面。③腹横肌,位于腹内斜肌深面,较薄弱,是腹壁最深层的扁肌。④腹直肌,位于腹前壁正中线两旁、腹直肌鞘中(图 2-58)。

腹前外侧群肌具有保护腹腔脏器及维持腹内压的作用;可协助排便、分娩、呕吐和咳嗽等活动;可使脊柱前屈、侧屈与旋转;还可降肋助呼气。

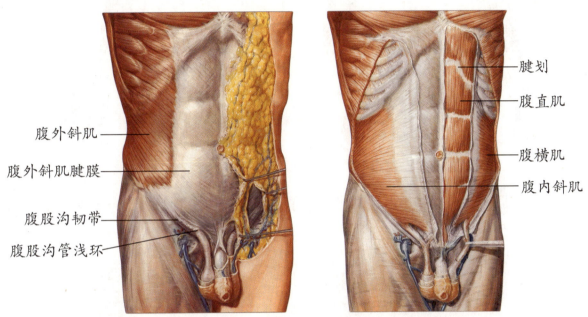

图 2-58　腹前外侧壁肌

2. 后群　有腰大肌和腰方肌。

(五) 会阴肌

会阴肌指封闭小骨盆下口的肌,主要有会阴深横肌、尿道括约肌和肛提肌、尾骨肌等。

五、四 肢 肌

(一) 上肢肌

上肢肌分为上肢带肌、臂肌、前臂肌和手肌。

1. 上肢带肌　包括三角肌、肩胛下肌、冈上肌、冈下肌、小圆肌、大圆肌等,其中三角肌包围肩关节的前、后和外侧,可使臂外展、前屈、后伸、旋内和旋外(图 2-59)。

2. 臂肌　包括肱二头肌和肱三头肌。肱二头肌呈梭形,位于臂部屈侧,收缩可屈肘关节、屈肩关节。肱三头肌位于臂部伸侧,收缩可伸肘关节、伸肩关节。

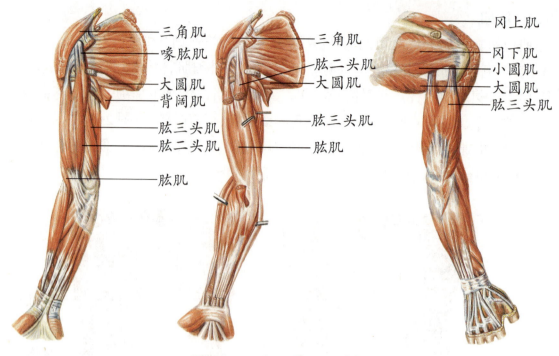

图 2-59　上肢带肌与臂肌

3. 前臂肌　分前群和后群,前群分浅、深 2 层,共 9 块屈肌,后群分浅、深 2 层,共 10 块伸肌(图 2-60,图 2-61)。

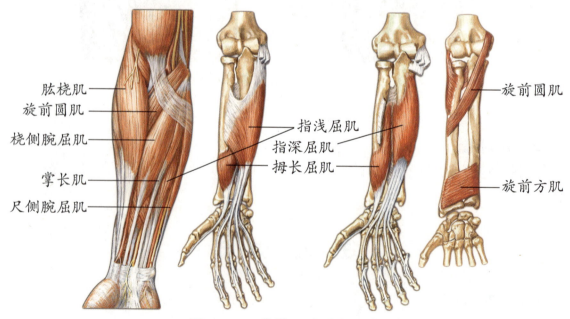

图 2-60　前臂肌前群(浅层)

4. 手肌　分 3 群,外侧群(总称鱼际)、内侧群(总称小鱼际)和中间群(图 2-62)。

(二) 下肢肌

下肢肌分为髋肌、大腿肌、小腿肌和足肌。

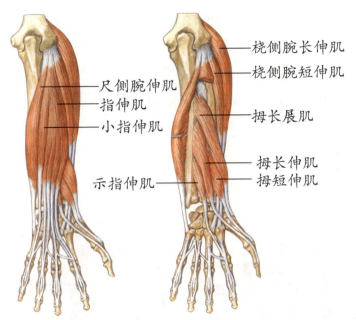

图 2-61 前臂肌后群(浅层)

桡侧腕长伸肌

桡侧腕短伸肌

尺侧腕伸肌

指伸肌

小指伸肌

拇长展肌

示指伸肌

拇长伸肌

拇短伸肌

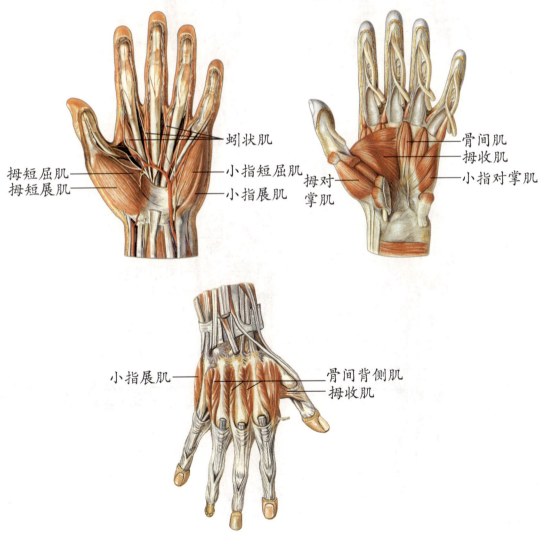

蚓状肌

拇短屈肌

拇短展肌

小指短屈肌

小指展肌

骨间肌

拇收肌

拇对掌肌

小指对掌肌

小指展肌

骨间背侧肌

拇收肌

图 2-62 手肌

1. 髋肌　分为前群和后群,前群主要有髂腰肌,后群主要有臀大肌、臀中肌、臀小肌、梨状肌等。其中,臀大肌位于臀部浅层,大而肥厚,起自髂骨翼外面和骶骨背面,止于股骨臀肌粗隆,作用主要是运动髋关节(图 2-63,图 2-64)。

2. 大腿肌　分为前群、后群和内侧群。前群包括缝匠肌、股四头肌,位于大腿前部,可屈髋关节、屈膝关节;内侧群包括股薄肌、耻骨肌、长收肌、短收肌、大收肌,位于大腿内侧,可内收髋关节;后群包括股二头肌、半腱肌、半膜肌,位于大腿后部,可伸髋关节、屈膝关节(图 2-64,图 2-65)。

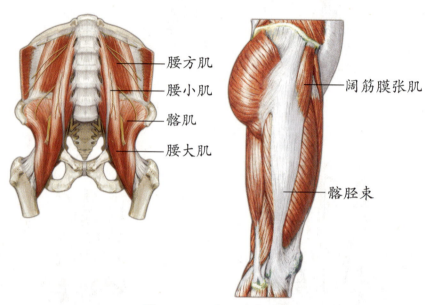

腰方肌
腰小肌
髂肌
腰大肌
阔筋膜张肌
髂胫束

图 2-63　髋肌(前群)

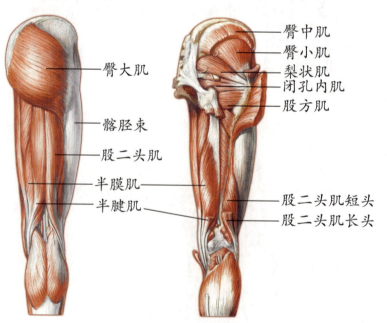

臀大肌
髂胫束
股二头肌
半膜肌
半腱肌
臀中肌
臀小肌
梨状肌
闭孔内肌
股方肌
股二头肌短头
股二头肌长头

图 2-64　髋肌和大腿肌(后群)

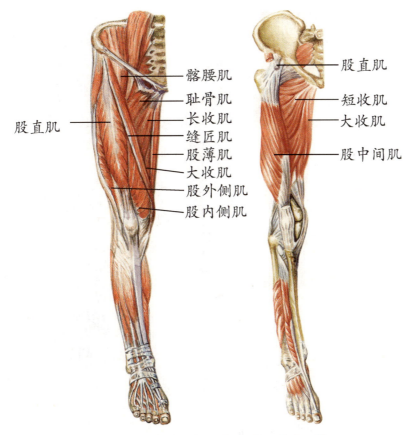

图 2-65　大腿肌（前群及内侧群）

3. 小腿肌　分为前群、外侧群和后群，前群包括胫骨前肌、姆长伸肌、趾长伸肌；外侧群包括腓骨长肌、腓骨短肌；后群包括小腿三头肌、胫骨后肌、姆长屈肌、趾长屈肌等（图2-66，图2-67）。

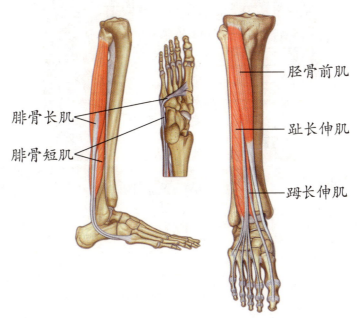

图 2-66　小腿肌（前群和外侧群）

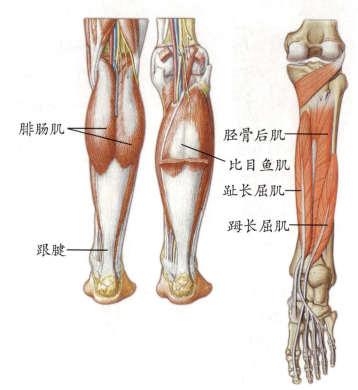

图 2-67　小腿肌（后群）

4. 足肌　足肌可分为足背肌和足底肌（图 2-68）。

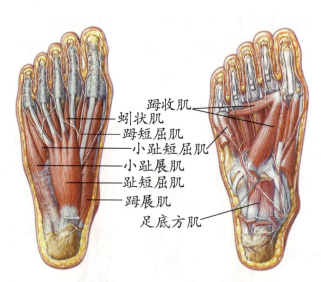

图 2-68　足底肌

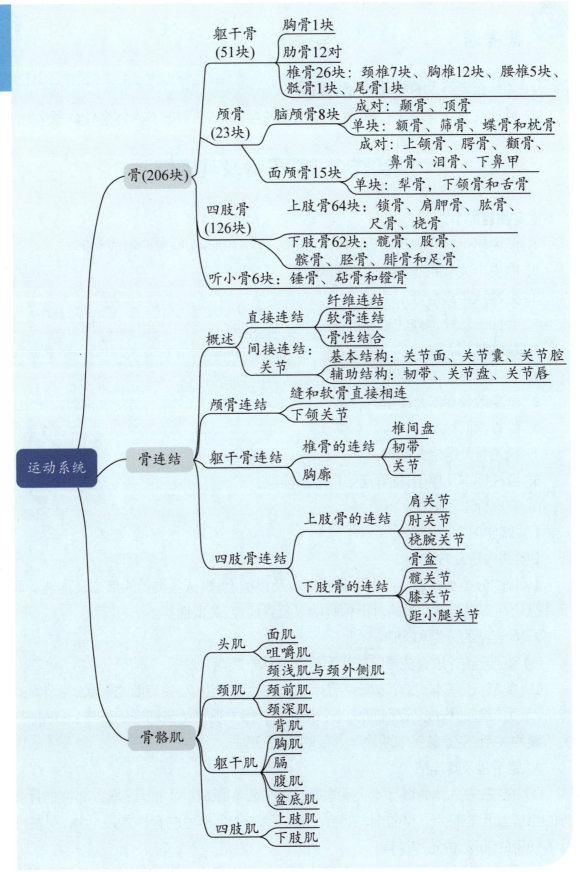

运动系统

骨(206块)
躯干骨(51块)
胸骨1块
肋骨12对
椎骨26块：颈椎7块、胸椎12块、腰椎5块、骶骨1块、尾骨1块

颅骨(23块)
脑颅骨8块
成对：颞骨、顶骨
单块：额骨、筛骨、蝶骨和枕骨
面颅骨15块
成对：上颌骨、腭骨、颧骨、鼻骨、泪骨、下鼻甲
单块：犁骨，下颌骨和舌骨

四肢骨(126块)
上肢骨64块：锁骨、肩胛骨、肱骨、尺骨、桡骨
下肢骨62块：髋骨、股骨、髌骨、胫骨、腓骨和足骨

听小骨6块：锤骨、砧骨和镫骨

骨连结
概述
直接连结
纤维连结
软骨连结
骨性结合
间接连结：关节
基本结构：关节面、关节囊、关节腔
辅助结构：韧带、关节盘、关节唇

颅骨连结
缝和软骨直接相连
下颌关节

躯干骨连结
椎骨的连结
椎间盘
韧带
关节
胸廓

四肢骨连结
上肢骨的连结
肩关节
肘关节
桡腕关节
下肢骨的连结
骨盆
髋关节
膝关节
距小腿关节

骨骼肌
头肌
面肌
咀嚼肌
颈肌
颈浅肌与颈外侧肌
颈前肌
颈深肌
躯干肌
背肌
胸肌
膈
腹肌
盆底肌
四肢肌
上肢肌
下肢肌

（吕香茹　任　晖）

1. 为什么老年人的骨较易发生骨折?
2. 脊柱侧面观有颈、胸、腰、骶 4 个生理性弯曲,这些弯曲对人体有什么意义?

实践 3　躯干骨及其连结

【实践目的】

1. 能说出骨的分类及构造,脊柱的组成、连结和形态,胸廓的组成和形态。
2. 能说出关节的基本结构和辅助结构。
3. 会辨认各部椎骨。
4. 会描述骶骨、胸骨和肋的形态。

【实践材料】

1. 人体骨骼标本及模型。
2. 全身散骨标本及模型。
3. 股骨剖面标本。
4. 脱钙骨及煅烧骨标本。
5. 脊柱标本及模型,椎骨连结标本及模型。
6. 胸廓标本及模型。

【实践学时】　2 学时。

【实践内容及方法】

1. 骨的分类和构造　在人体骨骼标本及模型上,辨认各类骨的形态及构造。取股骨及其纵切标本以辨认长骨的骨干和两端以及骨髓腔、关节面等。

2. 骨连结的分类和构造

(1) 直接连结:取脊柱腰段矢状面标本辨认椎间盘。

(2) 关节:①基本构造:取肩关节标本观察关节的组成、关节面的形状、关节囊的构造和特性、关节腔的构成。②辅助构造:取膝关节标本观察关节韧带的外形、纤维排列及与关节囊的关系;观察膝关节两块半月板的位置、形态。

3. 躯干骨及其连结

(1) 脊柱:在人体骨骼标本上观察脊柱的外形和组成。①椎骨:取各部位椎骨观察椎骨的组成及形态特点。②椎骨的连结:取切除 1~3 个椎弓的脊柱腰段标本,观察椎间盘及各韧带的外形、位置和结构。

(2) 胸廓:在人体骨架标本上观察胸廓的外形和组成。①胸骨:取胸骨标本观察其组成和形态特点。②肋:取肋标本观察形态特点。

4. 在活体上摸辨躯干部的重要体表标志(如第7颈椎棘突、胸骨角、肋弓等)。

【实践评价】

1. 骨依据形态可分为( )、( )、( )和( )。

2. 关节的基本结构包括( )、( )和( )。

3. 在人体骨骼标本上指出胸骨、肋骨、寰椎、枢椎、隆椎、第5胸椎、第3腰椎、骶椎及尾椎。

4. 说出各部椎骨的形态特点。

5. 描述脊柱整体观。

实践4　颅骨及其连结

【实践目的】

1. 能说出颅的分部,颅各面的形态构造及主要的孔裂。

2. 能说出颞下颌关节的组成和构造。

3. 会描述新生儿颅的特点。

【实践材料】

1. 整颅标本及模型。

2. 分离颅骨标本及模型。

3. 颅的水平切、矢状切标本及模型。

4. 颞下颌关节标本(已切除关节囊外侧壁)及模型。

5. 新生儿标本及模型。

6. 鼻旁窦标本。

【实践内容及方法】

1. 取整颅和分离颅骨标本及模型,观察颅的组成及重要颅骨的形态和位置。

2. 取整颅和颅的水平切、正中矢状切标本及模型,分别观察颅的顶面、颅底内面、颅底外面、颅的侧面、颅的前面的重要结构,区分颅底内面各部位主要的孔裂。

3. 取已切除关节囊外侧壁的颞下颌关节标本及模型,观察颞下颌关节的组成及结构特点。

4. 取新生儿标本及模型,观察前囟和后囟。

5. 取鼻旁窦标本,观察4对鼻旁窦的位置及特点。

6. 在活体上摸辨颅骨的重要体表标志(如翼点、下颌角、乳突、颧弓等)。

注意:颅骨结构较脆弱,在观察标本时,一定要轻拿轻放,防止标本破损。

【实践评价】

1. 颅可分为后上部的( )和前下部的( )。

2. 颅顶面观有3条缝,分别是( )、( )和( )。

3. 颞窝内（　　　　　）、（　　　　　）、（　　　　　）和（　　　　　）会合处称为翼点。

4. 颞下颌关节由下颌骨的（　　　　　）与颞骨的（　　　　　）及关节结节组成。

实践 5　四肢骨及其连结

【实践目的】

1. 能辨认上、下肢各骨，并说出各骨的位置及形态特点。

2. 能说出肩关节、肘关节、桡腕关节、髋关节、膝关节、距小腿关节的组成和构造特点。

3. 能说出骨盆的组成和分部，能区分男性骨盆和女性骨盆。

【实践材料】

1. 人体骨骼标本及模型。

2. 全身散骨标本及模型。

3. 已被打开关节囊的肩关节、肘关节、髋关节、膝关节、桡腕关节、距小腿关节标本及模型。

4. 男性骨盆标本及模型、女性骨盆标本及模型。

【实践内容及方法】

1. 上肢骨及其连结

（1）上肢骨：取肩胛骨、锁骨、肱骨、桡骨、尺骨、手骨标本，观察各骨的重要形态特点。在活体上摸辨上肢骨的重要体表标志（如肩峰、肩胛骨下角、尺骨鹰嘴、肱骨内外上髁等）。

（2）上肢骨的连结：取肩关节、肘关节、桡腕关节切开标本，观察各关节的组成和构造特点，并在活体上验证其各关节的运动。

2. 下肢骨及其连结

（1）下肢骨：取髋骨、股骨、髌骨、胫骨、腓骨、足骨标本，观察各骨的重要形态特点。在活体上摸辨下肢骨的重要体表标志（如髂嵴、髂前上棘、坐骨结节等）。

（2）下肢骨的连结：取骨盆、髋关节、膝关节、距小腿关节切开标本，观察骨盆及各关节的组成和构造特点，在活体上验证各关节的运动。

（3）对比观察男性骨盆和女性骨盆。

【实践评价】

1. 在人体骨骼标本上指认肩胛骨、锁骨、肱骨、桡骨、尺骨、手骨、髋骨、股骨、髌骨、胫骨、腓骨及足骨。

2. 肩关节由（　　　　）和（　　　　）构成。

3. 膝关节由（　　　　）、（　　　　）和（　　　　）共同构成。

4. 辨别男性骨盆标本和女性骨盆标本。

实践 6 骨 骼 肌

【实践目的】

1. 能说出肌的分类、构造和辅助结构。

2. 会指认胸锁乳突肌、斜方肌、背阔肌、竖脊肌、胸大肌、肋间肌、三角肌、肱二头肌、肱三头肌、臀大肌、梨状肌、股四头肌、缝匠肌、小腿三头肌的位置并说出其功能。

3. 会指认膈的位置，并描述其形态和功能。

4. 会指认腹前外侧壁各肌的位置。

【实践材料】

1. 已解剖好的全身肌标本。

2. 游离的四肢肌标本。

3. 膈肌标本及模型。

【实践内容及方法】

1. 肌的分类和构造　在全身肌标本上观察长肌、短肌、扁肌和轮匝肌的形态，辨认肌腹、肌腱和腱膜。

2. 全身重要肌的辨认　在已解剖好的全身肌标本上辨认胸锁乳突肌、斜方肌、背阔肌、竖脊肌、胸大肌、前锯肌、肋间肌、三角肌、肱二头肌、肱三头肌、臀大肌、梨状肌、股四头肌、缝匠肌、小腿三头肌的位置和起止点，并在活体上验证这些肌肉的功能。

3. 膈　取膈肌标本及模型，观察膈的位置和中心腱各个裂孔通过的结构。

4. 腹肌　观察各个腹肌的位置和肌束走行方向。

【实践评价】

1. 依据形态，骨骼肌可分为(　　　　　)、(　　　　　)、(　　　　　)和(　　　　　)4类。

2. 胸锁乳突肌起于(　　　　　)，止于(　　　　　)。

3. 膈位于(　　　　　)和(　　　　　)之间，主动脉裂孔在第(　　　　　)胸椎前方。

4. 股四头肌属大腿肌的(　　　　　)群。

5. 在全身肌标本上指认胸锁乳突肌、斜方肌、背阔肌、竖脊肌、胸大肌、前锯肌、肋间肌、三角肌、肱二头肌、肱三头肌、臀大肌、梨状肌、股四头肌、缝匠肌、小腿三头肌。

第三章 | 消化系统

03章 数字资源

消化系统由消化管和消化腺两部分组成(图 3-1)，其主要功能是摄取食物，对食物进行物理消化和化学消化，使人体从中吸收营养，并将食物残渣形成粪便排出体外。

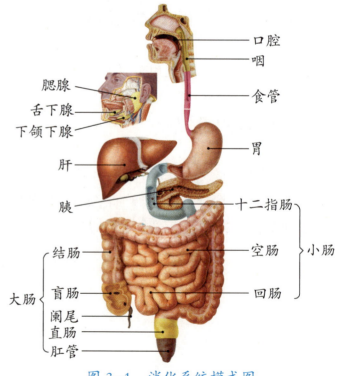

图 3-1 消化系统模式图

第一节 概 述

导学案例

小张聚餐时摄入过多刺激性食物,之后出现腹痛,第 2 天发现大便呈黑色,腹痛加重,去医院就诊,诊断为上消化道出血。

请问:1. 上消化道包括哪些消化管?

2. 消化管壁的结构有哪些?急性糜烂出血性胃炎主要损伤哪些结构?

一、消化系统的组成

消化管是指从口腔到肛门的管道,包括口腔、咽、食管、胃、小肠(十二指肠、空肠、回肠)和大肠(盲肠、阑尾、结肠、直肠、肛管)。临床上通常将口腔到十二指肠(包括十二指肠)之间的消化管称为**上消化道**,将空肠(包括空肠)以下的部分称为**下消化道**。

消化腺按照体积大小和位置的不同,可分为大消化腺和小消化腺。大消化腺如大唾液腺、肝、胰。小消化腺分布于消化管壁内的腺体,它们都开口于消化道,其分泌的消化液进入消化道内,参与食物的消化。

二、消化管壁的结构

除口腔外,消化管壁结构从内向外分为黏膜、黏膜下层、肌层和外膜 4 部分(图 3-2)。

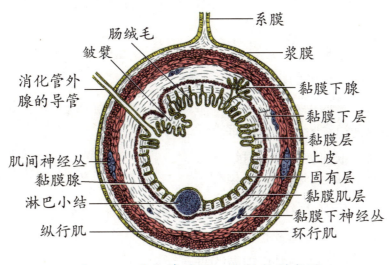

图 3-2 消化管壁的一般结构模式图

（一）黏膜

黏膜为管壁最内层,自内向外包括上皮、固有层和黏膜肌层 3 部分,具有消化、吸收和保护功能。

1. 上皮　覆盖管腔内表面,构成黏膜的表层。分布部位不同,上皮的结构和功能各有差异。如口腔、咽、食管和肛管下部的上皮为复层扁平上皮,消化管其他部位的上皮为单层柱状上皮。

2. 固有层　由结缔组织构成,含有腺体、血管、神经、淋巴管和淋巴组织。

3. 黏膜肌层　由 1~2 层平滑肌构成。

（二）黏膜下层

黏膜下层由疏松结缔组织组成,含有较大的血管、淋巴管和黏膜下神经丛。

黏膜和部分黏膜下层,共同向消化管腔内突出,形成纵行或环行的黏膜皱襞,增加了黏膜的表面积。

（三）肌层

口腔、咽、食管上段等部位的肌层以及肛门外括约肌为骨骼肌,其他部位则为平滑肌。肌层一般分两层,内层为环行,外层为纵行。在某些部位,环行肌层可增厚形成括约肌。

（四）外膜

外膜位于最外层,由结缔组织构成。在咽、食管、直肠下部的外膜称纤维膜,具有连接、固定作用;其他部分的外膜含有间皮,可分泌滑液,称为浆膜,具有保护和减轻器官之间摩擦的作用。

三、胸部的标志线和腹部分区

消化系统的大部分器官位于胸、腹腔内,且位置比较恒定。为方便描述各器官的正常位置和体表投影,通常在胸、腹部体表确定若干标志线,并进行分区(图 3-3,图 3-4)。

（一）胸部的标志线

1. 前正中线　沿人体前面正中做的垂直线。

2. 胸骨线　沿胸骨最宽处外侧缘做的垂直线。

3. 锁骨中线　通过锁骨中点做的垂直线。

4. 腋前线　通过腋前襞做的垂直线。

5. 腋后线　通过腋后襞做的垂直线。

6. 腋中线　通过腋前、后线之间的中点做的垂直线。

7. 肩胛线　通过肩胛下角做的垂直线。

8. 后正中线　通过人体后面正中做的垂直线。

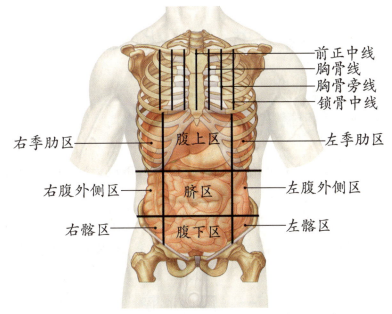

图 3-3　胸部标志线和腹部分区（9 分法）

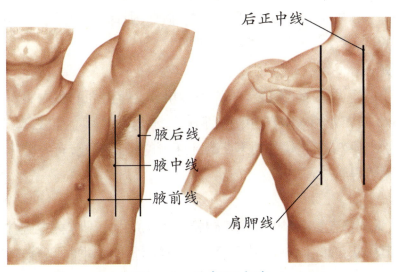

图 3-4　胸部标志线

（二）腹部分区

临床上通常用 2 条横线和 2 条纵线，将腹部分为 9 个区。2 条横线分别是通过左、右肋弓最低点的连线和通过左、右髂结节的连线；2 条纵线分别是通过左、右腹股沟韧带中点所做的垂直线。将腹部分成的 9 个区：左季肋区、腹上区、右季肋区、左腹外侧区、脐区、右腹外侧区、左腹股沟区、耻区和右腹股沟区。临床有时也可通过脐部分别做水平线和垂直线，将腹部分为左上腹部、右上腹部、左下腹部和右下腹部 4 个区。

第二节　消　化　管

 导学案例

小李因食物中毒引起昏迷并伴有轻微抽搐被送入医院,经口腔插管给药后缓解,初期因不能正常饮食故插入胃管。

请问:1. 患者因昏迷牙关紧闭不能打开口腔,应从哪个部位进行口腔插管给药?

2. 插入胃管时为避免损伤食管要注意食管的狭窄,那么食管的狭窄位于何处?

一、口　　腔

口腔是消化管的起始部分,借上、下牙弓分为口腔前庭和固有口腔2部分。当上、下牙咬合时,口腔前庭仅能通过第3磨牙后面的间隙与固有口腔相通。临床上可通过此间隙对牙关紧闭的患者灌注营养物质或急救药物。

(一)唇和颊

唇分为上、下唇。两唇围成口裂,两侧为口角。上唇上面的正中有一纵行浅沟,称为**人中**,其中、上1/3交界处为人中穴,可用于解救昏厥患者。唇上皮较薄,正常呈鲜红色。

颊为口腔的两侧壁,在平对上颌第2磨牙牙冠的颊黏膜处,有一较小的黏膜隆起,称**腮腺管乳头**,是腮腺导管的开口。

(二)腭

腭前2/3由骨腭覆盖黏膜构成,称为**硬腭**;后1/3由肌、肌腱和黏膜构成,称为**软腭**。软腭后缘游离,其中央部向下突起,称**腭垂**,又称悬雍垂。腭垂两侧形成前后两对弓形黏膜皱襞:前方的向下附于舌根两侧,称**腭舌弓**;后方的向下附于咽侧壁,称**腭咽弓**。两弓间的三角形间隙称**扁桃体窝**,容纳腭扁桃体。

腭垂、两侧的腭舌弓和舌根共同围成**咽峡**,是口腔与咽的分界(图3-5)。

(三)牙

1. 牙的形态　牙分为3部分:露于口腔的牙冠,嵌于牙槽内的牙根,介于二者之间且被牙龈覆盖的牙颈。

2. 牙的构造　牙主要由牙质、牙釉质、牙骨质和牙髓构成。牙质是牙的主体结构。在牙冠,牙质的表面覆有釉质,其质地坚硬,呈乳白色,有光泽;在牙颈和牙根,牙质表面包有牙骨质。牙内部的空腔称牙腔,牙腔分为牙冠腔和牙根管两部分。牙腔内容纳牙髓,牙髓由结缔组织、血管、神经和淋巴管组成。当牙髓发炎时,可引起剧烈疼痛。牙腔经牙根管与牙槽相通(图3-6)。

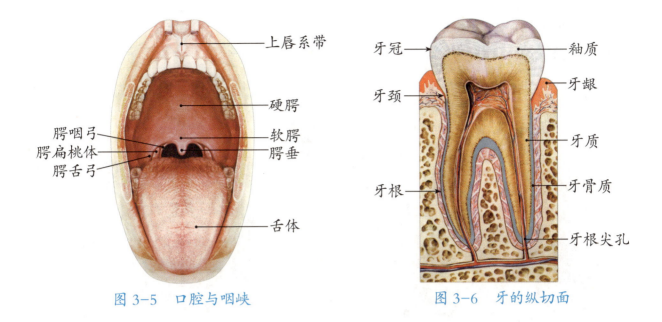

图 3-5　口腔与咽峡

图 3-6　牙的纵切面

（图 3-5 标注）上唇系带、硬腭、腭咽弓、腭扁桃体、腭舌弓、软腭、腭垂、舌体

（图 3-6 标注）牙冠、牙颈、牙根、釉质、牙龈、牙质、牙骨质、牙根尖孔

3. 牙的种类与排列　人的一生中,先后有两组牙发生。第一组为乳牙,一般在出生后 6 个月开始萌出,至 3 岁左右出齐,上、下颌各 10 个,共 20 个;第二组为恒牙,6 岁左右乳牙逐渐脱落,恒牙陆续萌出替换乳牙。除第 3 磨牙外,其余各牙约在 14 岁出齐,而第 3 磨牙在 17~25 岁或更迟萌出,故称迟牙或智齿。由于第 3 磨牙萌出较晚,萌出时颌骨发育将近成熟,若无足够的位置,常影响其正常萌出,从而发生各种阻生牙。第 3 磨牙终身不萌出者约占 30%。若恒牙全部出齐,上、下颌各 16 个,共 32 个。根据牙的形状和功能,乳牙可分为乳切牙、乳尖牙和乳磨牙 3 种。恒牙可分为切牙、尖牙、前磨牙和磨牙。

乳牙和恒牙均以各自固定的排位形成牙列。乳牙一般用罗马数字 I~V 表示,恒牙用阿拉伯数字 1~8 表示(图 3-7,图 3-8)。

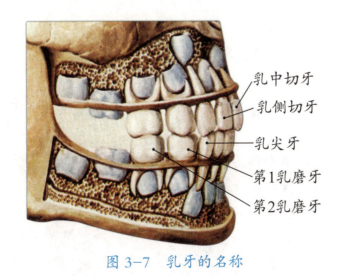

（图 3-7 标注）乳中切牙、乳侧切牙、乳尖牙、第 1 乳磨牙、第 2 乳磨牙

图 3-7　乳牙的名称

4. 牙周组织　包括牙周膜、牙槽骨和牙龈。牙周膜是位于牙根与牙槽骨之间的致密结缔组织,有固定牙根的作用。牙槽骨位于上、下颌骨的牙槽部。牙龈是口腔黏膜覆盖在

牙颈和牙槽突的部分,富含血管,坚韧而有弹性,有些牙周疾病,可引起牙龈出血。牙周组织对牙具有保护、支持和固定作用。

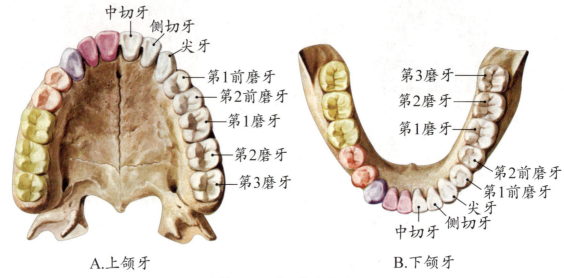

A.上颌牙   B.下颌牙

图 3-8   恒牙的名称

(四)舌

舌位于口腔底,主要由舌肌构成,表面覆有黏膜,具有协助咀嚼、搅拌和吞咽食物,以及感受味觉、辅助发音等功能。

1. 舌的形态   舌分为前 2/3 的舌体和后 1/3 的舌根。舌的上面称**舌背**,舌体前端较狭窄,称**舌尖**。舌下面正中线处有一连于口腔底的黏膜皱襞,称舌系带,其根部两侧的黏膜各形成一个小的隆起,称**舌下阜**。在舌下阜的后外方,有一条纵行的黏膜皱襞,称**舌下襞**,其深面有舌下腺等结构(图 3-9)。

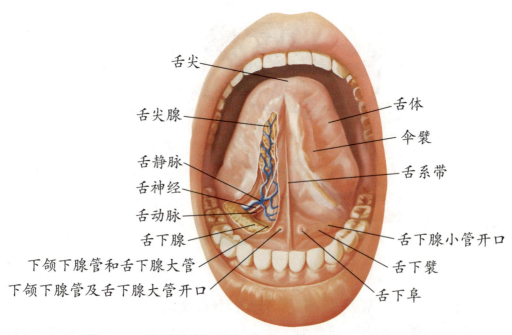

图 3-9   舌下面(右侧黏膜剥离,显示舌下腺等结构)

2. 舌的构造　舌由舌肌外被黏膜构成。舌肌均为骨骼肌,分舌内肌和舌外肌。舌内肌构成舌的主体,肌束排列成纵、横、垂直三个方向,收缩时可改变舌的形态。舌外肌收缩时可改变舌的位置,其中最重要的是颏舌肌,该肌左右各一(图3-10)。两侧颏舌肌同时收缩,可使舌前伸;一侧颏舌肌收缩时,舌尖伸向对侧。舌黏膜呈淡红色,被覆于舌的上、下两面。舌体背面的黏膜形成许多小突起,称舌乳头,舌乳头能感受触觉、味觉。舌扁桃体位于舌根的黏膜内,由淋巴组织构成。

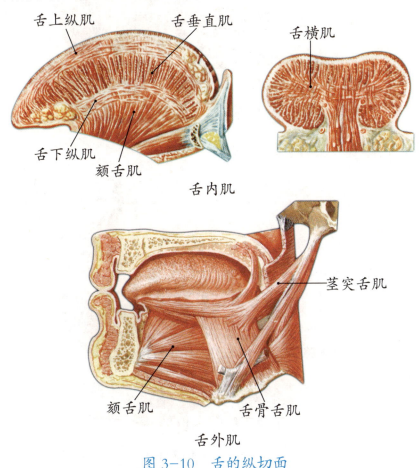

图 3-10　舌的纵切面

 知识链接

味觉的产生

　　舌黏膜表面的菌状乳头、叶状乳头和轮廓乳头能感知味觉,故称味蕾。舌的不同部位对味觉的感受程度不尽相同,而且能感受的味觉也不同。舌尖对甜味最敏感,舌根对苦味敏感,舌尖两侧对咸味最敏感,舌体中部两侧则对酸味敏感。

(五) 唾液腺

　　唾液腺又称口腔腺,是开口于口腔的腺体总称。唾液腺分泌唾液,具有湿润口腔黏膜及帮助消化的作用。唾液腺分大、小两种,如唇腺、颊腺、腭腺和舌腺为小唾液腺,腮腺、下颌下腺、舌下腺为 3 对大唾液腺(图 3-11)。

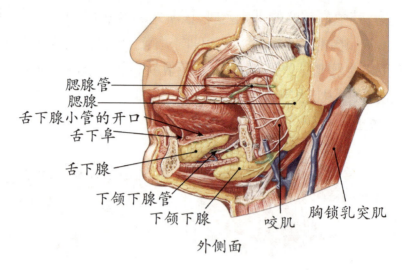

腮腺管
腮腺
舌下腺小管的开口
舌下阜
舌下腺
下颌下腺管
下颌下腺
咬肌
胸锁乳突肌

外侧面

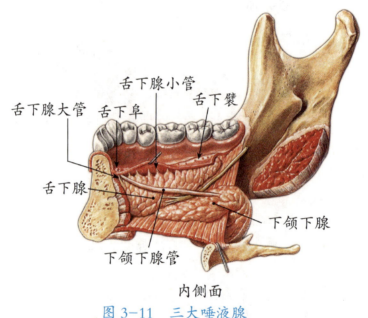

舌下腺小管
舌下腺大管　舌下阜
舌下襞
舌下腺
下颌下腺
下颌下腺管

内侧面

图 3-11　三大唾液腺

1. 腮腺　是最大的唾液腺,位于耳郭的前下方,形状略呈锥形。腮腺导管自腮腺前缘上方发出,开口于上颌第 2 磨牙相对应的颊黏膜上。

2. 下颌下腺　位于下颌下腺窝内,呈卵圆形。下颌下腺导管开口于舌下阜。

3. 舌下腺　位于舌下襞的深面,其大腺管开口于舌下阜,小腺管开口于舌下襞。

 知识链接

唾液的神奇功效

动物受伤时,常常会用舌头舔伤口。我们的皮肤受了点小伤时,在无消毒处理条件下,也会用嘴巴吮舐伤口。这是因为唾液中的溶菌酶可杀死细菌,有抗感染的功效,唾液中的表皮生长因子能促进伤口愈合。

二、咽

咽是前后略扁的漏斗状肌性管道,位于颈椎的前方,上端附于颅底,下端在第6颈椎体下缘处与食管相连,成人全长约12cm(图3-12)。咽是消化道和呼吸道的共同通道,可分为鼻咽、口咽和喉咽3部分(图3-12)。

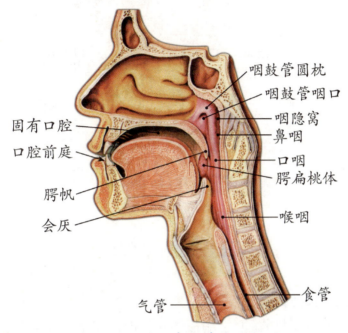

图 3-12　头颈部正中矢状切面

(一) 鼻咽

鼻咽正对鼻腔后方,位于软腭与颅底之间,向前经鼻后孔与鼻腔相通。在鼻咽的两侧壁上,正对下鼻甲后方有咽鼓管咽口,咽腔经此与中耳鼓室相通。咽侧壁上有一纵行深窝,称为**咽隐窝**,是鼻咽癌的好发部位。咽后上壁的黏膜内有丰富的淋巴组织,称**咽扁桃体**。

(二) 口咽

口咽正对口腔后的部分,位于会厌上缘与软腭平面之间,向前经咽峡与口腔相通。口咽侧壁上有腭扁桃体。

舌扁桃体、腭扁桃体和咽扁桃体,在鼻腔、口腔与咽部相通的部位,共同围成一个淋巴组织环,称为**咽淋巴环**,咽淋巴环具有重要的防御功能。

(三) 喉咽

喉咽位于会厌上缘平面以下,至第6颈椎体下缘处与食管相续,其前端经喉口与喉腔相通。在喉口两侧各有一深窝,称**梨状隐窝**,是异物容易滞留的部位(图3-13)。

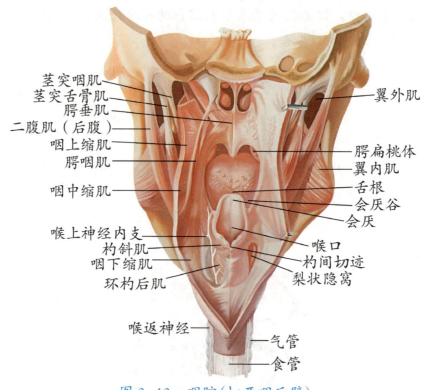

图 3-13　咽腔（切开咽后壁）

左侧标注（从上到下）：茎突咽肌、茎突舌骨肌、腭垂肌、二腹肌（后腹）、咽上缩肌、腭咽肌、咽中缩肌、喉上神经内支、杓斜肌、咽下缩肌、环杓后肌、喉返神经

右侧标注（从上到下）：翼外肌、腭扁桃体、翼内肌、舌根、会厌谷、会厌、喉口、杓间切迹、梨状隐窝、气管、食管

三、食　管

（一）食管的位置和分部

食管为一前后扁平的肌性管道，上端在第 6 颈椎椎体下缘处与咽相接，向下沿脊柱前方下降，经胸廓上口入胸腔，穿膈的食管裂孔进入腹腔上部，在第 11 胸椎体的左侧与胃的贲门相连，全长约 25cm。

根据食管的行程及所在部位，可将食管分为 3 部分（图 3-14）：

1. 颈部　长约 5cm，为食管起始处至胸骨颈静脉切迹平面之间的部分。前方与气管相贴，后方与脊柱相邻，两侧有颈部的大血管相伴行。

2. 胸部　长 18~20cm，为胸骨颈静脉切迹平面至膈的食管裂孔之间的部分。前方从上而下分别与气管、左主支气管和心包相邻。

3. 腹部　最短，长仅 1~2cm，从食管裂孔到贲门。

（二）食管的狭窄

食管全长有 3 处狭窄：一是食管起始处，相当于第 6 颈椎体下缘水平，距中切牙 15cm；二是食管与左主支气管交叉处，相当于第 4、5 胸椎体之间水平，距中切牙 25cm；三是食管穿膈处，相当于第 10 胸椎水平，距中切牙 40cm。这些狭窄是食管内异物容易滞留的部位，也是损伤和肿瘤的好发部位。临床进行胃管插管时，要注意 3 处狭窄，以免损伤食管（图 3-14）。

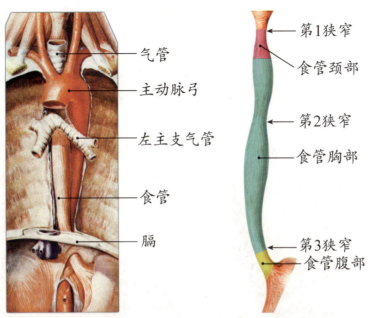

气管

主动脉弓

左主支气管

食管

膈

第1狭窄

食管颈部

第2狭窄

食管胸部

第3狭窄
食管腹部

图 3-14　食管位置及三处狭窄

（三）食管壁的微细结构特点

1. 黏膜　上皮为复层扁平上皮,具有保护功能。黏膜层形成 7~10 条纵行黏膜皱襞,食物通过时,管腔扩张,皱襞变平(图 3-15)。

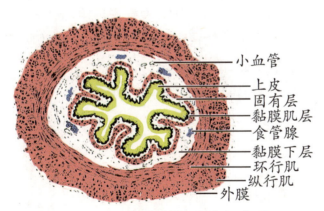

小血管

上皮

固有层

黏膜肌层

食管腺

黏膜下层

环行肌

纵行肌

外膜

图 3-15　食管(横切面)仿真图

2. 黏膜下层　含有食管腺,其分泌物进入食管可润滑管壁,有利于食物通过。

3. 肌层　上 1/3 段为骨骼肌,下 1/3 段为平滑肌,中段 1/3 为骨骼肌和平滑肌混合构成。

4. 外膜　较薄,为结缔组织构成的纤维膜。

四、胃

胃是消化管中最膨大的部分,具有暂时容纳食物、分泌胃液、搅拌食糜和消化食物的功能。

（一）胃的形态和分部

胃有两壁、两缘和两口。两壁:胃的前壁和后壁。两缘:上缘较短且凹,称**胃小弯**,朝向右上,其最低点转角处形成一切迹,称**角切迹**;下缘较长而凸,称**胃大弯**,朝向左下方。两口:入口称**贲门**,与食管相接;出口称**幽门**,与十二指肠相连(图3-16)。

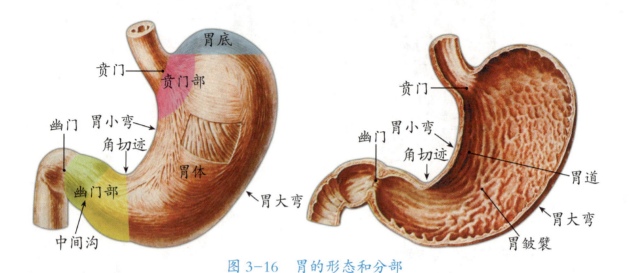

图3-16　胃的形态和分部

胃分为4部分:①贲门部,位于贲门附近,与其他部分无明显分界。②胃底,为贲门平面以上部分,呈穹隆状,与膈相邻。③胃体,为胃底与角切迹之间的部分。④幽门部,角切迹与幽门之间的部分,临床上又称为**胃窦**。在幽门部的大弯侧有一不明显的浅沟,把幽门部分为左侧的幽门窦和右侧较窄的幽门管。

此外,在影像学检查中,可将胃分成3型(图3-17)。

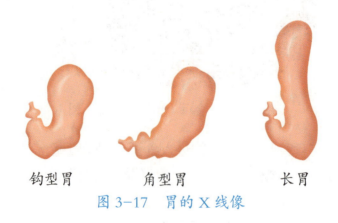

钩型胃　　　　　角型胃　　　　　长胃

图3-17　胃的X线像

1. 钩型胃　显丁字形,胃体垂直,角切迹呈明显的鱼钩型,胃大弯下缘几乎与髂嵴同高,此型多见于中等体型的人。

2. 角型胃　胃的位置较高,呈牛角形,略近横位,多位于腹上部,胃大弯常在脐以上,角切迹不明显,常见于矮胖体型的人。

3. 长胃　胃的紧张力较低,全胃几乎均在中线左侧。内腔上窄下宽。胃体垂直呈水袋样,胃大可达髂嵴水平面以下,多见于体型瘦弱的人,女性多见。

(二)胃的位置和毗邻

胃的位置常因体形、体位、年龄以及充盈程度的不同而有所变化。胃在中等程度充盈时,大部分位于左季肋区,小部分位于腹上区。

胃前壁的右侧与肝左叶相邻,左侧与膈相贴,并被左侧肋弓遮盖。左、右肋弓之间的部分直接与腹前壁相贴,是临床上触诊胃的部位。胃后壁邻近脾、左肾、左肾上腺和胰等器官。

(三)胃壁的结构特点

胃壁由黏膜、黏膜下层、肌层和浆膜构成。其黏膜的主要结构特点表现在黏膜的上皮和固有层的胃腺。胃黏膜在活体呈橙红色,平滑柔软。胃空虚或半充盈时,形成许多皱襞,在胃小弯处有 4~5 条恒定的纵行皱襞。黏膜表面形成许多针状小窝,称**胃小凹**,胃小凹底部有胃腺开口(图 3-18)。

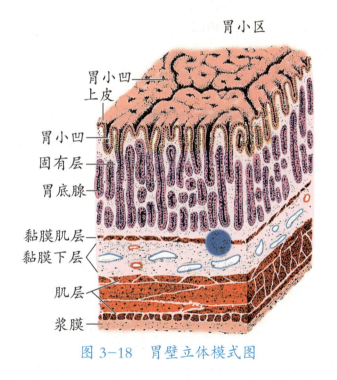

图 3-18 胃壁立体模式图

1. 上皮 为单层柱状上皮。该上皮细胞能分泌黏液,覆盖于上皮细胞表面,与上皮细胞之间的紧密连接共同构成胃黏膜屏障,有阻止胃液内的盐酸和胃蛋白酶对黏膜自身消化的作用。

2. 固有层 由结缔组织构成,内含大量管状的胃腺。因胃腺的结构和所在部位的差异可分为贲门腺、幽门腺和胃底腺。这些腺体的分泌物经胃小凹排入胃内,形成胃液。贲门腺和幽门腺分别位于贲门部和幽门部的固有层内,分泌黏液和溶菌酶。胃底腺位于胃底和胃体的固有层内,数量较多,为分泌胃液的主要腺体,其主要细胞包括 2 种(图 3-19)。

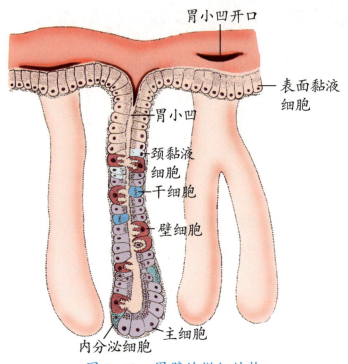

图 3-19　胃壁的微细结构

（1）主细胞：又称胃酶细胞，数量较多，分布于腺的中、下部。主细胞分泌胃蛋白酶原。胃蛋白酶原经盐酸激活，成为有活性的胃蛋白酶，可参与蛋白质的分解。

（2）壁细胞：又称泌酸细胞，多分布于腺的中、上部。壁细胞分泌盐酸，盐酸具有杀菌和激活胃蛋白酶原的作用。此外，壁细胞还能分泌内因子，可促进回肠对维生素 B_{12} 的吸收。

五、小　　肠

小肠是消化管中最长的一段，也是消化食物和吸收营养物质的主要器官，上端起于幽门，下端续接盲肠，可分为十二指肠、空肠和回肠 3 部分，成人全长 5~7m。

（一）十二指肠

十二指肠为小肠起始段，全长 20~25cm，可分为 4 部分（图 3-20），除起始部和终段外，其余部分几乎紧贴腹后壁，活动度差。

1. 上部　于第 1 腰椎右侧起自幽门，继而行向后上，至胆囊颈附近折转向下移行为降部。起始部肠管壁较薄，黏膜无皱襞，称十二**指肠球部**，是十二指肠溃疡的好发部位。

2. 降部　在第 1~3 腰椎及胰头的右侧下行，至第 3 腰椎椎体的右侧转折向左，移行为水平部。降部后内侧壁有一纵行黏膜皱襞，称十二**指肠纵襞**，下端有隆起的十二指肠大乳头，是胆总管和胰管的共同开口部位。

3. 水平部　在第 3 腰椎平面向左横行，至腹主动脉前方续于升部。

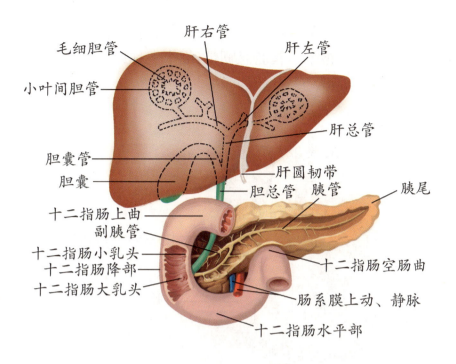

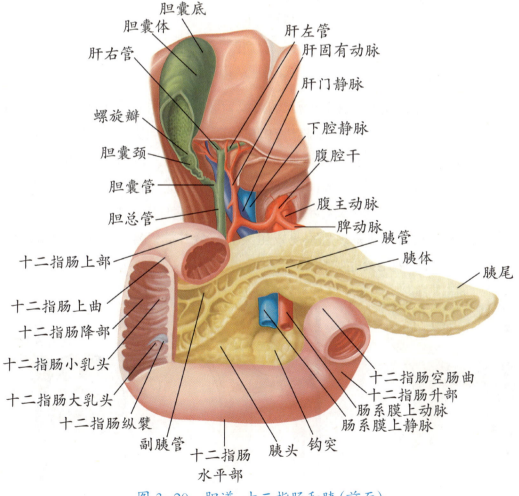

图 3-20　胆道、十二指肠和胰(前面)

4. 升部　斜向左上方至第 2 腰椎椎体左侧,再向前下折转弯曲与空肠相续,该弯曲称十二**指肠空肠曲**,此曲被十二指肠悬韧带(临床上称屈氏韧带)固定于腹后壁(图3-21)。十二指肠悬韧带为确认空肠起始的标志。

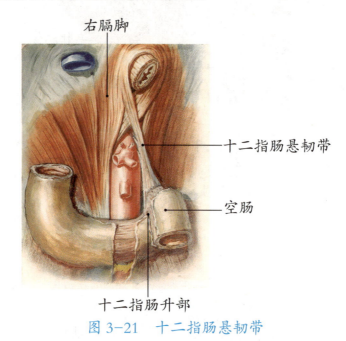

右膈脚

十二指肠悬韧带

空肠

十二指肠升部

图 3-21　十二指肠悬韧带

(二) 空肠与回肠

空肠起自于十二指肠空肠曲,回肠末端接续盲肠。空肠和回肠相互延续呈袢状,盘曲于腹腔的中、下部,临床称小肠袢。因空肠和回肠在外形上难以区别,通常将空、回肠的近侧 2/5 称空肠,主要位于左上腹。将远侧 3/5 称回肠,主要位于脐部和右下腹。

约有 2% 的成人,在距回肠末端 30~100cm 处的回肠壁上有一长 2~5cm 的囊状突起,自肠壁向外突出,称回肠憩室,又称**梅克尔(Meckel)憩室**(图 3-22)。此为胚胎时期卵黄囊管未完全消失形成的。梅克尔憩室易发生炎症或合并溃疡穿孔,出现腹痛症状。因憩室位置靠近阑尾,故与阑尾炎症状相似。

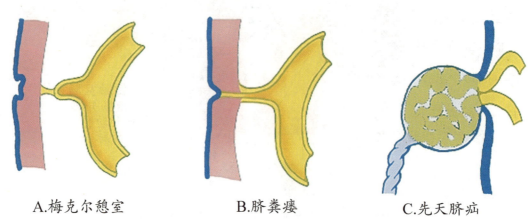

A. 梅克尔憩室　　　　　B. 脐粪瘘　　　　　C. 先天脐疝

图 3-22　梅克尔憩室和肠管的先天畸形
A. 梅克尔憩室;B. 脐粪瘘;C. 先天性脐疝。

（三）小肠黏膜的结构特点

小肠黏膜在管腔内形成大量的环状皱襞和肠绒毛，并且在固有层内有大量肠腺（图3-23）。

1. 环状皱襞　由黏膜层和黏膜下层共同向管腔内突起形成。在小肠的不同部位，黏膜皱襞的高矮、疏密程度不同。

2. 肠绒毛　是上皮和固有层向管腔内突出的细小指状突起，为小肠特有的结构。上皮为单层柱状上皮，其游离面有致密的纹状缘（图3-24）。肠绒毛内有1~2条纵行的毛细淋巴管，称**中央乳糜管**。中央乳糜管周围有丰富的毛细血管和散在的纵行平滑肌纤维。平滑肌纤维的收缩与舒张可使肠绒毛发生运动变化，有利于物质吸收、血液和淋巴的流动。环状皱襞、肠绒毛、纹状缘等极大地增加了小肠的内表面积，有利于小肠对营养物质的吸收。

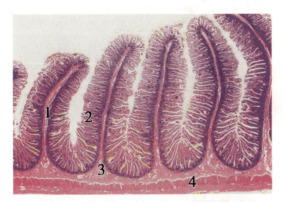
图3-23　空肠（纵切面）光镜图
1. 皱襞；2. 小肠绒毛；
3. 黏膜下层；4. 肌层。

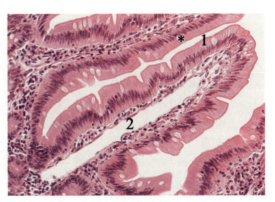
图3-24　小肠绒毛光镜图
*杯状细胞；1. 吸收细胞；
2. 中央乳糜管。

3. 肠腺　是黏膜上皮陷入固有层形成的管状腺，其开口位于相邻绒毛根部之间。肠腺主要由柱状细胞、杯状细胞和帕内特细胞构成。十二指肠腺能分泌碱性黏液，可保护十二指肠黏膜免受酸性胃液的侵蚀。

4. 淋巴滤泡　小肠固有层内散布淋巴组织，是小肠重要的防御结构。淋巴组织在小肠各段分布有所不同，十二指肠分布较疏散，空肠有较多的孤立淋巴滤泡，回肠则形成集合淋巴滤泡（图3-25）。

 知识链接

营养物质的吸收

食物经消化形成的营养物质，是人体新陈代谢过程所必备的原料和能量。小肠是吸收营养物质的主要场所。营养物质主要通过小肠绒毛进入血液，并被血液运送到全身各处，供各细胞使用。合理的膳食可以给人体提供必需的营养素。人体需要的营养素主要有6种：碳水化合物、脂肪、蛋白质、维生素、无机盐和水。其中，碳水化合物、脂肪和蛋白质因为能给人体提供能量，所以被认为是人体的供能物质。纤维素是存在于植物性食品中的一种多糖，人体不能对其进行消化，只能将其排出体外，但是纤维素能帮助消化系统执行正常的功能，因此纤维素也是饮食中的重要部分，被称为第7种营养素。

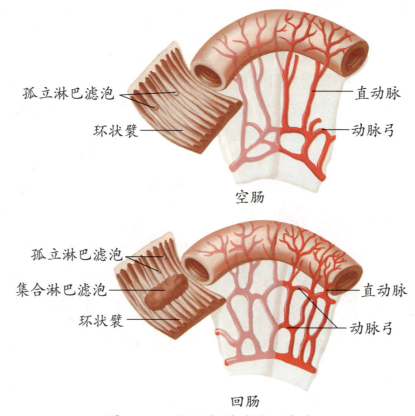

图 3-25　小肠黏膜的淋巴滤泡

六、大　　肠

　　大肠为消化管的最下段，其起始段与回肠相接，止于肛门，分为盲肠、阑尾、结肠、直肠和肛管五部分，全长约 1.5m。大肠的主要功能是吸收水分、无机盐和形成粪便。

　　大肠管径较粗，管壁较薄，在盲肠和结肠形成以下特征结构（图 3-26）：

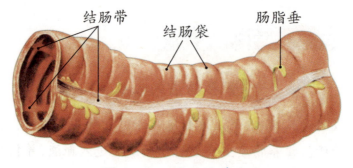

图 3-26　结肠的特点

1. 结肠带　共 3 条,由肠壁的纵行肌束增厚而成,走行与肠管的长轴一致。

2. 结肠袋　肠管壁在结肠带之间呈袋状向外的膨出,这是因结肠带短于肠管,致使肠管皱缩而成。

3. 肠脂垂　分布于结肠带两侧,由脂肪组织聚集形成的大小不同、形态各异的突起。

(一)盲肠和阑尾

盲肠为大肠的起始段,位于右髂窝,形似囊袋,长 6~8cm。盲肠上续升结肠,下为盲端,左接回肠,连接处回肠末端突入盲肠,上、下分别形成一半月状皱襞,称**回盲瓣**(图 3-27),其深部有增厚的环行平滑肌。该瓣具有括约功能,既可控制回肠内容物进入盲肠的速度,也可防止大肠内容物向回肠反流。

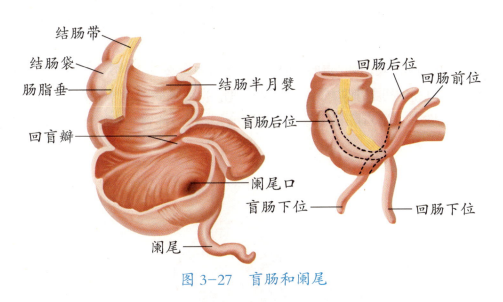

图 3-27　盲肠和阑尾

阑尾连接并开口于盲肠后内侧壁,为一蚓状盲管,长 5~7cm。阑尾多位于右髂窝内,因末端游离,其位置变化较大,但根部位置比较固定。阑尾根部的体表投影约在脐与右髂前上棘连线的中、外 1/3 交点处,此点称为**麦氏点**(Mc Burney 点),急性阑尾炎时,此处可有明显压痛。盲肠的 3 条结肠带均汇合于阑尾的根部,手术时为寻找阑尾的依据。

(二)结肠

结肠是介于盲肠与直肠之间的一段大肠,包绕在空肠和回肠周围,根据行程特点分为升结肠、横结肠、降结肠和乙状结肠(图 3-28)。结肠黏膜表面光滑,无肠绒毛,有半环形的结肠半月襞。黏膜内有大量杯状细胞和丰富的淋巴组织。

(三)直肠

直肠于第 3 骶椎前方与结肠相续,沿骶、尾骨前面下行,穿经盆膈与肛管相连,全长 10~14cm。直肠并不直行,其行程在矢状面上有 2 个弯曲:上部的弯曲与骶骨的弯曲相一致,凸向后,称**骶曲**;下部的弯曲在尾骨尖的前方转向后下,形成一凸向前的弯曲,称**会阴曲**。在冠状面上,直肠有 3 个弯曲,中间的弯曲一般较大,凸向左侧,上、下两个弯曲凸向右侧(图 3-29)。

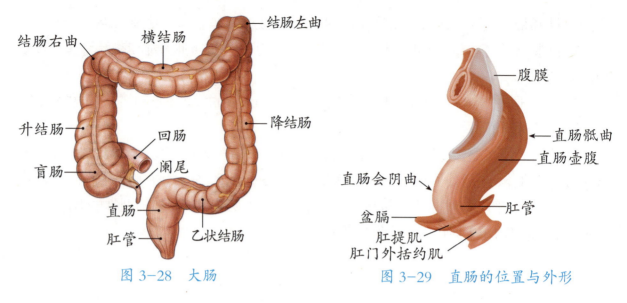

图 3-28　大肠

图 3-29　直肠的位置与外形

直肠的下段肠腔膨大,形成直肠壶腹。直肠内面有 2~3 个由环行平滑肌和黏膜形成的半月形皱襞,称**直肠横襞**,其中最大、位置最恒定的直肠横襞位于直肠壶腹的右前壁上,距肛门约 7cm。临床上做直肠镜、乙状结肠镜检查时,应注意直肠的弯曲与横襞,以免损伤肠壁(图 3-30)。

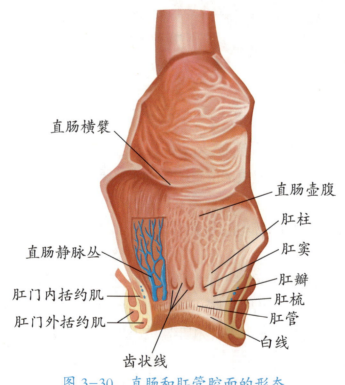

图 3-30　直肠和肛管腔面的形态

(四)肛管

肛管是盆膈以下的消化管,长 3~4cm,上端接续直肠,下端终于肛门。肛管内面有 6~10 条纵行皱襞,称**肛柱**。各肛柱下端彼此借半月形的肛瓣相连。肛瓣与两个相邻肛柱下端之间围成的小陷窝,称**肛窦**,窦内常有粪便存积,易感染引起肛窦炎(图 3-30)。各肛柱的下端和肛瓣连成锯齿状的环行线,称**齿状线**,此线是黏膜和皮肤的分界标志。齿状线以上管腔面为黏膜,被覆单层柱状上皮;齿状线以下被覆未角化的复层扁平上皮。齿状线上、下两部分的动脉供应、静脉及淋巴回流和神经支配等均不相同,这些在临床上都有非常重要的意义。齿状线下方距肛门1.5cm处,有一环行浅沟,称**白线**,活体指检时可触及。齿状线与白线之间为**肛梳**(痔环)。在齿状线上下的黏膜下层和皮下组织内均含有大量的静脉丛。当静脉丛淤血、曲张时,常向管腔内突起,称**痔**。发生在齿状线以上的痔为内痔,发生在齿状线以下的痔为外痔,齿状线上、下同时出现的痔为混合痔。

肛管和肛门的周围布有肛门内、外括约肌。肛门内括约肌是直肠的环行肌在肛管部增厚形成,可协助排便,但无明显括约肛门作用。在肛门内括约肌的外周和下方,分布有由骨骼肌形成的肛门外括约肌,肛门外括约肌有较强的控制排便的功能。肛门的内、外括约肌,直肠下段纵行肌及肛提肌的部分肌束,共同围绕肛管构成一强大肌环,称**肛直肠环**。肛直肠环具有括约肛管、控制排便的功能,若此环受损,将导致大便失禁。肛门是肛管的末端开口,呈矢状裂隙,通常处于紧闭状态。肛门周围皮肤富有汗腺和皮脂腺。

 知识链接

直 肠 指 检

直肠指检是一项检查直肠肛管疾病的简便有效的方法,对直肠癌的早期发现具有非常重要的意义。检查方法:检查者右手戴乳胶手套或右手示指戴指套,涂上润滑剂,用右手示指前端指腹轻压肛门片刻,使患者适应,再用下压的动作轻轻将手指压入肛管内。先注意肛管括约肌的松紧度,肛管白线是否完整存在。然后再将手指逐渐深入的同时,感觉肛管、直肠壁及其周围有无触痛、肿块或波动感,肛管直肠狭窄的程度与范围,直肠外包块与盆腔壁或盆腔内器官的关系。必要时检查者可用左手配合触诊,以了解包块情况。

第三节　消　化　腺

消化腺包括大唾液腺、肝、胰及位于消化管壁内的小腺体,主要功能是分泌消化液,参与对食物的消化。

 导学案例

小刘长期不吃早餐,饮食不规律,并且经常过度饮酒,突发急性腹痛急诊入院,诊断急性胆囊炎、胆结石。行外科手术切除胆囊后,医生嘱咐他,以后要少食多餐,避免消化不良。

请问: 1. 胆囊的位置在哪里?

2. 胆汁是由哪里产生的?经过哪些路径排出?

一、肝

肝是人体最大的消化腺,血管丰富,呈红褐色,质脆软,肝主要有分泌胆汁、参与代谢、解毒、防御等功能,胚胎时期肝还具有造血功能。

(一)肝的位置

肝的大部分位于右季肋区和腹上区,小部分位于左季肋区。肝上界与膈穹窿一致,其最高点在右侧相当于右锁骨中线与第5肋的交点,左侧相当于左锁骨中线与第5肋间隙的交点。肝下界即肝前缘,在右锁骨中线与右肋弓大体一致。在腹上区,肝前缘在剑突下约3cm。3岁以下健康幼儿,由于腹腔的容积较小,而肝体积相对较大,肝下界常低于右肋弓下1.5~2.0cm,到7岁以后,在右肋弓下不能触到肝,若能触及时,则应考虑为病理性肝大。平静呼吸时,肝的上下移动范围为2~3cm。

(二)肝的形态

肝呈不规则的楔形,分上、下两面。

1. 上面　肝的上面隆凸,与膈相邻,又称膈面,以矢状位的镰状韧带为界分为左、右2叶(图3-31)。

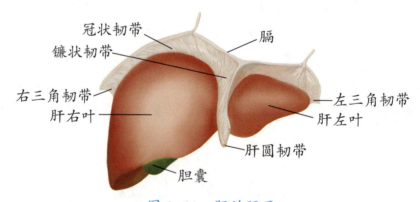

图3-31　肝的膈面

2. 下面　肝的下面又称脏面,有H形的3条沟,即左、右纵沟和横沟,把肝下面分为左叶、右叶、方叶和尾状叶(图3-32)。

(1) 左纵沟:前有肝圆韧带,后有静脉韧带。

(2) 右纵沟:前为胆囊窝,后有下腔静脉通过。

(3) 横沟:又称**肝门**,是肝左右管、肝固有动脉、肝门静脉、神经、淋巴管等出入的部位。

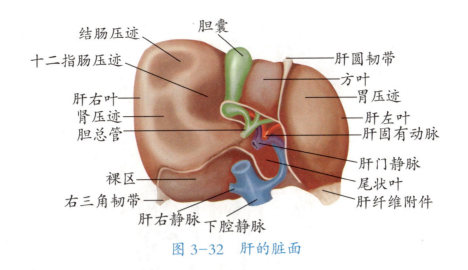

图 3-32　肝的脏面

（三）肝的微细结构

肝的表面被覆致密结缔组织被膜,被膜在肝门处随肝固有动脉、肝门静脉和肝管伸入肝内,将肝实质分隔成许多肝小叶。肝小叶间有肝门管区。

1. 肝小叶　是肝的基本结构和功能单位,呈多面棱柱形(图 3-33),成人肝有 50 万～100 万个肝小叶。每个肝小叶中央有 1 条纵行的中央静脉,肝细胞以此为中心放射状排列形成肝板,肝板的横切面称为肝索。肝索由肝细胞构成。肝细胞体积较大,呈多边形。细胞核呈圆形,1 个或 2 个,位于细胞中央,核仁明显。肝索与肝索之间的空隙称肝血窦(图 3-34)。肝血窦内有肝巨噬细胞,体积较大,形态不规则,具有很强的吞噬功能。肝血窦的内皮细胞与肝细胞之间狭窄的间隙称窦周隙,它是肝细胞与血液之间进行物质交换的场所。相邻的肝细胞之间形成胆小管。肝细胞分泌的胆汁直接流入胆小管,并循胆小管从肝小叶的中央流向周边,汇入小叶间胆管。

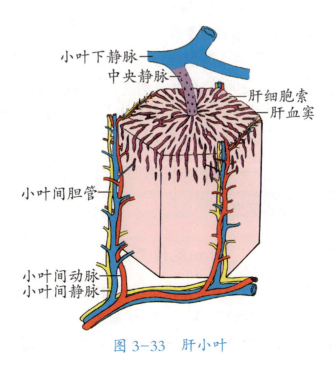

图 3-33　肝小叶

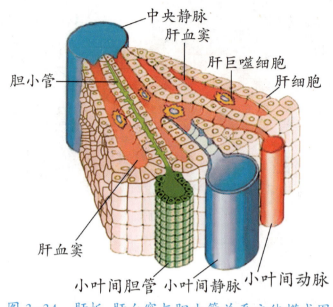

图 3-34　肝板、肝血窦与胆小管关系立体模式图

2. 肝门管区　在相邻的几个肝小叶之间有较多的结缔组织,内有小叶间动脉、小叶间静脉和小叶间胆管,此区域称**肝门管区**。小叶间胆管的管腔小,管壁由单层立方上皮构成,细胞核呈圆形,染成紫蓝色。小叶间动脉管腔小而圆,管壁厚,有少量染成红色的环行平滑肌。小叶间静脉管腔大而不规则,管壁薄,着色较浅(图 3-35)。

3. 肝内血液循环　肝的血液有两个来源:①肝固有动脉,属于肝的营养性血管。②肝门静脉,属于肝的功能性血管。两者入肝后反复

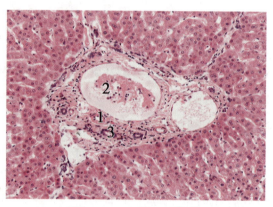

图 3-35　肝门管区
1. 小叶间动脉;2. 小叶间静脉;
3. 小叶间血管。

分支,分别形成小叶间动脉和小叶间静脉,血液均进入肝血窦。故肝血窦内的血液为混合血,血液由肝小叶的周边流向中央汇入中央静脉,若干中央静脉离开肝小叶汇合成小叶下静脉。小叶下静脉独立走行于小叶间结缔组织内,最后汇合成肝静脉出肝。

　知识链接

肝细胞性黄疸

肝和胆道产生疾病时,胆汁的合成和分泌排出障碍,会出现脂肪的消化和吸收不良及脂溶性维生素吸收减少。当肝细胞发生病变或胆道堵塞时,胆小管的正常结构被破坏,胆汁流经窦周隙进入肝血窦,导致血液内出现胆汁,即肝细胞性黄疸。

（四）胆囊和输胆管道

1. 胆囊　位于右季肋区、肝下面的胆囊窝内，稍露于肝前缘下方。容积为40~60ml。胆囊似梨形，分为胆囊底、胆囊体、胆囊颈和胆囊管4部分。其功能为暂时储存和浓缩胆汁（图3-36）。

胆囊底可露出于肝前缘，与腹前壁相贴，其体表投影在右锁骨中线与右肋弓交点稍下方。

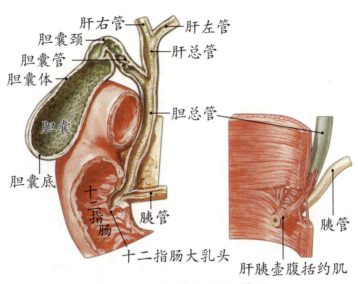

图3-36　胆囊和输胆管道

2. 输胆管道　是将胆汁输送至十二指肠的管道，分肝内和肝外2部分。肝内的胆小管汇入小叶间胆管，小叶间胆管逐渐汇合成肝左管、肝右管，两管出肝门后汇合成一条肝总管，肝总管与胆囊管汇合成胆总管。胆总管与胰管汇合成略膨大的肝胰壶腹，开口于十二指肠大乳头。肝胰壶腹周围环行平滑肌增厚，称肝胰壶腹括约肌，可控制胆汁和胰液的排出。胆汁的分泌和排出途径见图3-37。

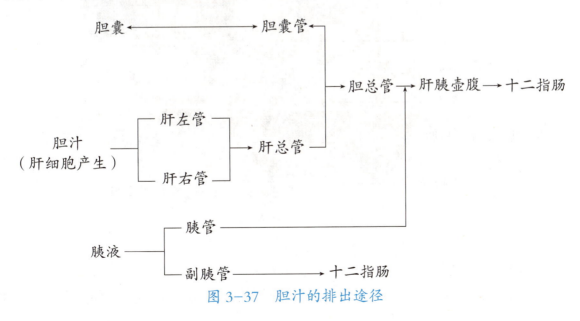

图3-37　胆汁的排出途径

墨 菲 征

胆囊病变时,在右锁骨中线与右肋弓交点稍下方可有压痛,临床上称墨菲征(Murphy sign)阳性。胆囊颈是结石容易嵌顿的地方。胆道可因结石、蛔虫和肿瘤等导致阻塞,使胆汁排出受阻,并发胆囊炎或阻塞性黄疸等。

二、胰

胰是人体第二大消化腺,在消化过程中起重要作用。

(一)胰的位置和形态

胰的位置较深,位于胃的后方,相当于第1、2腰椎水平,横贴于腹后壁,其前面被有腹膜,质软,呈灰红色。胰分为头、颈、体、尾4部分(图3-38)。胰的右端膨大称**胰头**,被十二指肠呈 C 形环抱,胰头后面与胆囊管、肝门静脉相邻,胰头与胰体之间的狭窄部分为**胰颈**,中部呈三棱柱状,为**胰体**,左端较细,伸向脾门,称**胰尾**。在胰实质内有一条自胰尾向胰头走行的管道,称**胰管**,沿途收纳各级小管,最后在十二指肠降部的后内侧壁与胆总管汇合成肝胰壶腹后,开口于十二指肠大乳头。

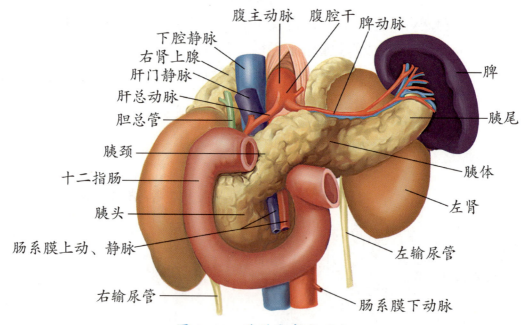

图 3-38　胰的分部和毗邻

(二)胰的微细结构

胰表面的结缔组织被膜伸入实质内,将其分隔为许多胰小叶。胰实质由外分泌部和

116

内分泌部组成。外分泌部由腺泡和腺管组成,腺泡分泌胰液,胰液通过胰管排入十二指肠,有消化蛋白质、脂肪和糖的作用。内分泌部由胰岛所组成,胰岛为大小不同的细胞团,分泌胰岛素、胰高血糖素等,有调节血糖等作用(图3-39,图3-40)。

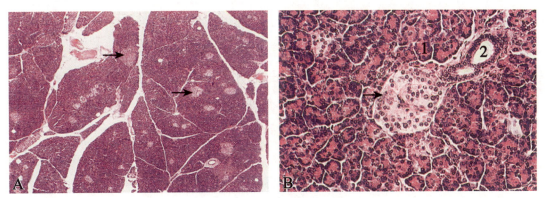

图 3-39　胰腺光镜结构
A. 低倍;B. 高倍;→胰岛;1. 腺泡;2. 小叶内导管。

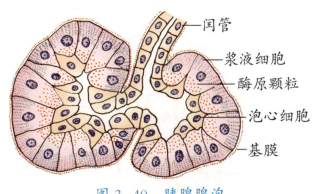

图 3-40　胰腺腺泡

 知识链接

胰　腺　癌

　　胰腺癌多发生在胰头部。由于解剖学位置的关系,胰头癌可浸润和压迫胆总管,使患者出现阻塞性黄疸;也可浸润和压迫附近的肝门静脉及肠系膜上动、静脉,影响其血液回流,出现腹水、脾大等症状,还可导致门静脉血栓形成。

第四节　腹　　膜

 导学案例

何某,男,腹部被扎伤后引起腹膜感染,出现明显腹痛,前往医院就诊。

请问:1. 为检查腹膜腔是否有积液,可以做哪些影像学检查?

2. 若有大量腹膜腔积液,常选取的穿刺引流部位是哪里?

一、腹膜与腹膜腔的概念

腹膜是位于腹、盆壁内面和腹、盆腔脏器表面的一层相互移行的浆膜。根据分布不同把衬于腹、盆壁和膈下面的腹膜称**壁腹膜**;由壁腹膜反折并被覆于腹、盆腔器官表面的腹膜称**脏腹膜**(图 3-41)。

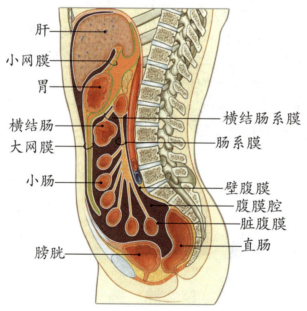

图 3-41　腹膜腔正中矢状切面模式图

腹膜腔是脏、壁两层腹膜之间相互移行围成的潜在性间隙,内有少量浆液。男性腹膜腔是密闭的,女性腹膜腔借输卵管腹腔口、输卵管、子宫、阴道与体外相通。

腹膜具有分泌、吸收、保护、支持、修复和防御等多种功能。

二、腹膜与脏器的关系

腹、盆腔的脏器依据腹膜覆盖的多少分为 3 类。

(一) 腹膜内位器官

器官表面几乎全部包被腹膜,活动度较大,主要器官有胃、十二指肠上部、空肠、回肠、盲肠、阑尾、横结肠、乙状结肠、脾、卵巢、输卵管等(图 3-42)。

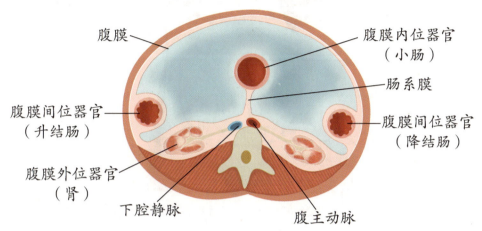

图 3-42　腹膜与脏器的关系示意图(水平切面)

(二) 腹膜间位器官

脏器表面大部分包被腹膜,活动度较小,主要器官有升结肠、降结肠、直肠上段、肝、胆囊、子宫、膀胱等(图 3-42)。

(三) 腹膜外位器官

脏器表面仅一面包被腹膜,几乎不能活动,主要器官有胰、肾、输尿管、肾上腺、十二指肠降部和水平部、直肠中下部等(图 3-42)。

三、腹膜形成的结构

(一) 网膜

网膜包括小网膜和大网膜(图 3-43)。

1. 小网膜　是连于肝门与胃小弯、十二指肠上部之间的双层腹膜(图 3-43)。右侧部称肝十二指肠韧带,内有胆总管、肝固有动脉、肝门静脉等结构通过。左侧部称肝胃韧带。小网膜游离缘的后方为网膜孔(Winslow 孔),此孔通网膜囊。网膜囊是位于小网膜和胃后方的扁窄隙,为腹膜腔的一部分,又称小腹膜腔(图 3-44)。

2. 大网膜　是连于胃大弯和横结肠之间的四层腹膜,呈围裙状悬挂于横结肠和小肠之前。大网膜内含脂肪、血管、淋巴管和巨噬细胞等,其中巨噬细胞有重要的防御功能。

(二) 系膜

系膜是将肠管连于腹后壁的双层腹膜结构,内含血管、神经、淋巴管、淋巴结和脂肪等,主要有小肠系膜、横结肠系膜、乙状结肠系膜和阑尾系膜(图 3-45)。

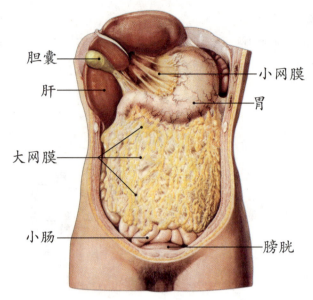

胆囊
肝
大网膜
小肠

小网膜
胃
膀胱

图 3-43　小网膜和大网膜

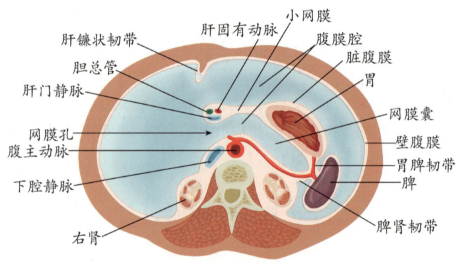

肝镰状韧带
胆总管
肝门静脉
网膜孔
腹主动脉
下腔静脉
右肾

肝固有动脉
小网膜
腹膜腔
脏腹膜
胃
网膜囊
壁腹膜
胃脾韧带
脾
脾肾韧带

图 3-44　网膜孔和网膜囊（经第 1 腰椎水平切面）

（三）韧带

韧带是连于腹、盆壁与脏器或脏器与脏器之间的腹膜结构，对固定脏器有一定作用，主要有肝镰状韧带、肝圆韧带、肝冠状韧带、胃脾韧带等。

（四）腹膜陷凹

腹膜陷凹是腹膜在盆腔器官之间形成的凹陷。男性在直肠与膀胱之间有直肠膀胱陷凹。女性在直肠与子宫之间有直肠子宫陷凹，是腹膜腔的最低点；在膀胱与子宫之间有膀胱子宫陷凹（图 3-46）。

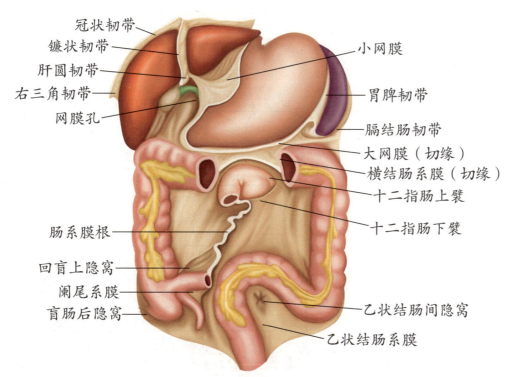

冠状韧带
镰状韧带
肝圆韧带
右三角韧带
网膜孔
小网膜
胃脾韧带
膈结肠韧带
大网膜（切缘）
横结肠系膜（切缘）
十二指肠上襞
肠系膜根
十二指肠下襞
回盲上隐窝
阑尾系膜
盲肠后隐窝
乙状结肠间隐窝
乙状结肠系膜

图 3-45　腹膜形成的结构

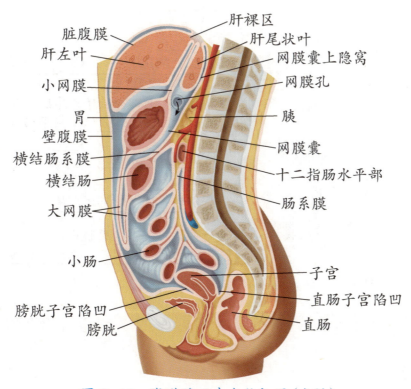

脏腹膜
肝左叶
小网膜
胃
壁腹膜
横结肠系膜
横结肠
大网膜
小肠
膀胱子宫陷凹
膀胱

肝裸区
肝尾状叶
网膜囊上隐窝
网膜孔
胰
网膜囊
十二指肠水平部
肠系膜
子宫
直肠子宫陷凹
直肠

图 3-46　腹膜腔正中矢状切面(女性)

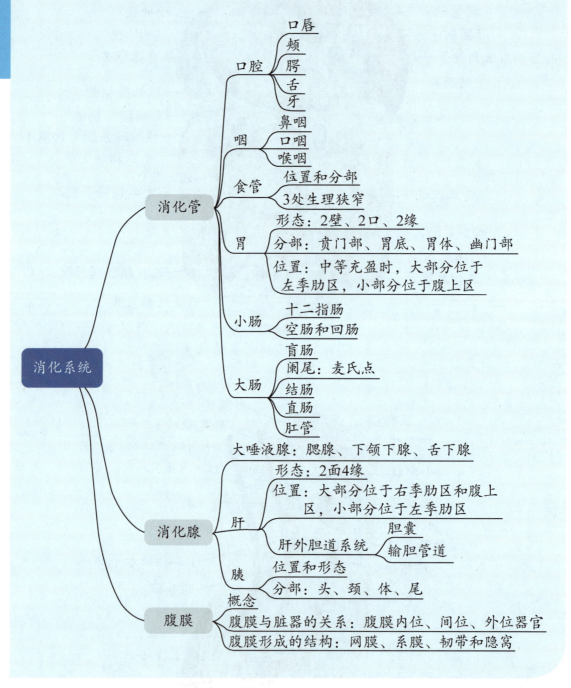

口腔 —— 口唇、颊、腭、舌、牙

咽 —— 鼻咽、口咽、喉咽

食管 —— 位置和分部、3处生理狭窄

胃 —— 形态：2壁、2口、2缘
分部：贲门部、胃底、胃体、幽门部
位置：中等充盈时，大部分位于左季肋区，小部分位于腹上区

小肠 —— 十二指肠、空肠和回肠

大肠 —— 盲肠、阑尾：麦氏点、结肠、直肠、肛管

消化管

大唾液腺：腮腺、下颌下腺、舌下腺

肝 —— 形态：2面4缘
位置：大部分位于右季肋区和腹上区，小部分位于左季肋区
肝外胆道系统 —— 胆囊、输胆管道

胰 —— 位置和形态、分部：头、颈、体、尾

消化腺

腹膜 —— 概念
腹膜与脏器的关系：腹膜内位、间位、外位器官
腹膜形成的结构：网膜、系膜、韧带和隐窝

消化系统

(喻淑敏　牛玉英)

 思考题

1. 一幼儿误食一颗纽扣,2d 后在粪便中发现纽扣,请按顺序写出这颗纽扣经过的消化管道。

2. 进食后肝脏分泌的胆汁如何被输送到消化道？

实践 7 消 化 系 统

【实践目的】

1. 能说出消化系统的组成。

2. 能辨认消化管各段的位置、形态结构和连通关系。

3. 能描述消化腺的位置、形态结构并说出消化液的排出途径。

4. 能描述肝的位置、形态和体表投影。

5. 能描述胆囊的位置和形态,胆囊底的体表投影。

6. 能说出胰的位置和形态特点。

7. 会描述腹膜的配布、腹膜腔的形成、腹膜与脏器的关系、腹膜形成的主要结构。

【实践材料】

1. 消化系统概观标本或模型。

2. 腹腔解剖标本。

3. 人体半身模型。

4. 头颈部正中矢状切面标本或模型。

5. 各类牙的标本或模型。

6. 消化管各段离体切开标本。

7. 消化腺离体标本。

8. 腹膜标本或模型。

9. 男、女盆腔正中矢状切面标本或模型。

10. 肝的离体标本。

11. 肝、胆、胰和十二指肠标本。

【实践学时】 2学时。

【实践内容及方法】

1. 消化系统的组成　在消化系统概观模型和人体半身模型上,观察消化系统的组成及上消化管各段的连通关系。

2. 口腔　对照口腔模型,在活体采取对镜自查或互查的方法,观察口腔结构。

(1) 口唇和颊:辨认人中和鼻唇沟,在颊黏膜上寻找腮腺导管的开口。

(2) 腭:区分硬腭和软腭,辨认腭垂、腭舌弓、腭咽弓等结构,指出腭扁桃体的位置,观察咽峡的围成。

(3) 舌:观察舌的形态和分部,指出舌乳头、舌系带、舌下阜和舌下襞。

(4) 牙:在活体上观察牙的排列、牙冠及牙龈。对照牙模型,辨认牙的形态、构造和牙周组织。

3. 咽　在头颈部正中矢状切面标本或模型上,确认咽的位置、形态和分部,观察咽各部结构,寻认咽与鼻腔、中耳、口腔、喉腔和食管的连通关系。

4. 食管 在离体食管标本上,观察食管的形态、3个狭窄,测量食管的长度。在消化系统概观标本或模型上,观察食管的位置和分部及3个狭窄的位置。

5. 胃 确认胃的位置和毗邻;在胃的离体标本上,观察胃的形态、分部;在切开胃的标本上,辨认胃的黏膜、皱襞、胃小凹和幽门括约肌等结构。

6. 小肠 在腹腔解剖标本上,观察小肠的位置和分部。

(1) 十二指肠:观察十二指肠的分部及各部的位置,确认十二指肠与胰头的关系;在十二指肠切开的解剖标本上,辨认十二指肠大乳头和胆总管的开口。

(2) 空肠和回肠:观察小肠袢的分布,空肠、回肠的位置;在空肠和回肠切开的解剖标本上,区别二者的黏膜管壁和管腔的形态。

7. 大肠 在腹腔解剖标本上,观察大肠的位置和分部。

(1) 盲肠和阑尾:观察盲肠和阑尾的位置、形态和连通关系;在标本上(可结合活体)确认阑尾根部体表投影的位置。

(2) 结肠:观察结肠的位置、形态和连通关系;观察结肠表面的特征性结构,即结肠带、结肠袋和肠脂垂。

(3) 直肠和肛管:在盆腔正中矢状切面标本或模型上,观察直肠的位置和弯曲,注意直肠邻近器官的性别差异;在直肠、肛管切开标本或模型上,观察直肠横襞、肛柱、肛瓣、肛窦、齿状线的形态和肛门内、外括约肌的位置。

8. 肝 在消化系统概观标本、模型或腹腔解剖标本上,观察肝的位置。在肝的离体标本上,观察肝的形态、结构和分部,辨认出入肝门的结构;观察胆囊的位置、形态和分部以及输胆管道的组成。对照标本,在活体上确认肝和胆囊底的体表投影。

9. 胰 在腹膜后间隙器官标本上,观察胰的位置、形态和分部。在胰的离体标本上,观察胰头与十二指肠的关系;辨认胰管与胆总管的关系。

10. 腹膜 在腹膜标本或模型上,观察脏、壁腹膜的配布和腹膜腔的形成;指出肝镰状韧带和肝冠状韧带的位置;观察大、小网膜的位置、形态及网膜孔、网膜囊的位置;寻认各肠系膜的位置、结构。分别在男、女盆腔正中矢状切面标本或模型上,确认直肠膀胱陷凹和直肠子宫陷凹、膀胱子宫陷凹。

注意:
1. 将标本和模型结合起来辨认相关结构,借助模型来弥补标本之不足。
2. 辨认小肠的位置和分部时,首先应寻找十二指肠悬肌,其近端为十二指肠,远端为空肠。

【实践评价】
1. 腮腺导管开口于(   )。
2. 十二指肠分为(   )、(   )、(   )、(   )四个部分,肝胰壶腹的开口位于(   )。
3. 食管的全长的有(   )处狭窄,分别在(   )、(   )及(   )。

第四章 ｜ 呼吸系统

04章 数字资源

呼吸系统由呼吸道和肺组成(图 4-1)。呼吸道是输送气体的管道,肺是进行气体交

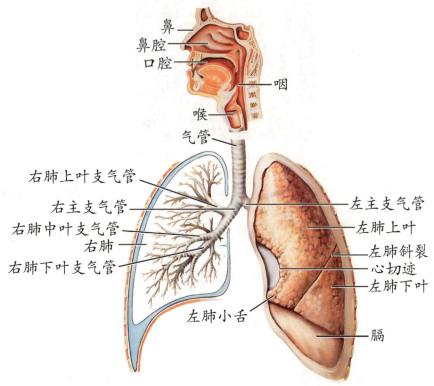

鼻
鼻腔
口腔
咽
喉
气管
右肺上叶支气管
右主支气管
右肺中叶支气管
右肺
右肺下叶支气管
左主支气管
左肺上叶
左肺斜裂
心切迹
左肺下叶
膈
左肺小舌

图 4-1　呼吸系统概观

换的器官。呼吸系统的主要功能是从外界吸入氧气,呼出体内产生的二氧化碳,使机体的新陈代谢顺利进行。

第一节 呼 吸 道

导学案例

小李,男,20岁。自初中以来,常出现鼻塞、流涕、头痛等不适症状,偶见精神不振、困倦、头昏、记忆力减退、注意力不集中,晨起较轻,午后较重。经检查,初步诊断:①鼻炎;②鼻窦炎。

请问:1. 鼻腔分为哪两部分? 在鼻腔外侧壁上有哪些重要结构?

2. 鼻旁窦共有几对? 分别开口于何处?

3. 哪对鼻旁窦最易引起慢性炎症,为什么?

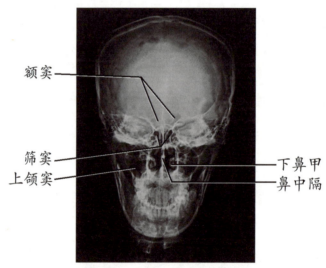

图4-2 鼻腔与鼻旁窦的X线(后前位像)

呼吸道包括鼻、咽、喉、气管和各级支气管,临床上常将鼻、咽、喉称为**上呼吸道**,气管和各级支气管称为**下呼吸道**。

一、鼻

鼻是呼吸道的起始部,是嗅觉器官,亦能辅助发音,可分为外鼻、鼻腔和鼻旁窦3部分。

(一)外鼻

外鼻以骨和软骨为支架,外被皮肤。外鼻上端位于两眼之间狭窄的部分称**鼻根**,鼻根向前下延伸为**鼻背**。外鼻下端向前方突出的部分称**鼻尖**,鼻尖两侧膨隆的部分称**鼻翼**,呼吸困难时可见鼻翼扇动。外鼻的下方有一对鼻孔,是气体进出的门户。

(二) 鼻腔

鼻腔由骨和软骨及其被覆的黏膜和皮肤构成。鼻腔被鼻中隔分为左、右两个腔,向前借鼻孔与外界相通,向后经鼻后孔通鼻咽。每侧鼻腔包括鼻前庭和固有鼻腔。**鼻中隔**是鼻腔的内侧壁,由筛骨垂直板、犁骨、鼻中隔软骨构成支架,表面被覆黏膜形成,常常偏向一侧(图4-3)。

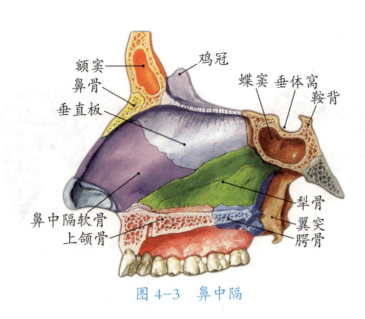

图 4-3 鼻中隔

1. 鼻前庭 位于鼻腔的前下部,相当于鼻翼遮盖的部分,内面衬以皮肤,生有鼻毛,有滤过灰尘的作用。此处鼻中隔的黏膜较薄,毛细血管十分丰富,外伤或干燥刺激时均易引起鼻出血,故将鼻中隔的前下部称易出血区(Little区)。

2. 固有鼻腔 为鼻腔的主要部分,由骨性鼻腔内衬黏膜构成。外侧壁上有上、中、下鼻甲,各鼻甲的下方分别为上、中、下鼻道(图4-4)。在上鼻甲的后上方与鼻腔顶壁之间有一凹陷,称**蝶筛隐窝**。上鼻道与中鼻道内有鼻旁窦的开口,下鼻道前端有鼻泪管的开口。

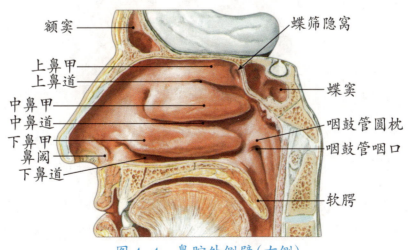

图 4-4 鼻腔外侧壁(右侧)

固有鼻腔的黏膜按照生理功能不同分为嗅区和呼吸区两部分。**嗅区**是指覆盖于上鼻甲及其相对应的鼻中隔以上部分的黏膜，呈淡黄色，含有嗅细胞，能感受气味的刺激。其余部分的黏膜为**呼吸区**，呈粉红色，含有丰富的毛细血管和腺体，能温暖、湿润吸入的空气。

（三）鼻旁窦

鼻旁窦是鼻腔周围颅骨内含气空腔衬以黏膜而成的结构，共4对，包括上颌窦、额窦、蝶窦和筛窦（图4-5）。其中，上颌窦是4对鼻旁窦中最大的一对。筛窦又分为前、中、后三群小房。

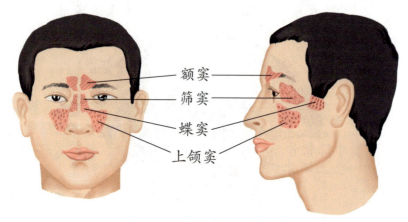

图 4-5　鼻旁窦体表投影

各对鼻旁窦的窦腔都有开口通向鼻腔，额窦、上颌窦和筛窦前、中群开口于中鼻道；筛窦后群开口于上鼻道；蝶窦开口于蝶筛隐窝（图4-6）。

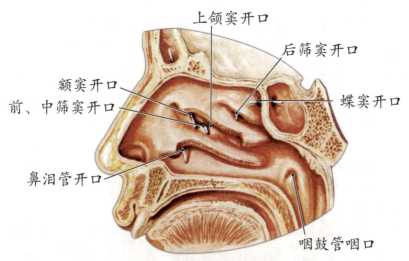

图 4-6　鼻旁窦的开口（右侧，鼻甲已部分切除）

由于鼻旁窦的黏膜与鼻腔的黏膜相互延续，因此鼻腔的炎症常可以蔓延至鼻旁窦部。由于上颌窦为鼻旁窦中最大的一对，窦的开口位置高于窦底，因此当炎症发生时，脓液不易流出，故上颌窦的慢性炎症较为多见。

上颌窦体位引流术

上颌窦体位引流术是通过摆放恰当的体位,引流出上颌窦腔内脓性分泌物的一种方法。患者采取侧卧位,患侧在上,取足高头低位,将上颌窦底慢慢抬高,窦口逐渐降低,同时轻轻晃动患者头部,促进分泌物排出。当患者自觉鼻腔内充满分泌物时,将患者头抬起使引流物经鼻前孔排出。重复该动作,直至分泌物充分排出,每天 2~3 次,持续 3~5 天。该方法简便,效果好,容易被患者所接受,是上颌窦炎中一种辅助治疗的方法。

二、喉

喉既为气体通道,又为发音器官。

(一)喉的位置

喉位于颈前正中,喉咽的前方,成人喉相当于第 3~6 颈椎的高度,向上通咽,向下续接气管,可随吞咽及发音而上下移动。喉的两侧与颈部大血管、神经和甲状腺相毗邻。

(二)喉的组成

喉由数块喉软骨借关节、韧带连成支架,周围附有喉肌,内面衬以黏膜构成(图 4-7,图 4-8)。

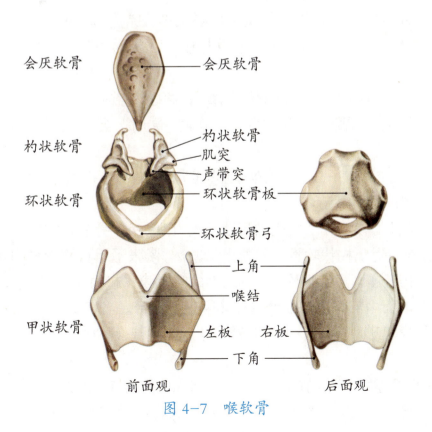

图 4-7　喉软骨

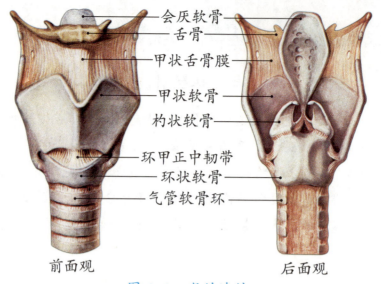

会厌软骨
舌骨
甲状舌骨膜
甲状软骨
杓状软骨
环甲正中韧带
环状软骨
气管软骨环

前面观　　　　　　　　后面观

图 4-8　喉的连结

1. 喉软骨及其连结　喉软骨主要包括甲状软骨、环状软骨、会厌软骨和杓状软骨。

（1）甲状软骨位于舌骨的下方，环状软骨的上方，形如盾牌，为喉软骨中最大的一块，由左、右软骨板组成，两板前缘相连形成前角，其上端向前突出称为**喉结**，成年男性的喉结特别明显。甲状软骨上、下缘分别向上、下方各发出一对突起，上方的称为**上角**，下方的称为**下角**。甲状软骨上缘借甲状舌骨膜与舌骨相连；下缘借环甲正中韧带与环状软骨相连，两侧的下角与环状软骨构成**环甲关节**。

（2）环状软骨位于甲状软骨下方，是呼吸道中唯一完整的软骨环。环状软骨前部较低窄，称**环状软骨弓**；后部较高宽，称**环状软骨板**。后方平对第 6 颈椎，为颈部重要的体表标志。

（3）会厌软骨形似树叶，其上端宽而游离，下端缩窄，借韧带连于甲状软骨后面。会厌软骨连同表面覆盖的黏膜共同构成会厌，吞咽时，喉上提，会厌可盖住喉的入口，阻止食物误入喉腔。

（4）杓状软骨左、右各一，呈三棱锥体形，其尖向上，底朝下，位于环状软骨后部的上方，与环状软骨构成环杓关节。

（5）弹性圆锥为弹性纤维构成的膜性结构，自甲状软骨前角的后面，向下附于环状软骨上缘，向后附于杓状软骨。此膜上缘游离，紧张于甲状软骨与杓状软骨之间，称**声韧带**。声韧带连同声带肌及覆盖其表面的喉黏膜一起构成**声带**，是发音的主要结构。弹性圆锥前面中部弹性纤维增厚称**环甲正中韧带**。当患者咽喉部发生急性阻塞来不及进行气管切开时，可切开或用粗针头穿过此韧带，建立临时的通气道，抢救患者生命。

2. 喉腔及喉黏膜　喉的内腔称为**喉腔**，上起入口称**喉口**，与咽相通；向下经气管通支气管和肺。在喉腔中部的侧壁上有上、下两对呈前后方向的黏膜皱襞：上方的一对称为

前庭襞,两侧前庭襞之间的裂隙称**前庭裂**;下方的一对称为**声襞**,由喉黏膜覆盖声韧带形成,两侧声襞之间的裂隙称**声门裂**。声门裂是喉腔中最狭窄的部位。

喉腔被以上两对黏膜皱襞分隔成上、中、下3部分。喉口至前庭裂平面之间的部分称为**喉前庭**,前庭裂至声门裂之间的部分称为**喉中间腔**,前庭襞与声襞之间向两侧延伸的菱形隐窝称**喉室**。声门裂平面至环状软骨下缘之间的部分称为**声门下腔**。声门下腔内的黏膜下组织较疏松,炎症时易发生水肿。尤其是幼儿,因喉腔较狭小,水肿时易引起阻塞,导致呼吸困难(图4-9,图4-10)。

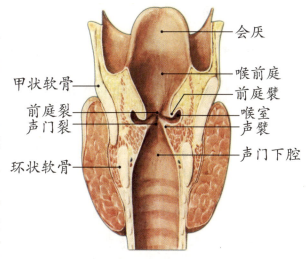

图 4-9　喉腔冠状切面

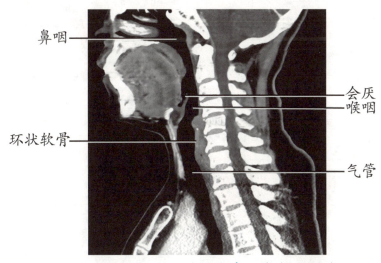

图 4-10　喉的 CT 增强重建图像(矢状面)

3. 喉肌　为骨骼肌,肌块细小,附着于喉软骨,可以调节音调的高低和声音的强弱。

三、气管与主支气管

气管与主支气管是连于喉和肺之间的通气管道(图4-11),主要由一些 C 形缺口向后的气管软骨借韧带连接构成,后壁缺口由平滑肌和结缔组织封闭。

(一) 气管

气管是由 14~17 个 C 形气管软骨环构成,位于食管的前方。气管的上端连于环状软骨,向下进入胸腔,在胸骨角平面分为左、右主支气管,分叉处称**气管杈**。在气管杈的腔内有一个向上突出的隆嵴,称**气管隆嵴**(图4-12)。

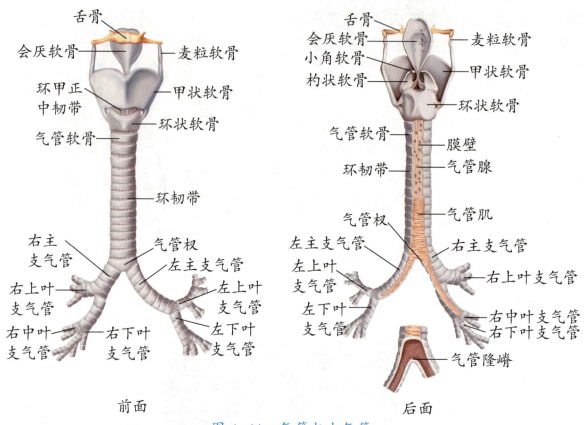

图 4-11　气管与支气管

前面　　　　　　　　后面

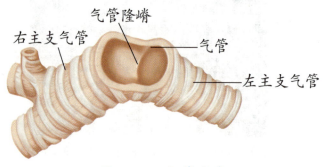

图 4-12　气管隆嵴

　　气管以胸廓上口为界,分为颈部和胸部。气管颈部较短,位于颈前部正中,位置较表浅,能触及。在第 2~4 气管软骨环的前面,还有甲状腺峡横过,两侧有颈部大血管和甲状腺左、右叶,后方和食管相邻。临床常在第 3~5 气管软骨环处进行气管切开术。

(二) 主支气管

　　主支气管左、右各一,自气管权发出后,各自行向外下,经左、右肺门入左、右肺。**左主支气管**细长,走行方向较水平;**右主支气管**粗短,走行方向较垂直,故进入气管腔内的异物易坠入右主支气管(图 4-11)。

(三) 气管和主支气管的微细结构

　　气管和主支气管的管壁由内向外依次分为黏膜、黏膜下层和外膜 3 层。

1. **黏膜** 由上皮和固有层构成。上皮为假复层纤毛柱状上皮,由柱状细胞、杯状细胞、锥形细胞和梭形细胞等组成。柱状细胞较多,其表面的纤毛具有节律定向摆动功能;杯状细胞可分泌黏液。固有层由富含弹性纤维的结缔组织构成,有小血管、神经和气管腺等。

2. **黏膜下层** 为疏松结缔组织,与固有层和外膜无明显分界,含血管、淋巴管、神经和较多的混合腺。

3. **外膜** 由透明软骨、平滑肌和结缔组织构成。外膜主要由 C 形透明软骨环构成,软骨环之间以弹性纤维组成的膜状韧带相连,软骨环缺口处为气管后壁,由结缔组织和平滑肌肌束构成。咳嗽反射时平滑肌收缩,使气管腔缩小,有助于清除痰液。

第二节　肺

 导学案例

王某,男,56 岁,因发热、咳嗽 6 天入院。患者胸部 X 线片示:肺底和胸膜下多发斑片状磨玻璃影(图 4-13);肺部 CT 示:双侧肺底和胸膜下多发磨玻璃影,可见铺路石征;新型冠状病毒核酸检测阳性。诊断:新型冠状病毒肺炎。

请问:1. 如何描述肺的位置? 如何区分左、右肺?

2. 什么是支气管肺段和肺段支气管?

3. 肺的导气部和呼吸部分别包括哪些结构?

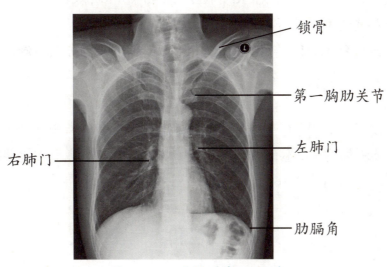

图 4-13　男性胸部正位片

一、肺的位置和形态

肺是呼吸系统中最重要的器官,位于胸腔内,膈的上方,纵隔的两侧,分为左肺和右肺。

正常肺呈淡红色,质地柔软,呈海绵状,富有弹性。肺表面被覆一层脏胸膜,透过胸膜可见许多形态呈多角形的小区,称为**肺小叶**。

肺形态近似圆锥形,左肺稍狭长,右肺略宽短,包括一尖、一底、两面、三缘。肺的上端钝圆,向上经胸廓上口突入至颈根部,称**肺尖**,超出锁骨内侧 1/3 上方 2~3cm。肺的下面向上凹陷,称**肺底**,因与膈肌相贴,故又称**膈面**。肺的外侧面与肋、肋间肌相贴,称**肋面**。肺的内侧面与纵隔相依,称**纵隔面**,该面近中央处有一椭圆形凹陷,称**肺门**。肺门为主支气管、血管、淋巴管和神经等出入肺的部位,这些结构共同被结缔组织包裹,构成**肺根**。肺根内各结构的排列顺序自前向后依次为肺静脉、肺动脉和主支气管;自上而下左肺根内分别为肺动脉、主支气管和肺静脉,右肺根内分别为主支气管、肺动脉和肺静脉。肺的前缘是肋面与纵隔面在前方移行而成,较锐利,左肺前缘下部有一明显的凹陷,称**心切迹**。后缘是肋面与纵隔面在后方移行而成,较圆钝。下缘是膈面、肋面与纵隔面的移行处,其位置随着呼吸运动而有明显的变化。

知识链接

肺 的 变 化

胎儿及未经呼吸过的新生儿的肺内不含有空气,比重较大(1.045~1.056),入水则沉底。经过肺通气者因肺内含有空气,比重较小(0.345~0.746),入水则浮出水面。法医学中常根据此特点来鉴定新生儿是否为宫内死亡。

新生儿的肺呈淡红色,随着年龄的增长,因吸入空气中的灰尘逐渐沉积,肺的颜色逐渐加深。

肺借叶间裂隙分叶,左肺有一条自后上斜向前下方的斜裂,该裂将左肺分为上、下 2 叶;右肺除有一条斜裂之外,还有一条走行近于水平的水平裂,这两条裂隙将右肺分为上、中、下 3 叶(图 4-14~图 4-16)。

二、肺段支气管和支气管肺段

(一)肺段支气管

主支气管进入肺门后,左主支气管分为上、下两支,右主支气管分为上、中、下 3 支,并进入相应的肺叶,形成**肺叶支气管**。肺叶支气管进入肺叶后再分支,称为**肺段支气管**,而后继续发出分支,各级支气管在肺叶内反复分支形状如树,称为**支气管树**(图4-17)。各肺段支气管都有一定的名称(图4-18)。

1. 右肺 右肺上叶支气管从右主支气管的右侧垂直发出,水平进入右肺上叶,分为三支,分别称为尖段支气管(BⅠ)、后段支气管(BⅡ)和前段支气管(BⅢ)。右肺中叶支气管由中间支气管的末端前壁发出,走向前外方,不久即分成外侧段支气管(BⅣ)和内侧段支气管(BⅤ)。右肺下叶支气管为中间支气管的直接延续,发出五支,分别为上段支气管(BⅥ)、内侧底段支气管(BⅦ)、前底段支气管(BⅧ)、外侧底段支气管(BⅨ)和后底段支气管(BⅩ)。

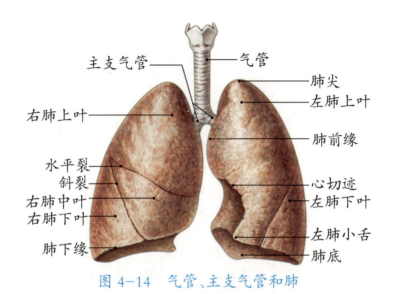

图4-14 气管、主支气管和肺

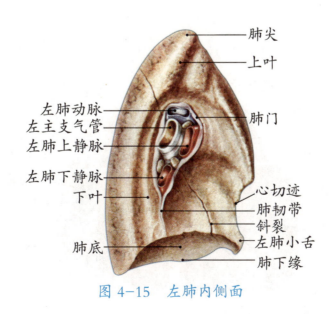

图4-15 左肺内侧面

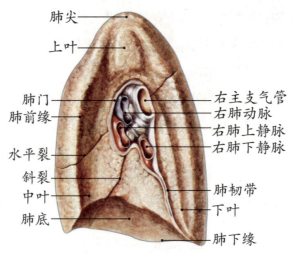

肺尖
上叶
肺门
肺前缘
水平裂
斜裂
中叶
肺底

右主支气管
右肺动脉
右肺上静脉
右肺下静脉
肺韧带
下叶
肺下缘

图 4-16　右肺内侧面

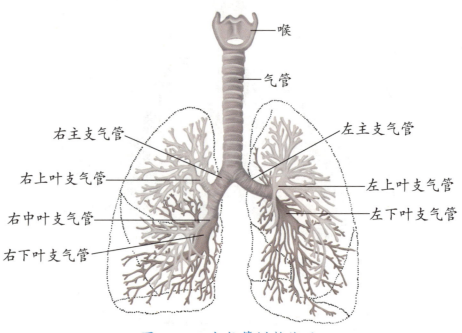

喉
气管
右主支气管
右上叶支气管
右中叶支气管
右下叶支气管

左主支气管
左上叶支气管
左下叶支气管

图 4-17　支气管树整体观

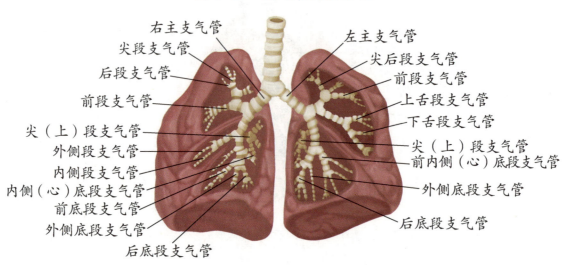

右主支气管
尖段支气管
后段支气管
前段支气管
尖（上）段支气管
外侧段支气管
内侧段支气管
内侧（心）底段支气管
前底段支气管
外侧底段支气管
后底段支气管

左主支气管
尖后段支气管
前段支气管
上舌段支气管
下舌段支气管
尖（上）段支气管
前内侧（心）底段支气管
外侧底段支气管
后底段支气管

图 4-18　肺段支气管

2. 左肺　左肺上叶支气管自左主支气管远端的左壁发出,先分为上、下两大支,向上的一大支相当于右肺上叶支气管,一般情况下立即分为尖后段支气管(BI+II)和前段支气管(BⅢ)两个肺段支气管;向下的一大支相当于右肺中叶支气管,向前外下方走行,又分为上舌段支气管(BⅣ)和下舌段支气管(BⅤ)两个肺段支气管。左肺下叶支气管是左主支气管的直接延续,向外下后方走行,其分支形式、分布区域和命名方法与右肺下叶支气管基本相同,但内侧底段支气管(BⅦ)与前底段支气管(BⅧ)在通常情况下共发于同一干,称为内前底段支气管(BⅦ+Ⅷ),以后再分为上述的两个肺段支气管。

(二) 支气管肺段

每一肺段支气管的分支及与其所连属的肺组织构成一个**支气管肺段**,简称**肺段**。肺段呈锥体形,尖朝向肺门,底朝向肺的表面。每侧肺各分为10个肺段。由于左肺上叶的尖段与后段最初为一个肺段支气管,因此合称为尖后段。同样左肺下叶的内侧底段和前底段开始时也为一个肺段支气管,因此也合称为内前底段。故按此种方法划分肺段,左肺可分成八段。每个肺段的名称与肺段支气管的命名相对应,例如与尖段支气管相对应的肺段称尖段,与后段支气管相对应的肺段称后段等。为方便记述,肺段可以用代号来表示。

每个肺段均由一个肺段支气管分布,相邻肺段之间以薄层结缔组织相隔。从解剖结构和生理功能上看,均可把肺段视为具有一定独立性的单位。临床上可进行诊断定位,也可依据病变范围,以肺段为单位进行手术切除。

三、肺的微细结构

肺的表面覆盖一层浆膜。肺可分肺实质和肺间质2部分。

(一) 肺实质

肺实质由肺内支气管的各级分支及其终末大量肺泡构成。

主支气管在肺内分为肺叶支气管、肺段支气管之后,仍然继续分支,越分越细(图4-19),当分支管径至1mm左右时,称**细支气管**。细支气管的末端为**终末细支气管**。终末细支气管仍继续分支,末端与肺泡相连。

每条细支气管连同它的各级分支及肺泡组成一个**肺小叶**(图4-20)。肺小叶呈大小不等的锥体形,其尖朝向肺门,底朝向肺表面,周围有少量的结缔组织包绕。肺小叶是肺的结构单位,临床上常见累及若干肺小叶的炎症,称小叶性肺炎。

肺实质依其功能不同,又可分为导气部和呼吸部。

1. 导气部　**导气部**是指主支气管入肺后至终末细支气管之间的各级分支,包括肺叶支气管、肺段支气管、小支气管、细支气管以及终末细支气管,该部只有传送气体的功能,不能进行气体交换。

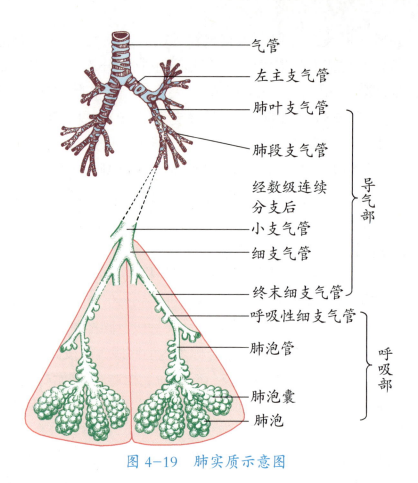

气管

左主支气管

肺叶支气管

肺段支气管

经数级连续
分支后

小支气管

细支气管

终末细支气管

呼吸性细支气管

肺泡管

肺泡囊

肺泡

导气部

呼吸部

图 4-19　肺实质示意图

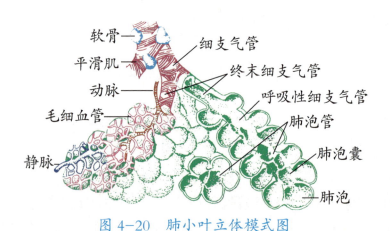

软骨

平滑肌

动脉

毛细血管

静脉

细支气管

终末细支气管

呼吸性细支气管

肺泡管

肺泡囊

肺泡

图 4-20　肺小叶立体模式图

导气部各级支气管管壁的微细结构和主支气管基本相似,但是随着管径逐渐变细,管壁也逐渐变薄,管壁的微细结构亦发生相应的变化。其变化规律是:上皮变薄,腺体、杯状细胞及软骨逐渐减少最后消失,而平滑肌纤维则相对增加。到达终末细支气管时,上皮已移行为单层柱状上皮或单层纤毛柱状上皮,腺体、杯状细胞和软骨均消失,平滑肌已形成完整的环形层。因细支气管、终末细支气管的管壁平滑肌纤维相对增多,平滑肌的收缩和舒张可以直接影响其管径的大小。

2. 呼吸部　呼吸部包括呼吸性细支气管、肺泡管、肺泡囊和肺泡,是进行气体交换的部分(图 4-21)。

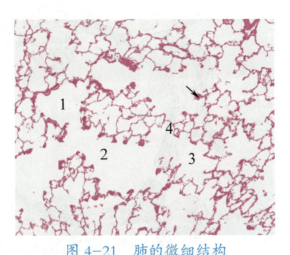

图 4-21　肺的微细结构
1. 呼吸性细支气管;2.肺泡管;3.肺泡
囊;4.肺泡;↑结节状膨大。

（1）呼吸性细支气管：为终末细支气管的分支,管壁连有少量肺泡。管壁内衬以单层立方上皮,上皮之外含有少量结缔组织及平滑肌。

（2）肺泡管：为呼吸性细支气管的分支,其管壁上连有许多肺泡,管壁自身的结构较少。

（3）肺泡囊：是若干肺泡的共同开口处,囊壁由群集的肺泡围成。相邻肺泡开口处无结节状膨大。

（4）肺泡：是进行气体交换的主要场所。形态为多面体囊泡状,开口于呼吸性细支气管、肺泡管或肺泡囊,每侧肺有 3 亿~4 亿个肺泡。肺泡壁极薄,由一层肺泡上皮构成。

肺泡上皮为单层上皮,有两种细胞(图 4-22)：一种是 I 型肺泡细胞,数量多,呈扁平形,为肺泡上皮的主要细胞,构成气体交换的广大面积;另一种是 II 型肺泡细胞,数量较少,呈圆形或立方形,散在于 I 型肺泡细胞之间,它能分泌表面活性物质(磷脂类物质),有降低肺泡表面张力、稳定肺泡容积的功能。

（二）肺间质

肺间质是由肺内的结缔组织、血管、淋巴管和神经等构成。相邻肺泡之间的薄层结缔组织为**肺泡隔**,其内含丰富的毛细血管网、大量的弹性纤维及肺巨噬细胞。**气－血屏障**是肺泡内的 O_2 与毛细血管内血液中的 CO_2 进行气体交换时所通过的结构(图 4-23)。该屏障包括肺泡表面活性物质层、I 型肺泡细胞及其基膜、薄层结缔组织、毛细血管基膜及内皮等结构。肺泡隔中的弹性纤维可使肺泡具有较好的弹性回缩力,有助于吸气后扩张的肺泡在呼气时回缩;肺泡巨噬细胞体积较大,形态不规则,能做变形运动,有吞噬病菌和异物的能力,若吞噬了灰尘颗粒,即称**尘细胞**。

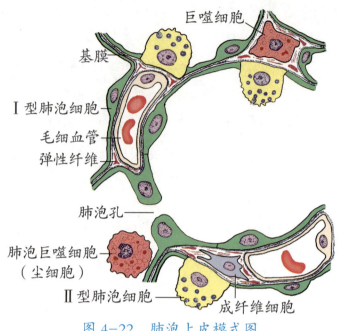

图 4-22　肺泡上皮模式图

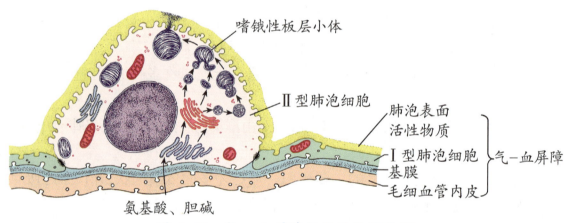

图 4-23　气－血屏障超微结构模式图

四、肺的血管

肺有两套血管：一套是主要完成气体交换功能的血管,由肺动脉及其分支和肺静脉及其属支组成;另一套是营养肺和各级支气管的血管,由支气管动脉及其分支和支气管静脉等组成。

(一)肺动脉和肺静脉

肺动脉是运送血液到肺进行气体交换的功能性动脉,分为左肺动脉和右肺动脉。每侧肺动脉经肺门进入肺内,反复分支,越分越细,最后移行为毛细血管包绕于肺泡表面。毛细血管汇合成小静脉,愈合愈粗,最终汇集形成肺静脉,经肺门出肺。每侧肺均有两条肺静脉出肺,右肺的称右肺上静脉和右肺下静脉;左肺的称左肺上静脉和左肺下静脉。

肺动脉在肺内的各级分支与主支气管的各级分支相伴行,名称也是相对应的(图 4-24);

而肺静脉及其属支则主要行于小叶间隔和肺段间隔内,引流相邻肺小叶和肺段的血液。

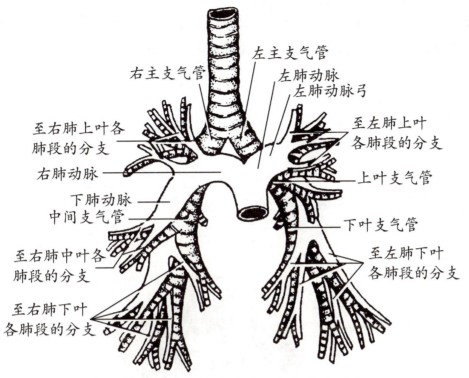

图 4-24　支气管分支和左、右肺动脉的分支

1. 右肺动脉　在右主支气管前方经肺门进入右肺,分支分布于右肺上叶各肺段后,继续沿中间支气管的外侧下行,其末端分支分布于中叶及下叶的各肺段。放射学中的"右肺下动脉"是指与中间支气管伴行的这一段动脉。

2. 左肺动脉　进入左肺门后,先在左主支气管的前方向上走行,然后从上方绕过左主支气管,至上叶支气管的后方,沿下叶支气管的外侧缘下行。左肺动脉呈弓形绕过左主支气管的这一段称为左肺动脉弓。

(二) 支气管动脉和支气管静脉

支气管动脉细小,经肺门入肺后,沿途分支营养肺组织及各级支气管,然后汇集成小静脉,其中一部分汇入肺静脉,另一部分则汇成支气管静脉出肺。

第三节　胸膜与纵隔

 导学案例

张某,男,60岁,因持续性咳嗽、咳血痰伴右侧胸痛一个半月余入院。患者有 20 年吸烟史,每天吸烟约两包,无结核病接触史。胸部 X 线片示:右肺下叶见一不规则阴影,右侧肋膈角变钝;支气管镜检查见右肺下叶支气管内有一肿块,阻塞管腔;取活检,病理诊断为鳞状上皮细胞癌。临床诊断:①肺癌;②右侧胸膜腔积液。

请问:1. 什么是胸膜腔?胸膜腔有何特点?胸膜腔的最低点在何处?

2. 支气管镜检查时,判断气管分叉的重要标志是什么?

3. 胸膜下界和肺下界的体表投影分别位于何处?

一、胸膜与胸膜腔

(一)胸膜

胸膜属于浆膜,由间皮和薄层结缔组织构成,被覆于肺表面和胸腔内表面,分为脏胸膜和壁胸膜(图 4-25,图 4-26)。

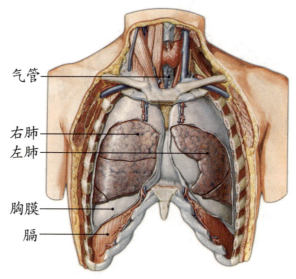

图 4-25　肺与胸膜

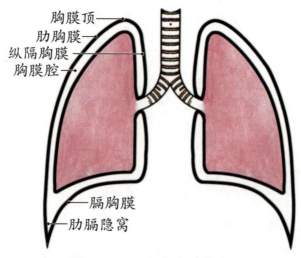

图 4-26　胸膜腔示意图

1. 脏胸膜　紧贴在肺的表面,并伸入肺的裂隙内。

2. 壁胸膜　衬贴在胸壁的内表面、膈的上面及纵隔的两侧面。壁胸膜按贴附部位的不同分为 4 部分:肋胸膜为衬贴于胸壁内面的壁胸膜。膈胸膜为衬贴于膈上面的壁胸膜,与膈紧密相贴,很难剥离。纵隔胸膜为衬贴于纵隔两侧面的壁胸膜,其中部包裹肺根并与脏胸膜相移行。胸膜顶为肋胸膜和纵隔胸膜向上的延续,突至胸廓上口平面以上,包绕肺尖。

(二)胸膜腔

脏胸膜与壁胸膜在肺根处互相移行,两者之间围成一个潜在的、密闭的腔隙,称**胸膜腔**。胸膜腔左、右各一,互不相通,腔内呈负压,内含少量浆液,可减少呼吸时脏、壁两层胸膜之间的摩擦。因浆液量很少,所以脏、壁胸膜是紧密相贴在一起的。

不同部位的壁胸膜反折并相互移行处的间隙,即使在深吸气时,肺缘也不能到达其内,称**胸膜隐窝**,包括肋膈隐窝、肋纵隔隐窝和膈纵隔隐窝等。

1. 肋膈隐窝　肋胸膜与膈胸膜转折处形成的一个半环形间隙,左、右各一,在 X 线影像中又称为肋膈角。该隐窝较深,是胸膜腔中位置最低的部位,当胸膜腔有积液时,液体首先积聚于此。临床上进行胸膜腔穿刺术时,常在肩胛线或腋后线第 8~9 肋间隙沿着肋骨的上缘进针,以抽取胸膜腔内积液进行检查和治疗等。

2. 肋纵隔隐窝　肋胸膜与纵隔胸膜相互移行处。由于左肺前缘有心切迹,故左侧肋纵隔隐窝较大。

3. 膈纵隔隐窝　位于纵隔胸膜与膈胸膜之间,因心尖向左侧突出而形成,故该隐窝仅存在于左侧胸膜腔内。

二、肺与胸膜的体表投影

(一)肺的体表投影

肺的体表投影(图 4-27)大致如下:两肺前缘均由肺尖起始,向内下经胸锁关节的后方至第 2 胸肋关节水平,左右相互靠拢,垂直下降,到达第 4 胸肋关节时,左、右肺前缘开始分离,左肺前缘因心切迹的存在,故在第 4 胸肋关节处即沿第 4 肋软骨弯向外下,至第 6 肋软骨中点处移行为肺下缘。右肺前缘仍继续下行,至第 6 胸肋关节处弯向外下方,移行为肺下缘。平静呼吸时,两肺的下缘各沿第 6 肋向外后方走行,在锁骨中线处与第 6 肋相交,在腋中线处与第 8 肋相交,在肩胛线处与第 10 肋相交,继而向内到达第 11 胸椎棘突的外侧(表 4-1)。深呼吸时,两肺下缘都可向上、下方各移动 2~3cm。

(二)壁胸膜的体表投影

胸膜顶的体表投影和肺尖的位置相同。胸膜前界为肋胸膜与纵隔胸膜之间的反折线,投影同肺的前缘几乎一致(图 4-27)。胸膜下界为肋胸膜与膈胸膜之间的反折线,在平静呼吸时,该界较肺下缘约低两个肋骨;深呼吸时,因肺下缘向下伸展,故与胸膜下界的距离随之减小。

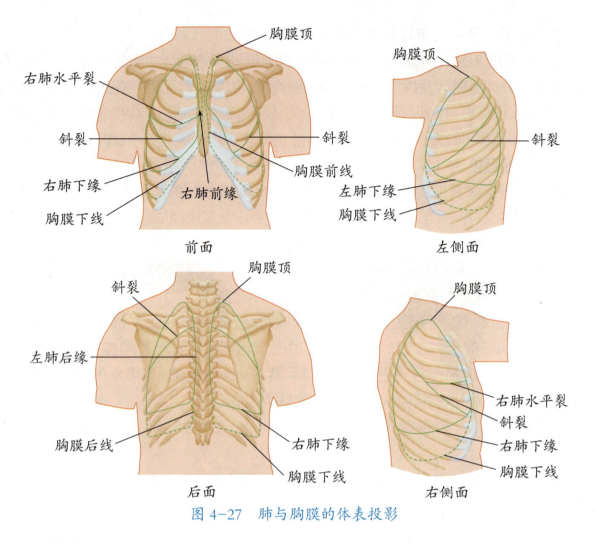

图 4-27　肺与胸膜的体表投影

胸膜下界的体表投影：在锁骨中线处与第 8 肋相交；在腋中线处与第 10 肋相交；在肩胛线处与第 11 肋相交；近后正中线处位于第 12 胸椎棘突高度（表 4-1）。

表 4-1　肺下界与胸膜下界的体表投影

	锁骨中线	腋中线	肩胛线	后正中线
肺下界	第 6 肋	第 8 肋	第 10 肋	第 11 胸椎棘突
胸膜下界	第 8 肋	第 10 肋	第 11 肋	第 12 胸椎棘突

三、纵　　隔

纵隔是左、右两侧纵隔胸膜之间所有器官和组织的总称。纵隔稍偏左，上窄下宽、前短后长，呈矢状位，其前界为胸骨，后界为脊柱的胸部，两侧界为纵隔胸膜，上达胸廓上口，下至膈。

纵隔的分区方法较多，常用四分法，以胸骨角平面为界，将纵隔分为上纵隔和下纵隔，下纵隔以心包为界，分为前、中、后纵隔（图 4-28～图 4-30）。

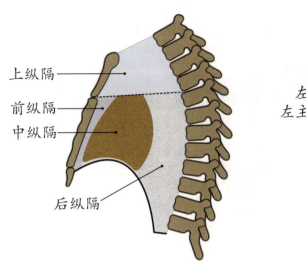

图 4-28　纵隔分区示意图

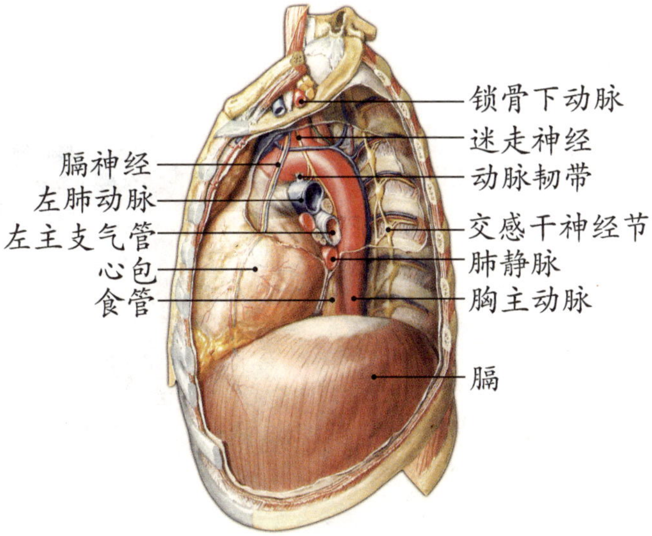

上纵隔
前纵隔
中纵隔
后纵隔

锁骨下动脉
迷走神经
动脉韧带
交感干神经节
肺静脉
胸主动脉
膈

膈神经
左肺动脉
左主支气管
心包
食管

图 4-29　纵隔左侧面

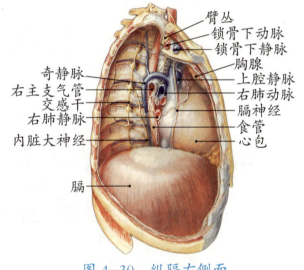

臂丛
锁骨下动脉
锁骨下静脉
胸腺
上腔静脉
右肺动脉
膈神经
食管
心包

奇静脉
右主支气管
交感干
右肺静脉
内脏大神经
膈

图 4-30　纵隔右侧面

（一）上纵隔

胸骨角平面以上的纵隔部分称**上纵隔**，前界为胸骨柄，后界为第 1~4 胸椎体。其内容物自前向后有胸腺、左右头臂静脉、上腔静脉、膈神经、迷走神经、喉返神经、主动脉弓及其三大分支，以及后方的气管、食管和胸导管等（图 4-31）。

（二）下纵隔

胸骨角平面与膈之间的部分称**下纵隔**，其两侧为纵隔胸膜。下纵隔又可分为 3 部分：

1. 前纵隔　胸骨体与心包前壁之间的部分称前纵隔，其内含有胸腺、纵隔前淋巴结及疏松结缔组织等。

2. 中纵隔　心及大血管所在部位称中纵隔，其内容纳心及出入心的大血管、心包、心包膈动脉、膈神经和淋巴结等。

3. 后纵隔　心包后壁与脊柱胸部之间的部分称后纵隔，其内容纳气管权及左右主支

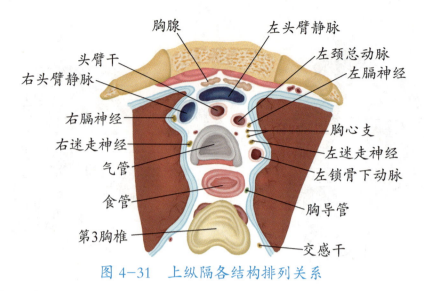

图 4-31　上纵隔各结构排列关系

气管、食管、胸主动脉、奇静脉、半奇静脉、胸导管、迷走神经和淋巴结等。后纵隔是支气管囊肿、神经瘤、主动脉瘤及膈疝的好发部位。

本章小结

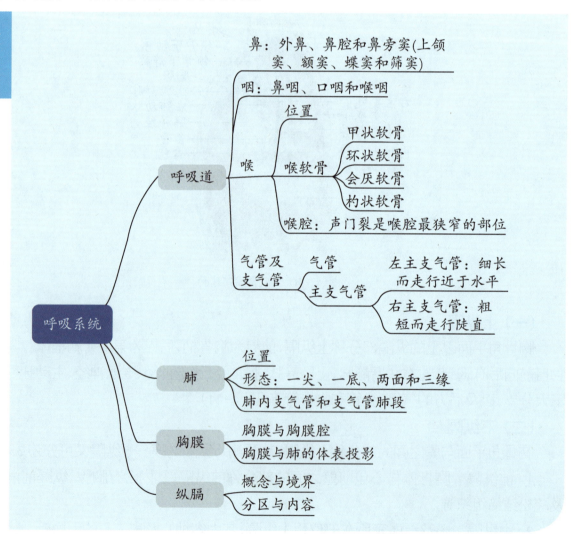

（孔秀娟　何希江）

？ 思考题

1. 鼻旁窦有哪些？有何临床意义？
2. 异物易坠入哪侧主支气管？为什么？
3. 外界空气经哪些结构到达肺泡？

实践 8 呼 吸 系 统

【实践目的】

1. 能说出呼吸系统的组成、呼吸道的组成，区分上、下呼吸道。

2. 能指认喉的位置，描述喉的形态和结构，指出鼻旁窦的位置、各窦的开口部位，说出胸膜的分布、胸膜腔的构成，指认肋膈隐窝的位置。

3. 能描述气管的位置和形态，左、右主支气管走行特点。

4. 能描述肺的形态、位置，肺下界及胸膜下界的体表投影，肺段支气管。

5. 会辨认纵隔的境界和内容。

【实践材料】

1. 呼吸系统概观标本及模型。

2. 头颈部正中矢状切面标本、模型。

3. 鼻窦标本、模型。

4. 离体喉标本、模型，喉的侧位 X 线片。

5. 气管与主支气管标本、模型。

6. 左、右肺标本和模型，支气管树铸型标本。

7. 胸腔标本、模型。

8. 纵隔标本、模型。

9. 气管横切片、肺切片。

【实践学时】 2 学时。

【实践内容及方法】

在呼吸系统概观标本上，逐一观察呼吸系统的各器官，注意查看各器官之间的连通情况。注意观察咽的位置及咽与消化道、呼吸道的共用关系。区分上呼吸道和下呼吸道。

1. **鼻** 可在活体上观察外鼻的外形。在头颈正中矢状面标本上，观察鼻腔的位置、形态、分部，指认鼻甲、鼻道、鼻中隔。利用鼻旁窦标本辨认各鼻旁窦的位置以及它们与鼻腔的位置关系和开口部位。

2. **喉** 活体上观察喉的位置及吞咽时喉的运动，可触摸喉结。在离体喉标本上，观察各喉软骨的形态结构及其位置关系。在头颈正中矢状面标本上，观察喉腔的通连关系，注意会厌与喉腔的位置关系。辨认前庭襞、声襞的位置和形态；比较前庭裂和声门裂的大小；辨认喉腔的 3 个分部。

3. 气管与主支气管　在气管与主支气管标本、模型上观察气管的组成，注意气管软骨及气管后壁的形态。辨认气管杈和气管隆嵴。在同一标本上观察左、右主支气管的形态差异，比较两者的走行方向。

4. 肺　取左、右肺标本，观察两肺的形态、分叶及通过肺门诸结构排列关系，比较异同。在胸腔解剖标本上，观察肺尖与锁骨、肺底与膈、左肺前缘与心脏的位置关系。对照胸腔解剖标本并结合活体，确定肺的体表投影。

利用支气管树铸型标本，辨认各肺段支气管，观察它们的走行方向。然后取肺段的分色注射标本，对照支气管树铸型标本确认各肺段。

5. 胸膜与纵隔　取胸腔解剖标本，观察胸膜的分部，区分脏胸膜和壁胸膜，辨认壁胸膜各部分，注意壁胸膜之间的转折关系以及形成的隐窝，指出肋膈隐窝。对照胸腔解剖标本并结合活体，确定壁胸膜的体表投影。取纵隔标本，指出纵隔的境界分部和内容。

6. 气管横切片（HE 染色）

（1）肉眼观察：标本呈环形，管壁内呈浅蓝色的部分为透明软骨。

（2）低倍镜观察：靠近管腔呈淡紫红色的区域为黏膜层。黏膜层与软骨之间染成淡红色的区域为黏膜下层。软骨及外周的结缔组织为外膜。

（3）高倍镜观察

1）黏膜层：上皮为假复层纤毛柱状上皮，染成淡紫红色，纤毛清晰，上皮细胞内夹有杯状细胞。靠近上皮外周染成粉红色的部分为固有层。

2）黏膜下层：为疏松结缔组织，内有许多腺体和血管的切面。此层与固有层无明显分界。

3）外膜：由透明软骨和结缔组织构成，软骨缺口处可见平滑肌束和结缔组织。

7. 肺切片（HE 染色），绘图

（1）肉眼观察：结构疏松呈蜂窝状，其中较大的腔隙为血管和支气管的断面。

（2）低倍镜观察：肺实质中可见许多染色浅淡、大小不等、形态不规则的泡状结构，为肺泡的断面。肺泡之间的结缔组织为肺泡隔。在肺泡间可见一些细小的支气管断面。

1）细支气管：管腔小，管壁已无软骨。转换为高倍镜观察：上皮为单层柱状上皮，有纤毛或无纤毛。上皮外周有一薄层平滑肌。

2）呼吸性细支气管：管壁不完整，与肺泡或肺泡管相连。转换为高倍镜观察：上皮为单层立方上皮，上皮外周有少量结缔组织与平滑肌。

3）肺泡管：为弯曲而不规则的管道。转换为高倍镜观察：管壁连有许多肺泡，管壁不连续，仅在相邻肺泡的开口处之间残留管壁的痕迹，呈现粉红色的结节状膨大。

4）肺泡：高倍镜观察可见壁极薄，上皮细胞的外形不明显，能看到细胞核。

5）肺泡隔：选择结构清晰的肺泡隔，转换高倍镜观察：可见许多毛细血管的断面。

在肺泡隔或肺泡腔内,可找到体积较大、外形不规则的巨噬细胞。有的巨噬细胞的细胞质内含有黑色灰尘颗粒,即为尘细胞。

在高倍镜下绘图,注明呼吸性细支气管、肺泡管、肺泡、肺泡隔。

【实践评价】

1. 上呼吸道包括( )、( )和( )。

2. 鼻旁窦包括( )、( )、( )和( )。

3. 肺下界的体表投影在锁骨中线处与第( )肋相交,在腋中线处与第( )肋相交,在肩胛线处与第( )肋相交。

第五章 │ 泌尿系统

05 章 数字资源

学习目标

1. 能描述肾的形态、位置、剖面结构。
2. 能说出输尿管的 3 处狭窄；膀胱的位置与毗邻；女性尿道的特点。
3. 能简述肾的血液循环特点。

　　泌尿系统由肾、输尿管、膀胱和尿道组成（图5-1）。人体在新陈代谢过程中，不断地产生代谢产物，如尿素、尿酸、多余的水分和无机盐等，它们随血液运送到肾，在肾内形成尿液后，经输尿管输入膀胱暂时储存，当尿液在膀胱内储存达到一定量后，再经尿道排出体外。肾是人体最重要的排泄器官，同时也参与调节机体的体液总量、电解质和酸碱平衡，对保持人体内环境的相对稳定起重要作用。当肾功能发生障碍时，由于代谢产物的蓄积，破坏了机体内环境的相对稳定，从而影响新陈代谢的进行，严重时出现尿毒症，危及生命。

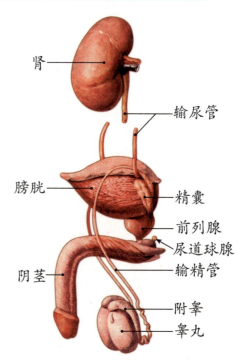

图 5-1　泌尿系统概观（男性）

第一节　肾

 导学案例

　　小张,男,26岁,因突感右侧腰背部持续性疼痛半小时入院就诊。查体:痛苦面容,大汗,右侧肋脊角处拒触压。T 37.6℃,R 13次/min,心、肺听诊正常,余无特殊。辅助检查:血白细胞计数高于正常值2倍,B超示右肾有一0.8cm结石,右肾轻度积水。既往有结石病史。初步诊断:右肾结石并轻度积水。

　　请问:1.肾位于身体何处?

　　　　　2.肾有怎样的形态、结构和功能?

一、肾 的 形 态

　　肾为实质性器官,形似蚕豆,左右各一。成人的肾表面光滑,呈红褐色,质柔软(图5-2,图5-3)。肾的大小因人而异,男性的肾略大于女性。肾可分上、下端,前、后面和内、外侧缘。肾的上、下端钝圆。肾的前面较凸,朝向前外侧。后面较扁平,紧贴腹后壁。外侧缘隆凸。内侧缘中部凹陷,称**肾门**,是肾盂、肾的血管、神经和淋巴管等出入的部位。这些出入肾门的结构被结缔组织包裹成束,称**肾蒂**。由于下腔静脉邻近右肾,故右侧肾蒂较左侧短,右肾手术难度较左肾大。肾门向肾实质内凹陷形成一个较大的腔,称**肾窦**(图5-5),容纳肾小盏、肾大盏、肾盂、肾血管和脂肪等。

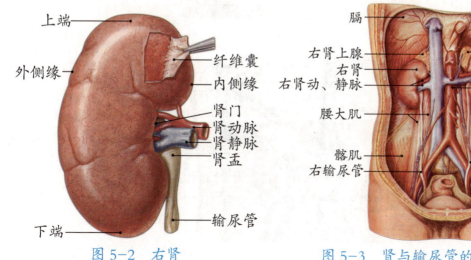

图 5-2　右肾　　　　　图 5-3　肾与输尿管的位置(前面观)

二、肾的位置与毗邻

肾位于腹腔的后上部,呈八字形紧贴腹后壁脊柱的两侧,是腹膜外位器官。左肾上端约平第 11 胸椎体上缘,下端约平第 2~3 腰椎间盘之间;第 12 肋斜过左肾后面的中部。右肾由于受肝的影响,比左肾低半个椎体,第 12 肋斜过右肾后面的上部。成人的肾门约平第 1 腰椎体,距后正中线约 5cm。肾门在背部的体表投影,一般在竖脊肌外侧缘与第 12 肋之间所形成的夹角内,即**肋脊角**,临床上称之为**肾区**。某些肾病患者,叩击或触压此区可引起疼痛。肾的位置有个体差异:一般女性略低于男性,儿童低于成人,新生儿肾的位置相对最低。

右肾的上端有右肾上腺覆盖;中部大部分为肝右叶的压迹,其内侧与十二指肠降部相邻;下部的外侧区与结肠右曲相邻。内侧区与部分小肠相邻。左肾上端覆以左肾上腺;外侧半的上部与脾相邻,中部与胰体和脾血管相接触。两肾后面的毗邻基本一致,上 1/3 与膈相邻;下部自内侧向外侧与腰大肌、腰方肌和腹横肌毗邻(图 5-4)。

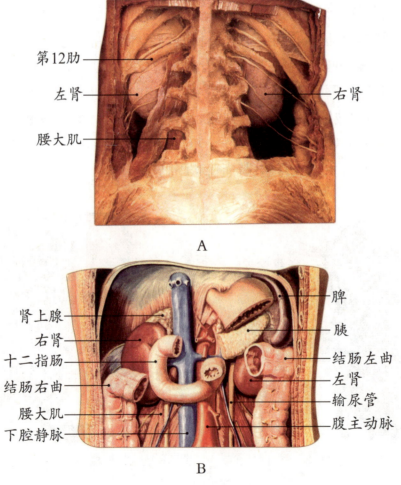

图 5-4　肾的毗邻
A. 后面观;B. 前面观。

肾的畸形与异常

肾在发育过程中,可出现畸形或位置与数量异常。

1. **马蹄肾** 两侧肾的下端互相连接呈马蹄铁形,发生率为 1%~3%,易引起肾盂积水、感染和结石。

2. **多囊肾** 胚胎时肾小管与集合管不交通,致使肾小管分泌物排出困难,引起肾小管膨大成囊状。随着囊肿的增大,肾组织会逐渐萎缩、坏死,最终导致肾衰竭。

3. **单肾** 一侧发育不全或缺如。

4. **低位肾** 一侧者多见,多因胚胎期肾上升受影响所致,因输尿管短而变形,常易引起肾盂积水、感染或结石。

三、肾的剖面结构

肾实质分为皮质和髓质 2 部分(图 5-5)。

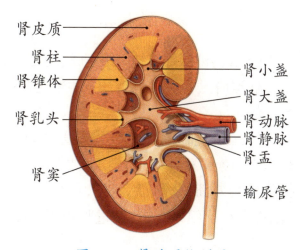

图 5-5　肾的冠状剖面

肾皮质主要位于肾的浅部,富含血管,新鲜标本呈红褐色,肾皮质伸入肾髓质内的部分称**肾柱**。肾髓质位于肾皮质的深部,血管较少,色泽较浅,主要由 15~20 个肾锥体组成。肾锥体呈圆锥形,其底朝向皮质,尖端钝圆,朝向肾窦,称**肾乳头**。肾乳头的尖端有许多乳头管的开口,尿液由此流入肾小盏。肾小盏是呈漏斗状的膜性管道,包绕肾乳头。2~3 个肾小盏合成一个肾大盏。2~3 个肾大盏最后汇合成肾盂。肾盂出肾门后逐渐变细,向下弯行,移行为输尿管。

四、肾 的 被 膜

肾的表面有 3 层被膜,由内向外依次为纤维囊、脂肪囊和肾筋膜(图 5-6)。

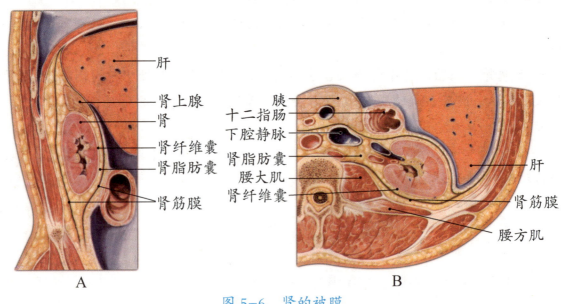

图 5-6　肾的被膜
A. 矢状切;B. 横切面。

1. 纤维囊　为贴附于肾表面的薄层致密结缔组织膜,内含少量弹性纤维。纤维囊与肾连结疏松,易于剥离,但在病理情况下,则与肾实质发生粘连,不易剥离。在肾破裂修复或肾部分切除时,需缝合此膜。

2. 脂肪囊　为包被在纤维囊外周的囊状脂肪层,并通过肾门与肾窦内的脂肪组织相连续。脂肪囊对肾起弹性垫作用。肾囊封闭时,药物即注入此层。

3. 肾筋膜　位于脂肪囊的外面,分前、后两层,包被肾及肾上腺,其间有输尿管通过。肾筋膜向深部发出许多结缔组织小束,穿过脂肪囊与纤维囊相连,对肾有固定作用。

肾的正常位置依赖于肾的被膜以及肾血管、肾的邻近器官、腹膜和腹内压等多种因素维持。当上述因素异常时,则可引起肾下垂或游走肾。

五、肾的微细结构

肾实质含有大量泌尿小管,其间有少量的结缔组织、血管、淋巴管和神经等构成肾间质。泌尿小管是形成尿的结构,它包括肾单位和集合小管 2 部分。

(一)肾单位
肾单位由球形的肾小体和细长而弯曲的肾小管组成,是肾结构和功能的基本单位,每个肾有100万~150万个肾单位(图5-7)。

1. **肾小体** 又称肾小球,位于肾皮质内,呈球形,由血管球与肾小囊2部分组成(图5-8)。

(1)血管球是肾小体内入球微动脉和出球微动脉之间的一团盘曲成球状的毛细血管,并被肾小囊包裹。电镜下,血管球的毛细血管壁极薄,仅有一层内皮细胞及其外面的基膜构成。内皮细胞有很多小孔,直径50~100nm。入球微动脉粗短,出球微动脉细长,故血管球的毛细血管内压较高,有利于原尿的生成。

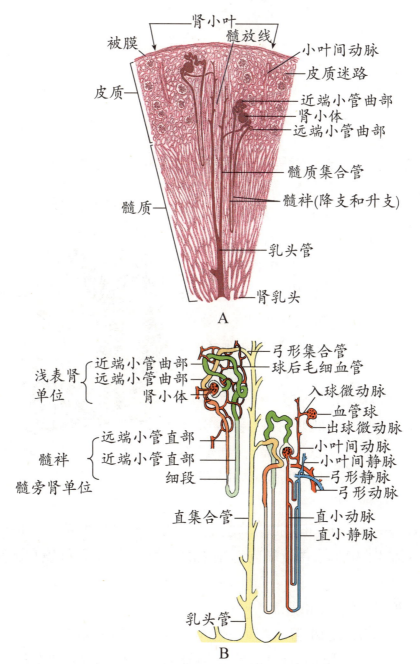

图5-7　肾实质组成、分部与血液循环
A.肾实质组成及其在肾内分布示意图;B.肾实质组成与血液循环示意图。

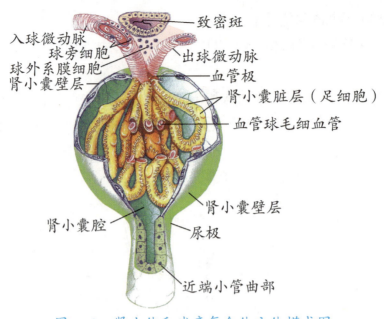

图 5-8　肾小体和球旁复合体立体模式图

（2）肾小囊是肾小管起始部膨大并凹陷而成的杯状双层囊。两层之间的腔隙为肾小囊腔。壁层是单层扁平上皮；脏层的上皮细胞贴附在毛细血管基膜外面，称为足细胞（图5-9）。足细胞的胞体较大，从胞体伸出几个较大的初级突起，初级突起再伸出许多指状的次级突起，相邻的次级突起相互镶嵌，形成栅栏状紧包在毛细血管外面，镶嵌的次级突起间有宽约25nm的裂隙，称为裂孔。孔上覆以薄膜，称为裂孔膜。

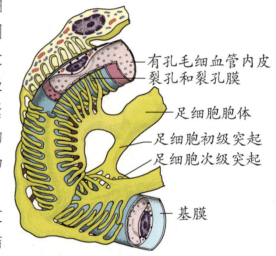

图 5-9　肾血管球毛细血管、基膜和足细胞结构模式图

血液流经血管球，滤出形成原尿，必须经过毛细血管内皮、基膜和足细胞裂孔膜，这3层结构称**滤过膜**（图5-10），亦称**滤过屏障**。若滤过屏障受损，则大分子物质甚至血细胞都可漏入肾小囊腔内，出现蛋白尿或血尿。

2. 肾小管是一条细长而弯曲的单层上皮性管道，与肾小囊壁层相续。根据肾小管各段的形态、结构和功能，由近端向远端依次分为近端小管、细段和远端小管3部分（图5-11）。

（1）近端小管：分为曲部和直部。

1）近端小管曲部（近曲小管）：是肾小管的起始部，与肾小囊腔相连，也是肾小管各段中最粗最长的一段，管腔小而不规则。管壁由单层立方形或锥体状细胞构成，细胞界限不清晰，其游离面的刷状缘为密集排列的微绒毛。

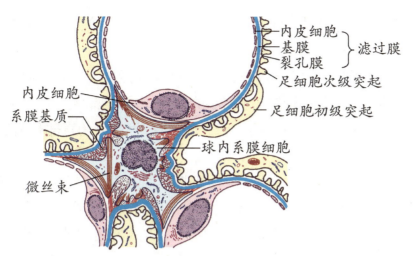

内皮细胞
基膜   滤过膜
裂孔膜
足细胞次级突起
足细胞初级突起
内皮细胞
系膜基质
球内系膜细胞
微丝束

图 5-10   肾小体毛细血管、基膜和球内系膜细胞模式图

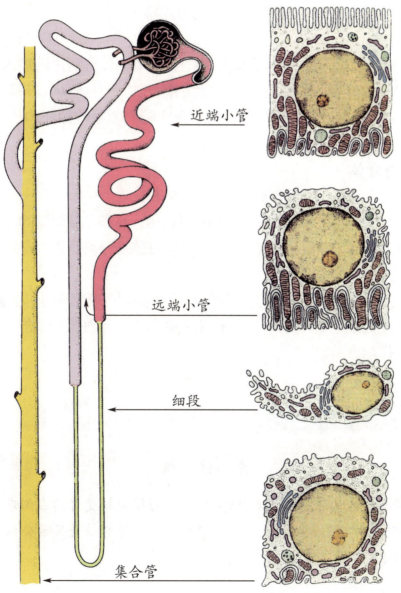

近端小管

远端小管

细段

集合管

图 5-11   泌尿小管各段上皮超微结构模式图

2) 近端小管直部:近侧端与曲部相续,远侧端管径突然变细移行为细段。其结构与曲部相似。

近端小管是原尿重吸收的重要场所,对水、营养物质和部分无机盐有重吸收作用。

(2) 细段:细段管径是肾小管三部中最小的部分,由单层扁平上皮围成。

(3) 远端小管:连接于细段和集合小管之间,按行程可分为直部和曲部,两者都由单层立方上皮构成。

1) 远端小管直部:近侧端与细段相续,远侧端与曲部相连,其管壁上皮的结构与近端小管直部相似。由近端小管直部、细段和远端小管直部共同构成的 U 形结构称**肾单位袢**(髓袢)。肾单位袢的主要功能是减缓原尿在肾小管内的流速,吸收原尿中的水和部分无机盐。

2) 远端小管曲部(远曲小管):比近端小管的曲部短,盘曲于肾小体的附近,管壁上皮细胞的游离面微绒毛短而少,有重吸收水、钠和分泌钾等功能。

(二) 集合小管

集合小管续接远端小管曲部,自肾皮质行向肾髓质,当到达髓质深部后,先后与其他集合小管汇合,最后形成管径较粗的乳头管,开口于肾乳头。其管壁的上皮细胞由单层立方上皮逐渐变为单层柱状上皮。集合小管有重吸收原尿中的水和无机盐的功能。

(三) 球旁复合体

球旁复合体由球旁细胞和致密斑等组成(图 5-8)。

1. 球旁细胞 它是入球微动脉接近血管球处,由入球微动脉管壁的平滑肌变形而成的。细胞呈立方形或多边形,细胞核呈圆形。球旁细胞能分泌肾素。肾素在血液内经过复杂的生化反应后能使血压升高。

2. 致密斑 位于远曲小管与球旁细胞邻接处,是远曲小管管壁上皮细胞变形所形成的椭圆形结构。此处细胞变高变窄,排列紧密,细胞核多位于细胞的顶部。它有调节球旁细胞分泌肾素的作用。

 知识链接

肾 移 植

肾移植是将有功能的肾脏从供者身体取出,并移植到接受者的右侧或左侧的下腹部髂窝处,以代替失去功能的肾脏的一种器官移植手术。肾移植是目前公认的治疗慢性肾功能不全最佳的治疗手段。

第二节 输尿管道

 导学案例

周某,女,已婚。小便次数多、急、痛9天来院就诊。查体:意识清醒,精神欠佳,心、肺正常,会阴部近唇前联合处稍红肿,并有少许分泌物,味腥,余无特殊。辅助检查:血白细胞计数较正常升高1.5倍,尿细菌检查阳性。初步诊断:尿路感染。

请问:1. 尿路指的是哪些结构?

2. 上、下尿路分别指的是什么?

3. 女性为何易发尿路感染?

一、输尿管

输尿管为一对细长的肌性管道,长20~30cm,直径为0.5~1.0cm。输尿管上端与肾盂相续,在腹膜后方,沿腰大肌的前面下行,于小骨盆上口处跨越髂总动脉分叉处的前方入盆腔至膀胱底的外上角,斜穿膀胱壁,开口于膀胱。输尿管全长粗细不均,据其所在部位分为腹段、盆段、壁内段3段。输尿管一般有3处较明显的狭窄:①输尿管起始处;②小骨盆上口处;③斜穿膀胱壁处。当尿路结石下降时,易嵌顿于狭窄处,引起剧烈绞痛(图5-12)。

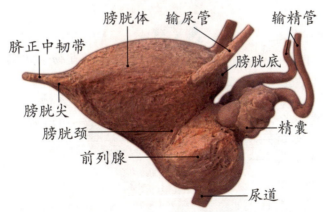

图 5-12 膀胱侧面观(男性)

二、膀胱

膀胱是一个肌性囊状的储尿器官,其形状、大小、位置及壁的厚度均随尿液的充盈程度、年龄、性别不同而异。正常成人膀胱的容量一般为350~500ml,最大容量可达800ml。

新生儿膀胱的容量约为50ml。老年人由于膀胱肌的紧张力降低,容量增大。女性膀胱容量一般较男性小。

（一）形态和位置

1. 形态　膀胱充盈时,略呈卵圆形,膀胱空虚时呈三棱锥形,可分为尖、底、体、颈4部。尖朝向前上方,称膀胱尖;底近似三角形,朝向后下方,称膀胱底;膀胱底与膀胱尖之间的部分称膀胱体;膀胱的最下部称膀胱颈。膀胱颈的下端有尿道内口与尿道相接(图5-13,图5-14)。

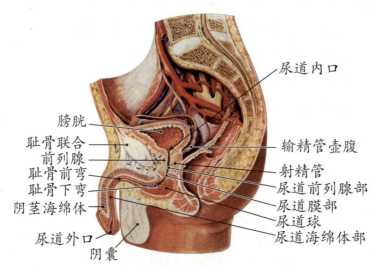

图5-13　膀胱的位置(男性盆腔正中矢状切面)

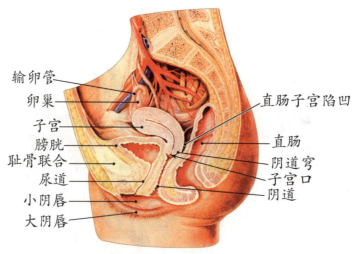

图5-14　膀胱的位置(女性盆腔正中矢状切面)

2. 位置　成人的膀胱位于盆腔的前部,耻骨联合的后方。膀胱空虚时,膀胱尖一般不超过耻骨联合上缘;充盈时,膀胱尖上升至耻骨联合以上,这时由于腹前壁反折向膀胱的腹膜也随之上移,使膀胱的前下壁直接与腹前壁相贴。因此当膀胱充盈时在耻骨联合上缘进行膀胱穿刺,穿刺针可不经腹膜腔直接进入膀胱,以免损伤腹膜。

新生儿膀胱位置比成人的高,大部分位于腹腔内。随着年龄的增长和盆腔的发育膀胱逐渐入盆腔,至青春期达成人位置。老年人因盆底肌肉松弛,膀胱位置则更低。

(二)膀胱壁的结构

膀胱壁的结构分3层,由内向外依次为黏膜、肌层和外膜。

1. 黏膜　黏膜的上皮是变移上皮,膀胱空虚时黏膜由于肌层的收缩而形成许多皱襞,当膀胱充盈时皱襞消失。膀胱底的内面,位于两输尿管口与尿道内口之间的三角形区域,黏膜光滑无皱襞,称**膀胱三角**(图5-15)。由于此区缺少黏膜下层,黏膜与肌层紧密相连,无论膀胱处于空虚还是充盈时,黏膜均保持平滑状态,不形成皱襞,是肿瘤好发部位。两输尿管口之间的横行皱襞称**输尿管间襞**,输尿管间襞呈苍白色,膀胱镜检时,是寻找输尿管口的标志。

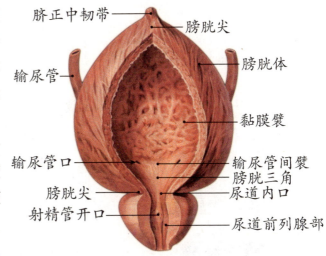

图5-15　膀胱内面观(男性)

标注:脐正中韧带、膀胱尖、输尿管、膀胱体、黏膜襞、输尿管口、输尿管间襞、膀胱三角、膀胱尖、尿道内口、射精管开口、尿道前列腺部

2. 肌层　肌层由平滑肌构成,可分为内纵、中环、外纵,这3层肌束相互交错,共同构成逼尿肌。通常认为在尿道内口处还有环形的膀胱括约肌。

3. 外膜　膀胱的前下部为纤维膜,其他部分为浆膜。

(三)毗邻

膀胱底在男性与精囊腺、输精管末端和直肠相邻,在女性则与子宫颈和阴道相邻。男性的膀胱颈与前列腺相接,女性的膀胱颈直接与尿生殖膈相邻(图5-13,图5-14)。

三、尿　道

男性尿道除有排尿功能外,兼有排精功能,具体见男性生殖系统相关内容。女性尿道短、宽、直,易于扩张,长3~5cm,仅有排尿功能,起于膀胱的尿道内口,经耻骨联合与阴道之间下行,穿过尿生殖膈以尿道外口开口于阴道前庭。穿过尿生殖膈时,周围有尿道阴道括约肌环绕,可控制排尿。由于女性尿道短、宽而直,故易引起逆行性尿路感染。

知识链接

尿　路　结　石

尿路结石是肾结石、输尿管结石、膀胱结石和尿道结石的总称,其中肾和输尿管结石称上尿路结石,膀胱和尿道结石称下尿路结石。尿路结石是很常见的泌尿外科疾病之一。

当尿路结石下降时,常停留或嵌顿于生理狭窄处,即输尿管起始处、小骨盆上口处、斜穿膀胱壁处以及男性尿道的狭窄处,引起剧烈绞痛。

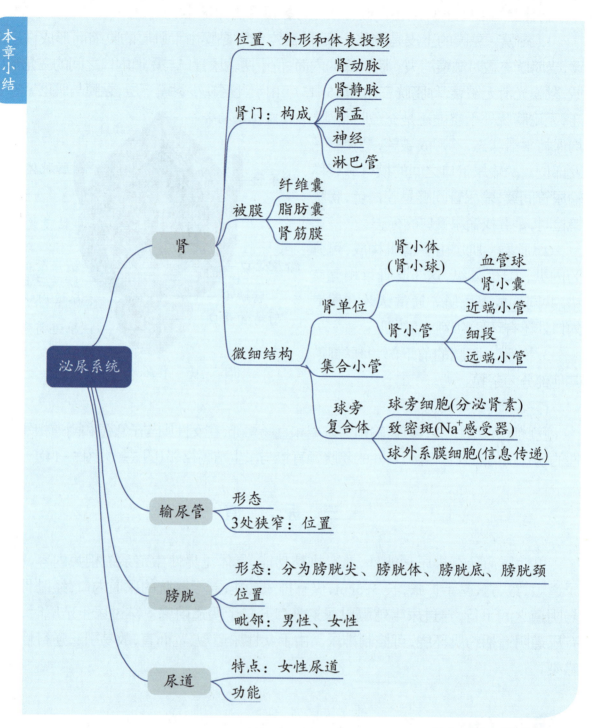

（任　晖　吕香茹）

? 思考题

1. 尿液从哪里产生？经过哪些结构排出体外？

2. 膀胱穿刺时，膀胱应处于什么状态？为什么？

3. 简述女性尿道的特点，解释女性易发生尿路感染的原因。

实践 9 泌尿系统

【实践目的】

1. 能准确辨认泌尿系统的各器官。

2. 能描述肾、输尿管、膀胱的位置、毗邻、形态和结构特点。

3. 能说出肾的被膜、微细结构；指出输尿管的行程、狭窄部位；描述膀胱的形态、位置和毗邻、膀胱三角、输尿管间襞；说出女性尿道的毗邻、特点和开口部位。

【实践材料】

1. 男性、女性泌尿生殖系统概观标本及模型。

2. 离体肾、肾的剖面结构标本及模型。

3. 腹膜后间隙器官模型。

4. 男、女骨盆腔正中矢状切面标本及模型。

5. 离体膀胱标本及模型。

6. 肾切片（实物和 HE 染色）。

7. 显微镜。

【实践学时】 2 学时。

【实践内容及方法】

1. 肾　取男性、女性泌尿生殖系统概观标本、模型、腹膜后间隙器官模型及离体肾观察肾的位置、形态（肾门、肾盂、肾蒂），观察肾的毗邻，理解右肾略低于左肾。

取肾剖面结构标本和模型指认肾皮质、肾髓质、肾锥体、肾柱、肾窦、肾乳头、肾小盏、肾大盏、肾盂。

2. 输尿管　取男性、女性泌尿生殖系统概观标本及模型；男、女骨盆腔正中矢状切面标本及模型；腹膜后间隙器官模型，观察输尿管的行程、分段（腹段、盆段、壁内段），辨认输尿管三处狭窄的位置。

3. 膀胱　取离体膀胱标本及模型；男性、女性泌尿生殖系统概观标本、模型，观察膀胱的位置及男性、女性膀胱的毗邻，指认膀胱体、膀胱底、膀胱颈、膀胱尖，找寻输尿管与膀胱相连的部位以及膀胱与尿道的连接部位。

在膀胱剖面标本上观察膀胱黏膜特点，辨认膀胱三角、输尿管间襞、尿道内口、输尿管开口。

4. 女性尿道 取男、女骨盆腔正中矢状切面标本及模型,观察男性尿道的长度、形态,女性尿道的特点。

5. 肾切片

(1) 肉眼观察:表层染色较深的部分是皮质,深层染色较浅的部分是髓质。

(2) 低倍镜观察:皮质内红色圆形结构是肾小体断面,其周围密集的管腔是近端小管曲部和远端小管曲部。深面无肾小体的部分是髓质,其内的各种管腔是近端小管直部、细段、远端小管直部和集合管的断面。

(3) 高倍镜观察

1) 肾小体:毛细血管球染成红色,管壁难辨认;肾小囊脏层与毛细血管壁紧贴,不易分清,壁层为单层扁平上皮,两层间的透明腔隙为肾小囊腔。

2) 近端小管曲部:染成红色,上皮细胞为锥体形,相邻细胞间的界限不清晰,游离面有红色刷状缘,管腔较小且不规则。

3) 远端小管曲部:染成浅红色,上皮细胞为立方形,细胞界限清晰,管腔较大而规则。

4) 细段:染成淡红色,管壁为单层扁平上皮,管腔小。

5) 集合管:管腔较大,上皮细胞因部位不同可呈立方形或低柱状,界限清楚。

【实践评价】

1. 泌尿系统由(   )、(   )、(   )和(   )组成。

2. 肋脊角是指由(   )和(   )形成的夹角。

3. 肾的被膜由外向内依次是(   )、(   )、(   )。

4. 输尿管连于(   )和(   )。全程分为(   )、(   )、(   )3部。

5. 膀胱在形态上分为(   )、(   )、(   )和(   )4部。

6. 女性尿道的特点是(   ),故临床上女性较男性易发尿路感染。

第六章 | 生殖系统

06章 数字资源

学习目标

1. 能准确说出男性、女性生殖系统的组成；男性尿道的形态、位置；睾丸的形态；卵巢、输卵管的形态；子宫的形态、位置；乳房的形态和结构。
2. 能在标本上指认睾丸、卵巢和输卵管的位置。
3. 能辨认睾丸的结构；男性生殖管道、附属腺和外生殖器；女性外阴。

生殖系统包括男性生殖系统和女性生殖系统，其功能是产生生殖细胞、繁殖后代及分泌性激素。该系统的器官按所在的部位不同可分为**内生殖器**和**外生殖器**。内生殖器多位于盆腔内，包括生殖腺、生殖管道及附属腺；外生殖器则显露于体表。

第一节　男性生殖系统

男性生殖系统的内生殖器由生殖腺（睾丸）、输精管道（附睾、输精管、射精管、尿道）和附属腺（精囊、前列腺、尿道球腺）组成。外生殖器包括阴囊和阴茎（图6-1）。

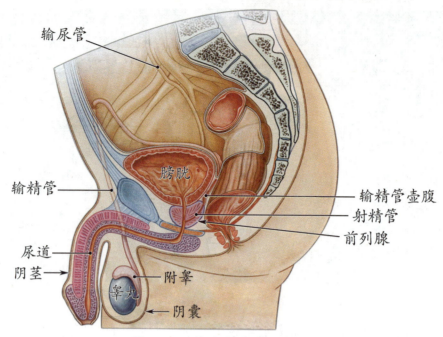

图 6-1　男性生殖系统概观

（图中标注：输尿管、输精管、膀胱、尿道、阴茎、睾丸、附睾、阴囊、输精管壶腹、射精管、前列腺）

 导学案例

　　李某,男性,45 岁。因右侧睾丸痛伴有乏力、消瘦、恶心呕吐到医院就诊。查体发现患者乳房发育,右侧睾丸明显增大,质硬,表面光滑,正常弹性消失,边界清楚,阴囊透光试验阴性,实验室检查示尿中绒毛膜促性腺激素增多,胸片检查无异常。B 超示右侧睾丸均匀性增大,回声增强而不均匀,血流信号强。患者自述半年前已发现右侧睾丸比左侧大些,且不断增大,伴触痛不适,到附近诊所就医,医生告知为附睾炎,给予药物治疗后好转。最近 1 个月患者发觉右侧睾丸还在增大,遂就医。诊断为睾丸癌,住院接受生物免疫疗法治疗两个疗程后病情明显好转。

　　请问:1. 正常男性睾丸的形态是怎样的?

　　2. 李某的乳房发育与睾丸的哪项功能有关?

一、睾　丸

睾丸是男性生殖腺,具有产生精子和分泌雄激素的作用。

（一）睾丸的位置和形态

　　睾丸位于阴囊内,左、右各一,呈扁椭圆形,表面光滑,分为上、下两端,前、后两缘,内、外两侧面。前缘和下端游离,后缘上部有血管、神经和淋巴管等出入并与附睾、输精管起始部相邻,上端被附睾头覆盖。睾丸除后缘外均被覆鞘膜。鞘膜为浆膜,分脏、壁两层,脏层紧贴睾丸表面,壁层贴附于阴囊内面,脏、壁两层在睾丸后缘相互移行,围成一个密闭的腔隙,称**鞘膜腔**。鞘膜腔内含有少量浆液,起润滑作用(图6-2)。

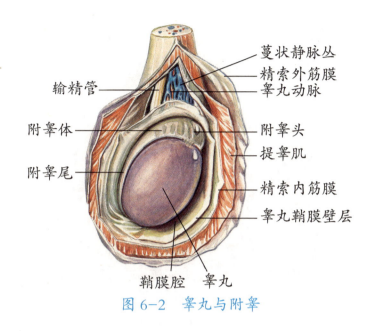

图 6-2　睾丸与附睾

(二)睾丸的结构

睾丸表面被覆一层由致密结缔组织构成的**白膜**。白膜在睾丸后缘增厚形成**睾丸纵隔**。睾丸纵隔又呈放射状伸入睾丸实质,将其分隔成100~200个锥体形的**睾丸小叶**。每个睾丸小叶内含有1~4条弯曲而细长的**生精小管**(图6-3)。生精小管之间的疏松结缔组织称为**睾丸间质**。

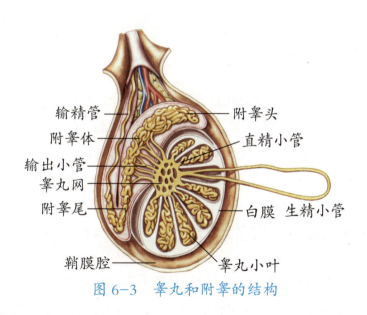

图 6-3　睾丸和附睾的结构

1. 生精小管　是产生精子的场所,主要由生精上皮构成,含大量生精细胞和支持细胞(图6-4)。生精小管在近睾丸纵隔处变为短而直的**直精小管**,而后进入睾丸纵隔并相互吻合成**睾丸网**,从睾丸网发出12~15条**睾丸输出小管**,出睾丸后缘进入附睾。

2. 睾丸间质　为生精小管之间富含血管和淋巴管的疏松结缔组织,内含成群分布的**间质细胞**。间质细胞呈圆形或多边形,体积较大,核圆,居中,胞质呈嗜酸性(图6-4)。间质细胞分泌雄激素。雄激素可促进男性生殖器官的发育和精子的发生,维持第二性征。

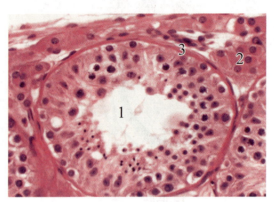

图 6-4　生精小管及睾丸间质
1. 生精小管;2. 睾丸间质细胞;3. 基膜。

二、生 殖 管 道

（一）附睾

附睾贴附于睾丸的上端和后缘,由上向下依次分为**头、体**和**尾** 3 部分(图 6-2)。附睾尾的末端向后上反折移行为输精管。附睾为暂时储存精子的器官,分泌的液体能为精子提供营养,促进精子进一步发育成熟。

（二）输精管和射精管

1. 输精管　起于附睾尾,长约 50cm,管壁较厚,活体触摸时呈细的圆索状。输精管行程较长,全程可分为**睾丸部、精索部、腹股沟管部**和**盆部**。其中精索部位于睾丸上端与腹股沟管皮下环之间,此段位置表浅,容易触及,输精管结扎术常在此进行。盆部始于腹股沟管腹环,沿盆腔侧壁向后下至膀胱底的后面,在精囊的内侧膨大形成**输精管壶腹**。壶腹末端变细,穿过前列腺,与同侧精囊的输出管汇合成**射精管**。

2. 射精管　由输精管末端和精囊的输出管汇合而成,长约 2cm,斜穿前列腺实质,开口于尿道前列腺部。

精索为一对柔软的圆索状结构,从腹股沟管腹环穿经腹股沟管,出皮下环后延至睾丸上端。其内主要有输精管、睾丸动脉、蔓状静脉丛、神经和淋巴管等结构,外包三层被膜。蔓状静脉丛的扩张、迂曲可影响精子的产生和精液的质量,是男性不育症的因素之一。

男性绝育术——输精管结扎术

输精管结扎术是男性绝育术的一种。输精管精索部比较表浅,通过皮肤可将其固定。在阴囊两侧,血管稀疏的部位做浸润麻醉;切开皮肤,提出并游离输精管,在稍远离附睾处剪断输精管,切除约 0.8cm,分别结扎两断端并包埋;检查无出血,再缝合皮肤。该手术简便、安全,只要严格遵照无菌操作技术及手术规程,并发症极少发生;并发症一旦发生,若能及时发现,给予适当处理也能得到妥善解决。常见的并发症有出血、感染、痛性结节及附睾淤积症等。

三、附 属 腺

(一)前列腺

前列腺是不成对的实质性器官,位于膀胱颈和尿生殖膈之间,中央有尿道穿过(图6-5)。前列腺呈前后略扁的栗子形,上端宽大称**前列腺底**,下端尖细称**前列腺尖**,底和尖之间的部分称为**前列腺体**。体的后面平坦,中间有一纵形浅沟,为前列腺沟。活体直肠指诊可触及此沟,患前列腺炎或前列腺肥大时,此沟变浅或消失。

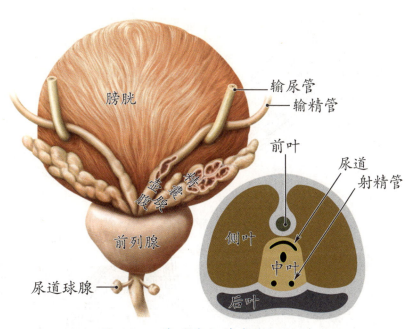

图 6-5 前列腺与精囊(后面观)

前列腺由腺组织、平滑肌和结缔组织等构成,表面包有坚韧的前列腺囊。小儿的前列腺甚小,腺组织不发育。青春期腺组织迅速生长。老年期腺组织退化萎缩,如腺内结缔组织增生,则形成前列腺肥大,可压迫尿道,引起排尿困难或尿潴留。前列腺的分泌物是精液的主要组成成分。

（二）精囊和尿道球腺

1. 精囊　又称精囊腺，位于膀胱底后面，输精管壶腹的外侧，左右各一，为扁椭圆形囊状器官，其输出管与输精管末端汇合成射精管。该腺分泌的黄色黏稠液体是精液的主要成分。

2. 尿道球腺　是一对豌豆大的球形小腺体，位于尿生殖膈内，以细长的排泄管开口于尿道球部，其分泌物参与精液的组成。

精液主要由附属腺体的分泌物与精子混合而成。精液呈乳白色，弱碱性，适于精子的生存和活动。正常成年男性每次射精 2~5ml。输精管结扎后，阻断了精子的排出路径，但附属腺体分泌物的排出和雄激素的释放不受影响，射精时仍可有不含精子的精液排出。

四、外生殖器

（一）阴囊

阴囊是位于阴茎后下方的皮肤囊袋。阴囊壁由皮肤、肉膜、精索外筋膜、提睾肌和精索内筋膜组成。阴囊皮肤薄而柔软，颜色深暗，无皮下脂肪。**肉膜**是阴囊的浅筋膜，含平滑肌纤维，随外界温度变化而舒缩，以调节阴囊内的温度，有利于精子的发育和生存（图6-6）。肉膜在正中线上形成阴囊中隔将阴囊腔分为两半，分别容纳两侧的睾丸和附睾等。

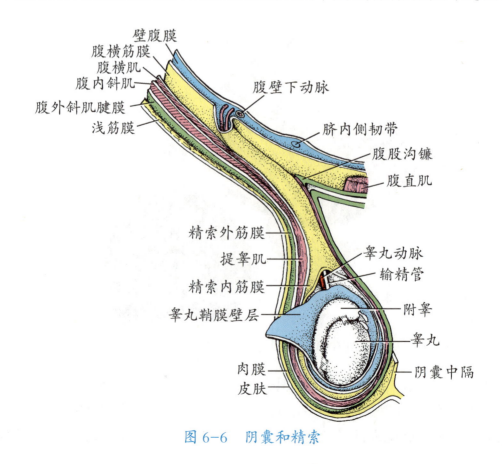

图6-6　阴囊和精索

（二）阴茎

阴茎由前至后可分为头、体和根3部分（图6-7）。后端为阴茎根，固定于耻骨下支和坐骨支。中部为阴茎体，呈圆柱形，悬垂于耻骨联合的前下方。前端膨大为阴茎头，末端有矢状位的尿道外口。

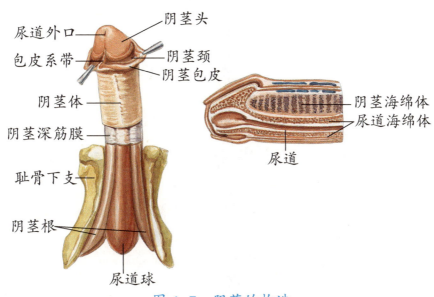

图6-7　阴茎的构造

阴茎由两条阴茎海绵体和一条尿道海绵体构成，外包筋膜和皮肤。**阴茎海绵体**位于阴茎的背侧，左右各一。前端左右两侧紧密结合，变细嵌入阴茎头后面的凹陷内。后端两侧分开，分别附着于两侧的耻骨下支和坐骨支。**尿道海绵体**位于阴茎海绵体的腹侧，有尿道贯穿其全长，前端膨大即阴茎头，后端膨大形成尿道球。

阴茎三个海绵体外面共同包有阴茎深、浅筋膜和皮肤。阴茎的皮肤薄而柔软，富有伸展性。皮肤在阴茎头处反折形成双层的皮肤皱襞，包绕阴茎头，称**阴茎包皮**。在阴茎头腹侧中线上，包皮与尿道外口下端连有皮肤皱襞，称**包皮系带**。在做包皮环切手术时，注意勿伤及包皮系带。幼儿时期包皮较长，包绕整个阴茎头，随年龄增长，包皮逐渐退缩。若成年后包皮过长，包皮与阴茎头之间易积存包皮垢，容易引起炎症或诱发阴茎癌。

五、男性尿道

男性尿道起自膀胱的尿道内口，终于阴茎头的尿道外口，成人长16~22cm，管径平均为5~7mm，兼有排尿和排精功能。男性尿道由上而下可分为**前列腺部**、**膜部**和**海绵体部**。临床上将前列腺部和膜部合称为**后尿道**，将海绵体部称为**前尿道**（图6-8，图6-9）。

（一）前列腺部

前列腺部为尿道穿经前列腺的部分，长约3cm，管径粗，是尿道中最宽和最易扩张的部分。其后壁上有射精管和多个前列腺输出管的开口。

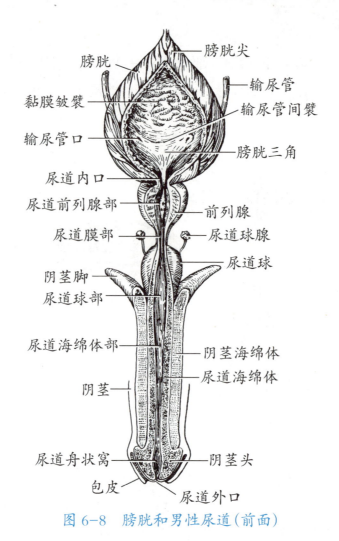

图 6-8　膀胱和男性尿道(前面)

膀胱尖
膀胱
黏膜皱襞
输尿管口
尿道内口
尿道前列腺部
尿道膜部
阴茎脚
尿道球部
尿道海绵体部
阴茎
尿道舟状窝
包皮
输尿管
输尿管间襞
膀胱三角
前列腺
尿道球腺
尿道球
阴茎海绵体
尿道海绵体
阴茎头
尿道外口

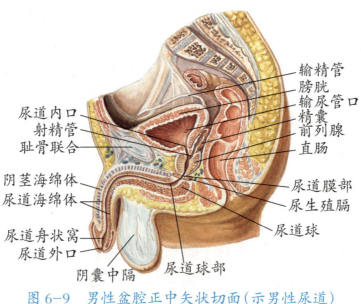

图 6-9　男性盆腔正中矢状切面(示男性尿道)

尿道内口
射精管
耻骨联合
阴茎海绵体
尿道海绵体
尿道舟状窝
尿道外口
阴囊中隔
尿道球部
输精管
膀胱
输尿管口
精囊
前列腺
直肠
尿道膜部
尿生殖膈
尿道球

(二)膜部

膜部为尿道穿经尿生殖膈的部分,短而窄,长约 1.5cm,是三部分中最短的部分,其周围有尿道膜部括约肌环绕,此肌的随意收缩可控制排尿。此部分位置较固定,外伤性尿道断裂易发生于膜部。

（三）海绵体部

海绵体部为尿道穿经尿道海绵体的部分，长 12~17cm。其起始部较膨大，称尿道球部，有尿道球腺开口。

男性尿道有**三处狭窄**、**三处扩大**和**两个弯曲**。三处狭窄分别位于**尿道内口**、**尿道膜部**和**尿道外口**。其中尿道外口最狭窄，尿道结石易滞留于狭窄处。三处扩大分别位于**前列腺部**、**尿道球部**和**舟状窝**。阴茎自然悬垂时，尿道有两个弯曲，一个弯曲位于耻骨联合下方 2cm 处，凹向前上，由前列腺部、膜部和海绵体部的起始段围成，称**耻骨下弯**。此弯曲恒定，不可改变。另一个弯曲在耻骨联合前下方，凹向后下，在阴茎根与阴茎体之间，称**耻骨前弯**。此弯在阴茎上提时可减小或消失。

第二节　女性生殖系统

女性生殖系统包括内生殖器和外生殖器两部分。内生殖器包括生殖腺（卵巢）、输卵管道（输卵管、子宫、阴道）和附属腺（前庭大腺）；外生殖器即女阴（图 6-10）。

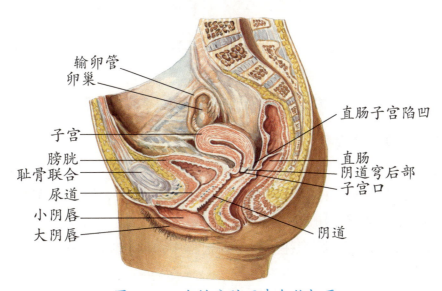

图 6-10　女性盆腔正中矢状切面

 导学案例

王某，女性，26 岁，已婚未育。平素月经规律，停经 48 天，阴道少量出血 2 天，今晨突然出现右下腹撕裂样疼痛，面色苍白。经检查 HCG（+），B 超示宫内未见明显孕囊。

请问：1. 该患者初步考虑什么疾病？

2. 需要进行哪些处理？

一、卵　　巢

卵巢是女性生殖腺,其功能是产生卵子,分泌雌激素和孕激素。

(一) 卵巢的形态、位置

卵巢左右各一,位于盆腔侧壁、髂总动脉分叉处的稍下方。卵巢呈灰红色,扁卵圆形。成年女性的卵巢约为 4cm×3cm×2cm,卵巢的大小和形态随年龄而变化:性成熟前卵巢较小,表面光滑;性成熟期卵巢最大,由于多次排卵,卵巢表面凹凸不平;35~40 岁卵巢开始缩小,50 岁以后卵巢随月经停止而逐渐萎缩(图 6-11)。

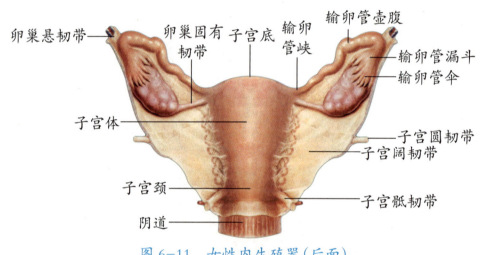

图 6-11　女性内生殖器(后面)

(二) 卵巢的微细结构

卵巢表面覆有单层立方上皮或单层扁平上皮,上皮深面有一薄层致密结缔组织,称白膜。卵巢实质可分为两部分:周围部为**皮质**,由不同发育阶段的卵泡、黄体、白体和闭锁卵泡等构成;中央部为**髓质**,由疏松结缔组织构成(图 6-12)。

1. 卵泡及其发育过程　卵泡在生长发育过程中,其结构发生一系列变化,一般可分为以下 4 个阶段:

(1) 原始卵泡:位于皮质的浅层,体积小、数量多。原始卵泡中央是一个较大的初级卵母细胞,周围是一层小而扁平的卵泡细胞。卵泡细胞对卵母细胞起支持和营养等作用。在青春期时,两侧卵巢大约有 4 万个原始卵泡。

(2) 初级卵泡:从青春期开始,在卵泡刺激素作用下,部分原始卵泡开始生长发育。卵泡细胞由扁平变为立方形或柱状,并逐渐分裂增生,由单层增至多层;初级卵母细胞不断增大,在初级卵母细胞与卵泡细胞之间出现一层均质状、嗜酸性的物质,称**透明带**。靠近透明带的一层卵泡细胞增大变为高柱状,呈放射状排列,称**放射冠**。随着卵泡生长发育,其周围的结缔组织形成卵泡膜包围卵泡。

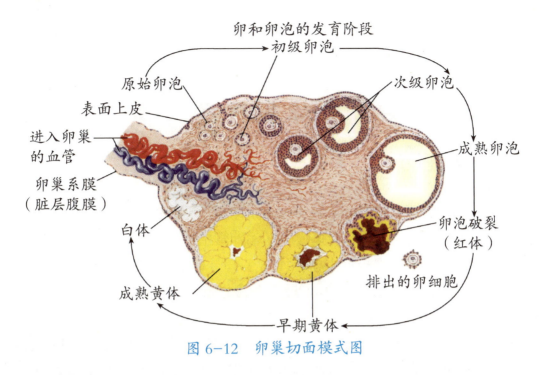

图 6-12　卵巢切面模式图

（3）次级卵泡：由初级卵泡发育形成。随着卵泡细胞的层数进一步增多，卵泡细胞间出现一些含有液体的小腔隙，以后逐渐扩大融合成一个大腔，称**卵泡腔**，腔内充满卵泡液。随着卵泡的不断增长，卵泡腔增大，卵泡液增多，初级卵母细胞、透明带及其周围的卵泡细胞被推向一侧，突入卵泡腔中，形成**卵丘**。位于卵泡腔周围的卵泡细胞构成卵泡壁，称**颗粒层**，卵泡细胞改称**颗粒细胞**。卵泡膜分化为内、外两层，内层含多边形的膜细胞。颗粒细胞和卵泡膜细胞联合分泌雌激素。初级卵泡和次级卵泡合称**生长卵泡**。

（4）成熟卵泡：生长卵泡发育到最后阶段即为成熟卵泡。此时，卵泡细胞停止增殖，但卵泡液继续增多，卵泡壁越来越薄，并凸向卵巢表面。排卵前 36~48h，初级卵母细胞完成第 1 次成熟分裂，形成 1 个**次级卵母细胞**，待受精时完成第 2 次成熟分裂。生长卵泡和成熟卵泡具有内分泌功能，可分泌雌激素。

在每个月经周期中，有数十个原始卵泡生长发育，通常只有 1 个卵泡发育成熟并且排卵。其余卵泡在不同发育阶段退化，形成**闭锁卵泡**。

2. 排卵　由于成熟卵泡的卵泡液剧增，卵泡腔内压力增高，卵泡向卵巢表面突出，卵泡壁破裂，次级卵母细胞连同周围的透明带、放射冠和卵泡液一起脱离卵巢，排入腹膜腔，这一过程称为**排卵**。

从青春期至绝经期，一般每隔 28 天排卵一次，通常是左右卵巢交替排卵。女性一生中排 400~500 个卵。排卵后的卵巢表面裂口 2~4 天即可修复。

3. 黄体的形成和退化　排卵后，残留在卵巢内的卵泡壁塌陷，卵泡膜和血管也随之陷入，在黄体生成素作用下，发育成一个体积较大、富含毛细血管的内分泌细胞团，新鲜时为黄色，故称**黄体**。黄体可分泌雌激素和孕激素。黄体存在时间的长短取决于排出的卵是否受精。若排出的卵未受精，黄体维持 2 周左右即萎缩退化，称**月经黄体**。若排出的卵受精,黄体继续发育增大,可维持约6个月,称**妊娠黄体**。黄体退化后被结缔组织代替,称**白体**。

二、输卵管道

输卵管道包括输卵管、子宫和阴道。

(一)输卵管

输卵管是一对弯曲的肌性管道,长10~14cm,位于子宫底的两侧,内侧端与子宫腔相通,外侧端到达卵巢的上方,开口于腹膜腔。输卵管由内侧向外侧可分为4部分:①**子宫部**,是输卵管穿过子宫壁的一段,以输卵管子宫口开口于子宫腔。②**峡部**,是输卵管子宫部向外侧延伸的部分,此部分短直而狭细,血管分布少,是输卵管结扎术的常选部位。③**壶腹部**,约占输卵管全长的2/3,管径粗而弯曲,卵子多在此受精。④**漏斗部**,为输卵管外侧端的膨大部分,形似漏斗;漏斗的底有输卵管腹腔口,开口于腹膜腔,卵细胞经此口进入输卵管。漏斗的周缘有许多指状突起,称为**输卵管伞**,是临床上识别输卵管的标志(图6-11)。输卵管常因阴道、子宫的上行感染或腹膜腔的炎症而受累,可导致输卵管狭窄、阻塞,导致不孕或宫外孕。临床上将输卵管和卵巢合称为子宫附件。

 知识链接

输卵管因素宫外孕

输卵管不仅是卵子运行的管道,其壶腹部又是成熟卵子与精子相遇受精的部位。因此输卵管如有病变,则直接影响女性受孕妊娠。其中慢性输卵管炎引起的不孕占1/3~1/2,其原因是输卵管变形、堵塞以及与周围组织粘连,甚至形成瘢痕,使输卵管管壁僵硬,影响输卵管蠕动。同时,因炎症损伤输卵管黏膜,影响纤毛摆动,导致精子通过障碍,从而导致输卵管对卵子的摄取及输送障碍,使两性生殖细胞不能相遇结合,或者能相遇并受精但无法着床于子宫内膜而导致宫外孕。

(二)子宫

从青春期到更年期,子宫内膜受卵巢激素的影响,呈周期性改变并出现月经。受孕时,子宫是精子到达输卵管的通道;受孕后,子宫为孕育胎儿的场所;分娩时,通过子宫收缩,将胎儿及其附属物娩出。

1. 子宫的形态和分部　子宫为壁厚腔小的肌性器官,呈前后略扁、倒置的梨形,两侧与输卵管相连,向下连于阴道,可分为**子宫底**、**子宫体**和**子宫颈**3部分。位于两侧输卵管子宫口水平以上隆凸的部分为子宫底;下段窄细呈圆柱状的部分为**子宫颈**,子宫颈的下端深入阴道内,称子宫颈阴道部,子宫颈阴道部是炎症和肿瘤的多发部位,子宫颈位于阴道上方的部分称子宫颈阴道上部;子宫颈与子宫底之间的部分称子宫体(图 6-13)。子宫颈与子宫体交界处缩窄,称**子宫峡**,子宫峡长约 1cm,未妊娠的子宫,此部分不甚明显,在妊娠期间子宫峡可逐渐伸展变长,至妊娠末期可达 7~11cm,峡壁变薄,故产科常在此行剖宫产术(图 6-14)。

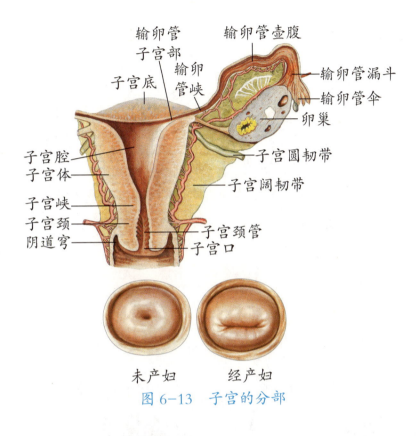

图 6-13　子宫的分部

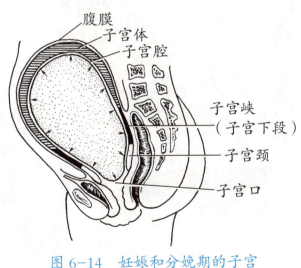

图 6-14　妊娠和分娩期的子宫

子宫内腔可分为**子宫腔**和**子宫颈管**。子宫腔呈倒三角形,两侧与输卵管相通,向下通子宫颈管。子宫颈管呈梭形,下口通阴道,称子宫口。未产妇的子宫口为圆形,边缘整齐光滑,经产妇子宫口变为横裂状(图6-13)。

2. 子宫的位置及固定装置

(1) 位置:子宫位于盆腔中央部,膀胱与直肠之间。成年女子的正常子宫呈**前倾前屈位**(图6-15)。前倾是指子宫长轴与阴道长轴之间形成一个向前开放的钝角;前屈是指子宫体与子宫颈构成的凹向前的角。子宫位置可随膀胱与直肠的充盈程度或体位改变而变化。

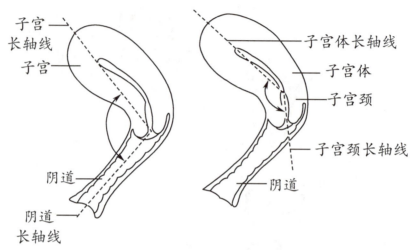

图 6-15　子宫前倾、前屈位示意图

(2) 固定装置:维持子宫正常位置的韧带主要有4对(图6-16)。

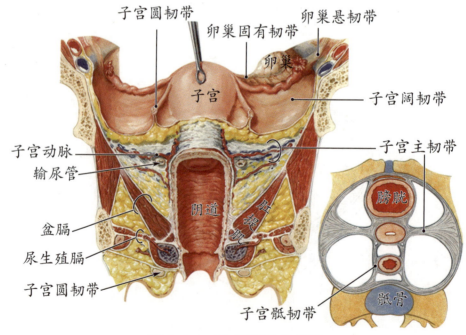

图 6-16　子宫的固定装置

1) 子宫阔韧带:自子宫两侧缘延伸至骨盆侧壁的双层腹膜皱襞,此韧带可限制子宫向两侧移动。

2）子宫圆韧带：呈圆索状，由结缔组织和平滑肌构成，起于输卵管与子宫连接处前面的下方，向前向外延续，通过腹股沟管止于大阴唇的皮下，是维持子宫前倾的主要结构。

3）子宫主韧带：位于子宫阔韧带下部，由子宫颈连于骨盆侧壁，有固定子宫颈、防止子宫下垂的作用。

4）子宫骶韧带：由结缔组织和平滑肌构成，起自子宫颈的后面，向后绕过直肠两侧，固定于骶骨前面，是维持子宫前屈的重要韧带。

子宫正常位置主要依赖于盆底肌的承托和韧带的牵引与固定。如果这些结构损伤或松弛，可导致子宫位置异常。

3. 子宫壁的结构　子宫壁很厚，从内向外可分为内膜、肌层和外膜 3 层（图 6-17）。

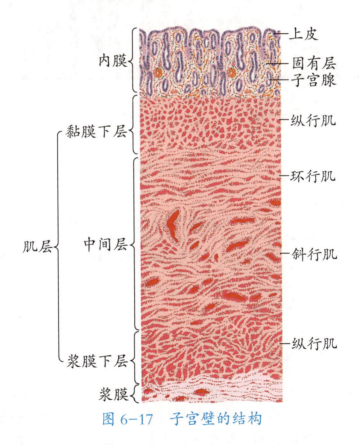

图 6-17　子宫壁的结构

（1）内膜：即子宫黏膜，由上皮和固有层构成。上皮为单层柱状上皮。固有层较厚，含有管状子宫腺和弯曲的**螺旋动脉**。子宫内膜的浅层(**功能层**)，自青春期开始，在卵巢分泌激素的作用下，发生周期性剥脱形成月经；子宫内膜的深层(**基底层**)不发生周期性脱落，有增生并修复功能层的作用。

（2）肌层：很厚，由大量的平滑肌和少量的结缔组织构成，富有舒缩性。

（3）外膜：大部分为浆膜，只有子宫颈部分为纤维膜。

4. 子宫内膜的周期性变化　自青春期到绝经期，在卵巢分泌的雌激素和孕激素作用下,子宫内膜呈现周期性变化,即每28天左右发生一次内膜剥脱、出血、增生及修复的过程,称**月经周期**。根据子宫内膜的变化特点,月经周期可分为**增生期**、**分泌期**和**月经期**3个阶段。子宫内膜与卵巢的周期性变化关系见图6-18及表6-1。

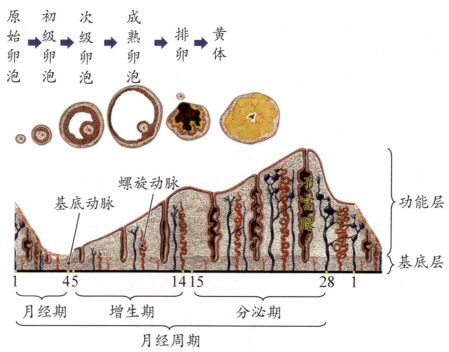

图6-18 子宫内膜周期性变化与卵巢周期性变化的关系示意图

表6-1 子宫内膜与卵巢的周期性变化关系

	增生期(5~14d)	分泌期(15~28d)	月经期(1~4d)
卵巢的变化	卵泡处于生长发育阶段,雌激素分泌增多,增生末期卵泡趋于成熟并排卵	已经排卵,黄体逐渐形成	黄体退化,雌激素和孕激素水平急剧下降
子宫内膜	厚,子宫腺增多,螺旋动脉增长并弯曲,子宫内膜功能层修复、增生	子宫内膜继续增厚,子宫腺弯曲,腔内充满分泌物,螺旋动脉迂曲、充血,适于胚泡的植入与发育。若妊娠,内膜继续增厚,否则黄体退化,内膜于第28天开始脱落,进入月经期	螺旋动脉持续收缩,内膜功能层缺血坏死,继而螺旋动脉突然短暂扩张,功能层血管破裂、出血,与坏死的功能层经阴道排出,即月经

(三) 阴道

阴道为连接子宫和外生殖器的肌性管道,是导入精液、排出月经和娩出胎儿的通道。

1. 阴道的位置和形态　阴道位于盆腔中央,前面与膀胱和尿道相邻,后面贴近直肠。阴道壁薄,富有伸展性,其前壁较短,后壁较长,前后壁常处于相贴状态。阴道上端较宽阔,包绕子宫颈阴道部,在子宫颈周围形成环状间隙,称阴道穹。阴道穹后部最深,与直肠子宫陷凹仅隔有阴道壁和腹膜。临床上,当陷凹内有积血积液时,可经阴道穹后部进行穿刺或引流,以协助诊断和治疗。阴道下端较狭窄,以阴道口开口于阴道前庭。处女的阴道口周围有处女膜附着,处女膜破裂后,阴道口周围留有处女膜痕。

2. 阴道黏膜的结构特点　阴道黏膜形成许多横行皱襞,阴道下部的皱襞密而高,少女更为明显,黏膜上皮为未角化的复层扁平上皮。阴道上皮与子宫内膜一样,受雌激素影响,发生周期性改变。雌激素分泌量增高时,阴道上皮角化细胞增多。因此,将脱落的阴道上皮细胞做涂片染色检查是了解卵巢功能的方法之一。

三、女 性 外 阴

女性的外生殖器又称女阴,包括阴阜、大阴唇、小阴唇、阴蒂和阴道前庭等结构(图6-19)。

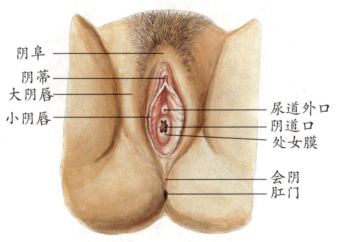

图 6-19　女性外生殖器

阴阜为耻骨联合前方的隆起,富含皮下脂肪,性成熟期被覆阴毛。**大阴唇**为一对纵行隆起的皮肤皱襞。**小阴唇**为位于大阴唇内侧的一对较薄的皮肤皱襞,表面无毛且光滑,两侧小阴唇之间的裂隙称**阴道前庭**。阴道前庭前方有尿道外口,后方有阴道口。在处女的阴道口有处女膜。个别人处女膜厚而无孔,称处女膜闭锁或无孔处女膜,需手术治疗。**阴蒂**位于两侧小阴唇前端,有丰富的感觉神经末梢,感觉敏锐。**前庭大腺**为女性附属腺体,左右各一,形如豌豆,位于阴道口后外侧的深面,借导管开口于阴道前庭,能分泌黏液,润滑阴道口。

第三节　乳房和会阴

一、乳　房

男性乳房不发育；女性乳房是授乳器官。

(一)乳房的位置和形态

乳房位于胸大肌的前面。成年女性乳房呈半球形，紧张而有弹性。乳房的中央有**乳头**，乳头顶端有输乳管开口。乳头周围的环形色素沉着区称**乳晕**。乳头和乳晕的皮肤薄弱，容易损伤而导致感染(图6-20)。

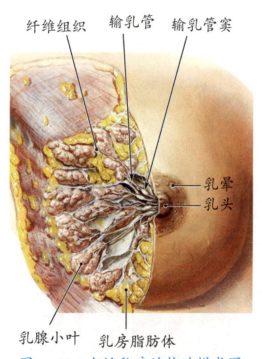

图 6-20　女性乳房的构造模式图

(二)乳房的内部构造

乳房的表面覆盖皮肤，内部主要由乳腺和脂肪组织构成。脂肪组织向乳腺深部发出许多小隔，将乳腺实质分隔成15~20个**乳腺叶**，每个乳腺叶又分为若干个**乳腺小叶**。乳腺叶以乳头为中心呈放射状排列，每个乳腺叶内都借一条输乳管排泄乳汁，输乳管开口于乳头。乳房手术时，宜采用放射状切口，以减少对输乳管及乳腺叶的损伤(图6-21)。

乳腺位于胸肌筋膜和皮肤之间，乳房表面的皮肤与胸肌筋膜、乳腺之间连有许多结缔组织小束，称乳房悬韧带(Cooper韧带)，对乳腺有支持作用。患乳腺癌时，乳房表面的皮肤形成许多小凹陷，形如"橘皮"样，是诊断乳腺癌的体征之一。

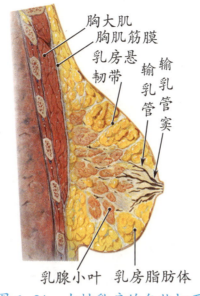

图 6-21　女性乳房的矢状切面

二、会　阴

会阴有广义和狭义之分。广义会阴是指封闭小骨盆下口的所有软组织,呈菱形,前方在男性有尿道通过,在女性有尿道、阴道通过;后方有肛管通过(图 6-22)。

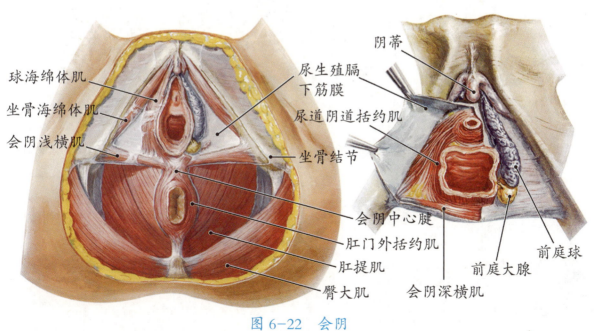

图 6-22　会阴

狭义会阴(产科会阴)是指肛门与外生殖器之间狭小区域的软组织。狭义会阴在产科分娩时伸展、扩张较大,结构变薄,助产时要注意保护,避免撕裂。

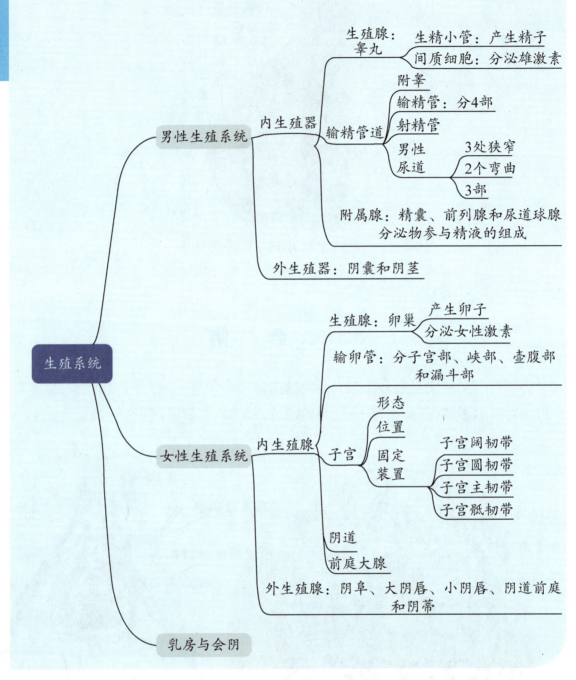

生殖系统

男性生殖系统

内生殖器

生殖腺：睾丸 ── 生精小管：产生精子
　　　　　　　　间质细胞：分泌雄激素

输精管道 ── 附睾
　　　　　　 输精管：分4部
　　　　　　 射精管
　　　　　　 男性尿道 ── 3处狭窄
　　　　　　　　　　　　 2个弯曲
　　　　　　　　　　　　 3部

附属腺：精囊、前列腺和尿道球腺
　　　　分泌物参与精液的组成

外生殖器：阴囊和阴茎

女性生殖系统

内生殖腺

生殖腺：卵巢 ── 产生卵子
　　　　　　　　分泌女性激素

输卵管：分子宫部、峡部、壶腹部
　　　　和漏斗部

子宫 ── 形态
　　　　位置
　　　　固定装置 ── 子宫阔韧带
　　　　　　　　　　子宫圆韧带
　　　　　　　　　　子宫主韧带
　　　　　　　　　　子宫骶韧带

阴道
前庭大腺

外生殖腺：阴阜、大阴唇、小阴唇、阴道前庭
　　　　　和阴蒂

乳房与会阴

（刘殿辉　庄　园）

 思考题

1. 男性内生殖器包括哪些？试述男性精子排出体外需要经过哪些器官？

2. 女性内生殖器包括哪些？分析宫外孕可能会发生在何处？

3. 产科会阴有何临床意义？

实践 10　生 殖 系 统

【实践目的】

1. 学会男女内外生殖系统的区分。

2. 能辨认并描述睾丸、前列腺、卵巢的位置、形态；说出男性尿道的分部及狭窄和弯曲部位；描述输卵管的形态、分部。

3. 能描述子宫的位置、形态、分部及子宫颈的位置和毗邻。

【实践材料】

1. 男性、女性生殖系统全貌标本。

2. 男性、女性盆腔正中矢状切面标本、模型。

3. 男性、女性生殖系统离体标本。

4. 男性、女性生殖系统模型。

5. 睾丸、附睾和阴茎剖开标本。

6. 女性盆腔标本。

7. 女性内生殖器解剖标本。

8. 女性外生殖器标本。

9. 女性乳房解剖标本。

10. 男、女会阴肌标本。

11. 睾丸、卵巢和子宫壁组织切片（HE 染色）。

【实践学时】　2 学时。

【实践内容及方法】

1. 男性生殖器

（1）睾丸和附睾：取男性生殖器标本，观察睾丸和附睾的位置、形态，辨认附睾的头、体、尾 3 部分。

（2）输精管、射精管和精索：在男性生殖器标本上观察输精管的行程和分部。取男性生殖器解剖和离体标本，辨认精索部的位置、射精管的位置及尿道的前列腺部。

（3）前列腺、精囊和尿道球腺：取男性骨盆正中矢状切面和男性生殖器离体标本，观察前列腺、精囊和尿道球腺的位置和形态，注意输精管壶腹、精囊腺及前列腺与直肠的位置关系。

（4）阴囊和阴茎

1）阴囊：观察其位置、形态和结构层次，注意阴囊的内容物。

2）阴茎：取阴茎剖开标本，观察阴茎的形态、结构，注意阴茎包皮的特点和包皮系带。

（5）男性尿道：取男性盆腔正中矢状切面标本，观察男性尿道的分部、狭窄和弯曲。注意观察尿道内口、尿道膜部和尿道外口的狭窄。

2. 女性生殖器

(1) 卵巢和输卵管：取女性盆腔解剖标本、内生殖器离体标本，观察卵巢在盆腔内的位置形态，观察输卵管的位置、形态和分部，辨认输卵管伞。

(2) 子宫、阴道：取女性盆腔解剖标本、女性盆腔正中矢状切面标本、内生殖器离体标本，观察子宫的分部、子宫腔和子宫颈管的形态及相互关系；寻找子宫固定装置；观察阴道形态、位置、开口及阴道穹，注意阴道后穹与直肠的毗邻关系。

(3) 外生殖器：观察大小阴唇、阴道前庭、阴蒂等，注意尿道外口和阴道口的位置关系。

(4) 乳房：取乳房标本或模型，观察女性乳房的位置、形态和结构，注意乳房悬韧带和输乳管、乳腺叶的排列走向。

(5) 会阴：取会阴部标本，观察广义和狭义会阴的范围。

3. 生殖系统的微细结构

(1) 睾丸切片

1) 肉眼观：中央实质，周边白膜。

2) 低倍镜观察：实质内的精曲小管及睾丸间质。

3) 高倍镜观察：精曲小管管壁、管腔，基膜处的精原细胞及管腔侧的蝌蚪形精子。

(2) 卵巢切片

1) 低倍镜观察：中央髓质，外周皮质。

2) 高倍镜观察：各个阶段的卵泡。位于卵巢皮质浅层的原始卵泡，卵母细胞大而圆，细胞核大，核仁明显；大小、形态不一的生长卵泡，有透明带、放射冠；突向卵巢表面的成熟卵泡，体积最大。

(3) 子宫壁切片

1) 肉眼观：壁厚，染成蓝紫色的子宫内膜，红色的主要为子宫肌层。

2) 低倍镜观察：上皮深面固有层内的子宫腺；子宫内膜固有膜内的螺旋动脉；子宫平滑肌。

【实践评价】

1. 男性尿道的两处弯曲，上部的称(   )，下部的称(   )。

2. 精索内的结构主要有(   )、(   )和(   )。

3. 辨认输卵管的标志是(   )。

4. 子宫可分为(   )、(   )和(   )3部分。

第七章 | 脉管系统

07章 数字资源

学习目标

1. 能说出脉管系统的组成及功能；血液循环、体循环和肺循环的概念及其循环途径和意义；心的位置、外形和毗邻，心腔结构，心壁结构与传导系统，心的体表投影；心包。
2. 能描述血管的分类和结构特点；肺循环的血管；心的血管；体循环的动脉；体循环的静脉；淋巴器官。
3. 能在标本或模型上指认主要的浅静脉。

第一节 概 述

脉管系统是一系列连续而封闭的管道系统，分为心血管系统和淋巴系统。心血管系统由心、动脉、毛细血管和静脉组成，淋巴系统由淋巴管道、淋巴组织和淋巴器官组成。

一、心血管系统的组成

心血管系统由心、血管组成。血管分为动脉、毛细血管、静脉3类。

1. 心 主要由心肌构成，是连接动静脉的枢纽和心血管系统的"动力泵"。心内部被心间隔分为互不相通的左、右两半，每半心又分为后上部的心房和前下部的心室，故心有4个腔：左心房、左心室、右心房、右心室。同侧的心房和心室借房室口相通。心房接纳静脉，心室发出动脉。在房室口和动脉口处均有瓣膜，它们颇似泵的阀门，可顺流而开启，逆流而关闭，保证血液的定向流动。

2. 动脉 是输送血液离心的血管，根据管径的粗细，动脉可分为大、中、小3级，在行程中不断分支,愈分愈细,最后移行为毛细血管。

3. 毛细血管　是连于动脉和静脉之间呈网状的微细血管,是血液与组织液进行物质交换的场所。

4. 静脉　是引导血液回心的血管,根据管径的粗细,静脉分为大、中、小3级。小静脉由毛细血管汇合而成,在向心回流的过程中不断接受属支,逐渐汇合成中、大静脉,最后注入心房。

二、血 液 循 环

血液由心室泵出,流经动脉、毛细血管、静脉,再返回心房,这种周而复始、循环往复的流动称为血液循环。根据途径和功能的不同,血液循环可分为体循环和肺循环(图7-1)。两个循环同时进行,彼此相通。

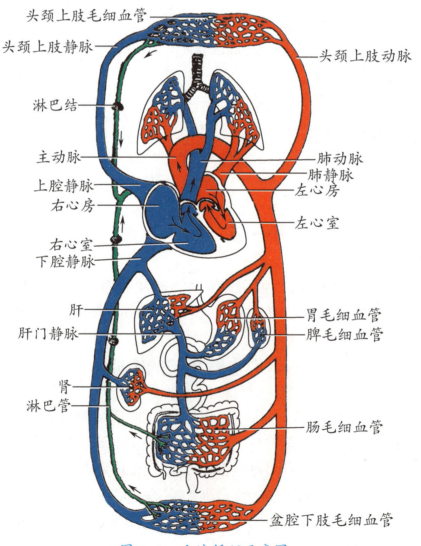

图 7-1　血液循环示意图

1. 体循环 又称大循环,血液由左心室泵入主动脉,经各级动脉分支流向毛细血管,在此与组织细胞进行物质交换,再经各级静脉回流,最后由上、下腔静脉和心的静脉返回右心房。

2. 肺循环 又称小循环,血液由右心室泵入肺动脉,经肺动脉干及其分支至肺泡毛细血管,与肺泡进行气体交换,由静脉血变成动脉血,再经左、右肺静脉返回左心房。

第二节 心

 导学案例

张某,男,43 岁。半年来偶因剧烈运动诱发胸骨后疼痛,休息数分钟可缓解。近 3 天来发作频繁,且上楼或步行时均可诱发,夜间时有发作。血压 130/80mmHg,心率 60 次 /min。入院后经冠状动脉造影显示,前室间支Ⅱ度狭窄。诊断:冠心病。

请问: 1. 心的位置和外形如何描述?

2. 简述心脏冠状动脉的起始、走行、分支及分布。

一、心的位置、毗邻和外形

1. **心的位置和毗邻** 心是一个中空的肌性纤维性器官,周围裹以心包,斜位于胸腔中纵隔内,约 2/3 位于身体前正中线的左侧,1/3 位于身体前正中线的右侧。前方对向胸骨体和第 2~6 肋软骨;后方平对第 5~8 胸椎;两侧借纵隔胸膜和肺相邻;上方与出入心的大血管相连(图 7-2);下方与膈相邻。

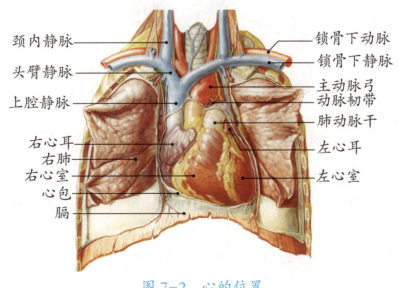

图 7-2 心的位置

2. **心的外形**　心似前后稍扁、倒置的圆锥体,相当于本人拳头大小,可分为一尖、一底、两面、三缘和四沟(图7-3,图7-4)。

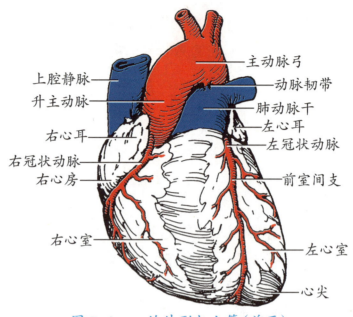

图7-3　心的外形与血管(前面)

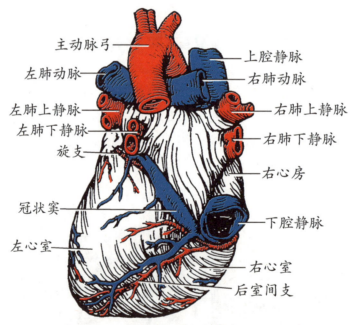

图7-4　心的外形与血管(后下面观)

心尖钝圆,朝向左前下方,由左心室构成,与左胸前壁相贴近。其体表投影在左侧第5肋间隙锁骨中线内侧1~2cm处,或左侧第5肋间隙距前正中线7~9cm处,此处可触及心尖搏动,又称**心尖搏动点**。

心底朝向右后上方,主要由左心房和部分右心房构成。上、下腔静脉分别从上、下注入右心房;左、右肺静脉分别从两侧注入左心房。心底与食管、迷走神经和胸主动脉相邻。前面又称**胸肋面**,朝前上方,大部分由右心房和右心室构成,小部分由左心室和左心耳构成。该面大部分隔心包被胸膜和肺遮盖,小部分隔心包与胸骨体下部和左侧第4~6肋软骨邻近,故在左侧第4肋间隙胸骨左侧缘旁处进行心内注射(多注入右心室)。下面较平坦,与膈相对,又称**膈面**,大部分由左心室构成,小部分由右心室构成。

心右缘钝圆垂直,由右心房构成。**左缘**钝圆,由左心室构成。下缘较锐利,由右心室和心尖构成。心的表面有4条沟,可作为4个心腔表面的分界。**冠状沟**是靠近心底处一条不完整的**环形沟**,前方被肺动脉干所中断,是心房和心室在心表面的分界标志。在胸肋面和膈面各有一条自冠状沟向心尖稍右侧走行的沟,称**前室间沟**和**后室间沟**,是左、右心室在心表面的分界标志。前、后室间沟在心尖右侧的会合处稍凹陷,称心尖切迹。在心底,右心房与右侧上、下肺静脉交界处的浅沟称**后房间沟**,是左、右心房在心表面的分界标志。冠状沟和前、后室间沟内均有血管和脂肪充填(图7-3,图7-4)。

二、心　　腔

心被心间隔分为左、右两半心,左、右半心又分成左心房、右心房、左心室、右心室4个腔,同侧的心房和心室借房室口相通(图7-5)。右心房、右心室位于房间隔、室间隔平面的右前方,右心室是最前方的心腔,右心房是靠右侧的心腔,构成右心缘;左心房和左心室位于房间隔、室间隔平面的左后方,左心房是最后方的心腔,左心室是最靠左侧的心腔,构成心左缘。

(一) 右心房

右心房位于心右后上部,壁薄而腔大,内面有平行排列的肌隆起称梳状肌,突向左前方的三角形部分称右心耳,内面梳状肌发达,似海绵状,当心功能障碍血流缓慢时,在此处易形成血栓。右心房有3个入口和1个出口:后上部的上腔静脉口,后下部的下腔静脉口,在下腔静脉口与右房室口之间为冠状窦口;出口即右房室口,位于右心房的前下部,通向右心室。在右心房后内侧壁的房间隔下部有一卵圆形浅窝称卵圆窝,为胚胎时期卵圆孔闭锁后的遗迹,此处薄弱,是房间隔缺损的好发部位(图7-6)。

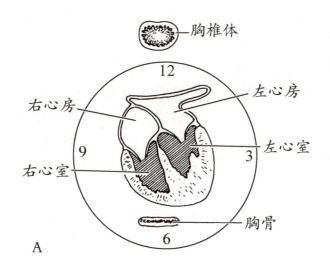

A

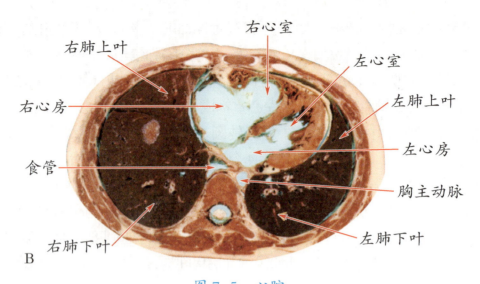

右心室
右肺上叶
左心室
左肺上叶
右心房
左心房
食管
胸主动脉
右肺下叶
左肺下叶
B

图 7-5 心腔

A. 心腔的方位示意图;B. 经四腔心的横断层扫描及 CT 图像。

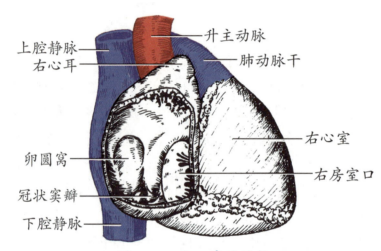

上腔静脉
升主动脉
右心耳
肺动脉干
卵圆窝
右心室
冠状窦瓣
右房室口
下腔静脉

图 7-6 右心房的结构

(二) 右心室

右心室位于右心房左前下方,是构成心的胸肋面的大部分,是心最靠前的腔。右心室腔有 1 个入口和 1 个出口。入口即右房室口,口周缘有由致密结缔组织构成的纤维环,纤维环上附有 3 片三角形的瓣膜称三尖瓣(右房室瓣),瓣膜的游离缘借腱索与乳头肌相连。乳头肌是从室壁突入室腔的锥体形肌隆起。在功能上纤维环、三尖瓣、腱索和乳头肌是一个整体,称三尖瓣复合体。当右心室收缩时,由于有乳头肌收缩牵拉腱索,使瓣膜关闭,不至于翻向心房,从而防止血液逆流回右心房(图 7-7)。出口为肺动脉口,位于右心室的左上部,通肺动脉。该口周缘附有 3 个袋口向上的半月形瓣膜,称肺动脉瓣,当心室舒张时,肺动脉瓣被回冲血液充满后可相互贴紧而封闭肺动脉口,防止血流返回右心室(图 7-8)。

(三) 左心房

左心房位于右心房的左后方,构成心底的大部分(图 7-9),是最靠后的心腔,左心房向右前方的突出部分称左心耳,左心耳内面有梳状肌;左心房有 4 个入口和 1 个出口。

入口为 4 个肺静脉口,出口为左房室口,通向左心室。

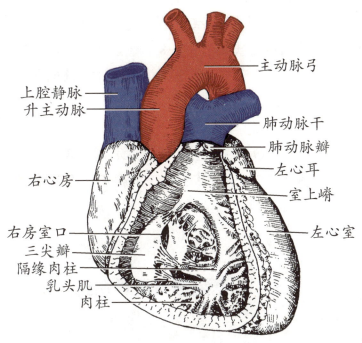

图 7-7　右心室的结构

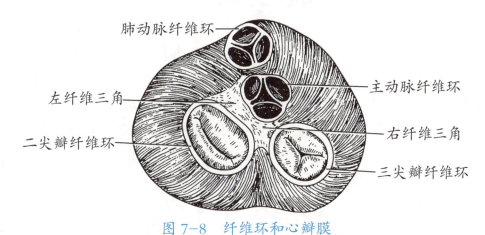

图 7-8　纤维环和心瓣膜

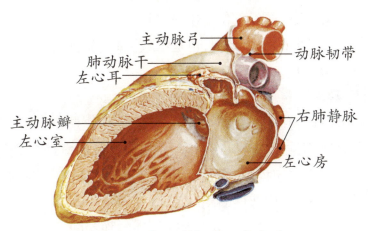

图 7-9　左心房与左心室内腔

（四）左心室

左心室位于右心室的左后方，是心最靠左侧的心腔，构成心尖及心的左缘，有1个入口和1个出口（图7-9）。入口即左房室口，周缘有致密结缔组织构成的纤维环，纤维环上附有2片三角形的瓣膜，称**二尖瓣**（图7-8），瓣膜的游离缘也借腱索和乳头肌相连。纤维环、二尖瓣、腱索和乳头肌在功能上与三尖瓣复合体相同，称二尖瓣复合体。出口为主动脉口，通主动脉。主动脉口周缘的纤维环上附有3个袋口向上的半月形瓣，称主动脉瓣。

心脏像一个"血泵"，瓣膜就是泵的闸门，保证了心脏内部血液的定向流动。两侧的心室和心房是同步收缩与舒张的，心室收缩时，二尖瓣和三尖瓣关闭，主动脉瓣和肺动脉瓣开放，血液进入动脉；心室舒张时，二尖瓣和三尖瓣开放，主动脉瓣和肺动脉瓣关闭，血液由心房进入心室。

三、心壁结构与传导系统

（一）心壁结构

心壁由心内膜、心肌膜和心外膜组成（图7-10）。心肌膜是构成心壁的主要部分。

1. 心内膜　是衬于心腔内表面的一层光滑的薄膜，由内皮和内皮下层构成。内皮与大血管的内皮相延续。内皮下层位于基膜外，又称心内膜下层，含有血管、神经和心传导系统的分支。心脏瓣膜是由心内膜折叠构成。

2. 心肌膜　是构成心壁的主体，包括心房肌和心室肌。心房肌较薄，心室肌较厚，左心室肌最厚。心室肌一般包括三层，外层斜行、中层环行、内层纵行。特化的心肌纤维构成心的传导系统。结缔组织在左、右房室口和肺动脉口、主动脉口周缘分别形成4个纤维环，它们共同组成心壁的纤维骨骼。心房肌和心室肌不相连续，分别附于心壁纤维骨骼上，故心房肌和心室肌不会同时收缩。

室间隔的大部分由心肌构成，称肌部；其上部靠近心房处，有一缺心肌的卵圆形区域，称为膜部，是室间隔缺损的好发部位（图7-11）。

3. 心外膜　是心壁外面的一层浆膜，也是浆膜性心包的脏层，内有血管和神经，心外膜与大血管根部的外膜相续。

（二）心的传导系统

心的传导系统由特殊分化的心肌纤维构成，其主要功能是产生和传导兴奋，维持心的正常节律性搏动，包括窦房结、房室结、房室束、左右束支及浦肯野纤维网（图7-12）。

1. 窦房结　是心的正常起搏点，呈长椭圆形，位于上腔静脉与右心房交界处心外膜的深面，能有节律地产生兴奋，自律性最高。

2. 房室结　位于冠状窦口与右房室口之间的心内膜深面，呈扁椭圆形。其主要功能是将窦房结传来的兴奋传向心室。

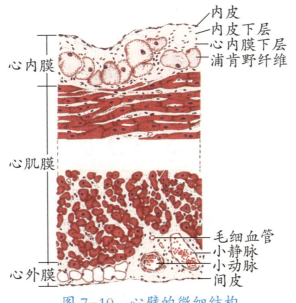

图 7-10　心壁的微细结构

内皮
内皮下层
心内膜下层
浦肯野纤维

心内膜

心肌膜

毛细血管
小静脉
小动脉
间皮

心外膜

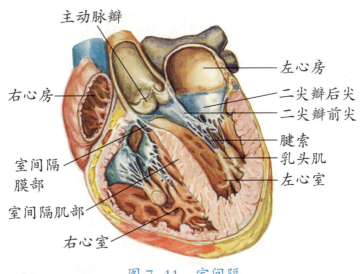

主动脉瓣

右心房

室间隔膜部

室间隔肌部

右心室

左心房
二尖瓣后尖
二尖瓣前尖
腱索
乳头肌
左心室

图 7-11　室间隔

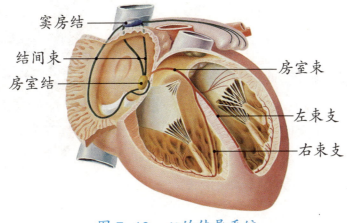

窦房结

结间束

房室结

房室束

左束支

右束支

图 7-12　心的传导系统

3. 房室束及左右束支　房室束又称希氏束,是连接心房和心室的唯一重要通路。房室束由房室结前端发出,经室间隔膜部至肌部上缘分为左、右束支。左、右束支沿室间隔肌部两侧心内膜深面下行至乳头肌根部,再分成许多细小的浦肯野纤维网,分布于左、右心室肌。

四、心的血管

心的血液供应来自左、右冠状动脉,心的静脉大部分经冠状窦注入右心房,小部分直接注入右心房。心本身的血液循环称冠状循环。

(一)动脉

营养心的动脉有左、右冠状动脉(图7-3),均起自升主动脉的根部,经冠状沟分布到心的各部。右冠状动脉主要分布于窦房结、房室结、右心房、右心室、室间隔后下部和左室后壁一部分。左冠状动脉主要分布左心房、左心室、右心室前壁和室间隔前上部。

(二)静脉

心的静脉大多与动脉伴行,大多注入右心房,亦有小静脉直接注入心各腔。冠状窦位于心膈面,左心房与左心室之间的冠状沟内,其主要属支有心大静脉、中静脉、小静脉(图7-4)。

五、心　包

心包是包在心和出入心的大血管根部的纤维膜性囊,分纤维心包和浆膜心包两层。

1. 纤维心包　为坚韧的结缔组织囊,上方与大血管外膜相延续,下方与膈的中心腱相附着。纤维心包能防止心过度扩大,以保持循环血量的相对稳定。

2. 浆膜心包　是纤维心包内的一个密闭膜性囊,分壁层和脏层,壁层衬于纤维心包内面,脏层即心外膜,覆于心肌层表面。脏层与壁层在大血管根部互相移行,形成潜在性腔隙,称心包腔,心包腔内含少量浆液,起润滑作用,可减少心搏动时的摩擦(图7-13)。

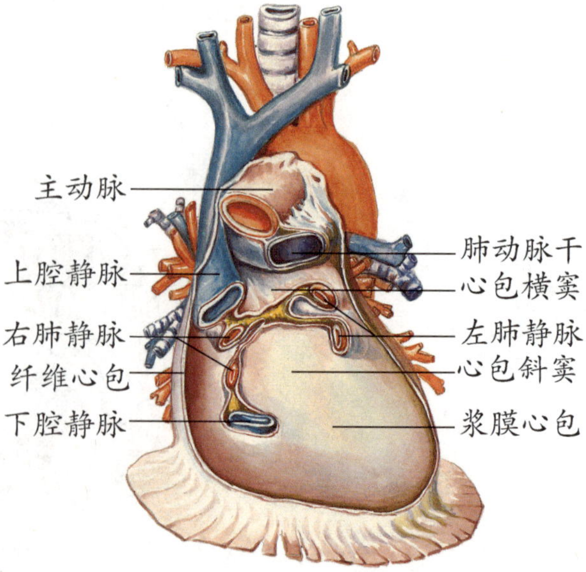

主动脉
上腔静脉
右肺静脉
纤维心包
下腔静脉
肺动脉干
心包横窦
左肺静脉
心包斜窦
浆膜心包

图 7-13　心包

六、心的体表投影

在成人,可用以下四点及其连线来表示心的体表投影(图 7-14)。

1. 左上点　在左侧第 2 肋软骨的下缘,距胸骨左缘 1~2cm 处。

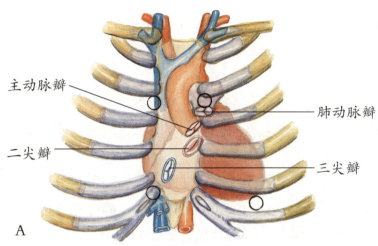
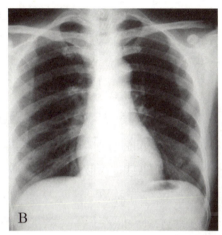

主动脉瓣

肺动脉瓣

二尖瓣

三尖瓣

A

B

图 7-14　心的投影

A. 心的体表投影;B. 心的 X 线正常投影。

2. 右上点　在右侧第 3 肋软骨的上缘,距胸骨右缘约 1cm 处。

3. 左下点　在左侧第 5 肋间隙,左锁骨中线内侧 1~2cm 处(或距前正中线 7~9cm 处)。

4. 右下点　在右侧第 6 胸肋关节处。

左、右上点间的连线为心的上界,左、右下点间的连线为心的下界,左侧上、下点之间稍凸向左侧的连线为心的左界,右侧上、下点之间稍凸向右侧的连线为心的右界。

第三节　血　管

 导学案例

吴某,男,63 岁。20 年前患过急性肝炎,近几年来,饮食差,饭后腹部有饱胀感。近 1 个月以来有呕血、便血。体格检查:脾大、腹水、腹壁静脉怒张、皮肤有出血点,血细胞减少。诊断:肝硬化、肝门静脉高压症。

请问:吴某为什么会出现呕血、便血、腹壁静脉怒张等临床表现?

一、血管的分类及结构特点

（一）血管的分类

血管分为动脉、静脉和毛细血管 3 类。根据管径的粗细,动脉和静脉都可分为大、中、小 3 级。

大动脉为心室发出的动脉主干,管径大,管壁厚,如主动脉和肺动脉等;管径小于 1mm 的动脉称小动脉,而接近毛细血管的部分称微动脉;介于大、小动脉之间的动脉均属中动脉,如肱动脉、桡动脉和尺动脉等。

大静脉是注入心房的静脉主干,如上腔静脉、下腔静脉和头臂静脉等;管径小于 2mm 的称小静脉,其中与毛细血管相连的部分又称微静脉;介于大、小静脉之间的静脉均属于中静脉,如大隐静脉和肘正中静脉等。

人体内的血管吻合现象十分普遍。动脉之间有动脉弓、交通支、动脉网等吻合形式;静脉之间有静脉网、静脉丛等吻合形式;在小动脉与小静脉之间有动－静脉吻合等。血管吻合对缩短血液循环、增加局部血液流量、调节体温等都起着重要的作用。

此外,有些较大的血管,在其主干的近端发出与其平行的侧支,与主干远端发出的返支或其他血管的侧支形成吻合,称侧支吻合。在正常情况下,侧支的管径都较细。当主干阻塞时,侧支血流量加大,以保证主干阻塞以后远端的血液供应,这种通过侧支吻合而建立的血液循环称侧支循环。侧支循环的建立对保证病理状态下器官的血液供应有重要意义(图 7-15)。

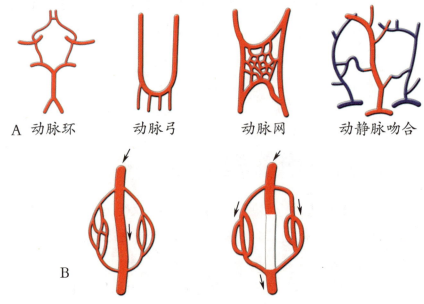

A 动脉环　　动脉弓　　动脉网　　动静脉吻合

B

图 7-15　血管的吻合和侧支循环示意图
A. 血管的吻合形式;B. 侧支吻合和侧支循环。

(二)血管壁的结构

1. 动脉　动脉管壁由内向外分为内膜、中膜和外膜3层(图7-16~图7-18)。

(1)内膜:最薄,由内皮及其外面少量的结缔组织构成。内皮衬于血管腔面,光滑,有利于血液流动。内皮下层是位于内皮和内弹性膜之间的薄层结缔组织。内弹性膜为弹性纤维组成的膜,在切片上呈波浪状,可作为内膜与中膜的分界。中动脉的内弹性膜最明显,其余动脉则不明显。

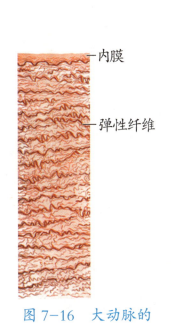

图 7-16　大动脉的微细结构

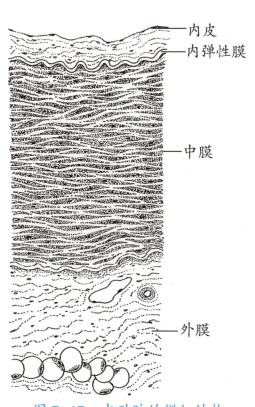

图 7-17　中动脉的微细结构

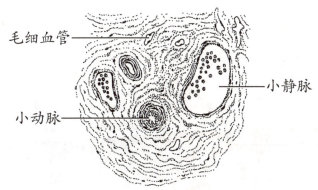

图 7-18　小动脉、小静脉的微细结构

(2)中膜:最厚,由平滑肌、弹性膜和弹性纤维构成。

大动脉的中膜以弹性纤维为主,又称弹性动脉。中、小动脉的中膜主要由平滑肌构成,又称肌性动脉。小动脉的平滑肌舒缩,不但可改变其口径,影响器官组织的血流量,还可改变血流的外周阻力,影响血压。

(3) 外膜:较薄,由疏松结缔组织构成,含有小血管、神经和淋巴管等。

2. 静脉 静脉管壁较薄,由内膜、中膜和外膜3层构成(图7-19),但三层界线不明显。静脉壁的平滑肌和弹性纤维均不及动脉丰富,结缔组织成分较多。

(1) 内膜:最薄,由内皮和少量结缔组织构成。内膜常向静脉管腔折叠突出,形成静脉瓣,有防止血液逆流的作用(图7-19)。

(2) 中膜:较薄,由数层稀疏的平滑肌构成。

(3) 外膜:最厚,由结缔组织构成,内含血管、神经、淋巴管。大静脉的外膜含有较多的纵形平滑肌。

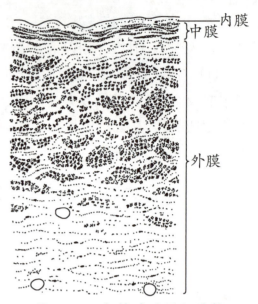

图 7-19 大静脉的微细结构

3. 毛细血管 分布广泛,管径细,管壁薄,仅由一层内皮及外周的基膜构成(图7-20),可分为连续毛细血管、有孔毛细血管和血窦3类。

4. 微循环的血管 微循环是指微动脉到微静脉之间的血液循环。它具有调节局部血流的功能,对组织和细胞的新陈代谢有很大影响。微循环的血管由微动脉、后微动脉、真毛细血管、直捷通路、动静脉吻合和微静脉组成(图7-21)。

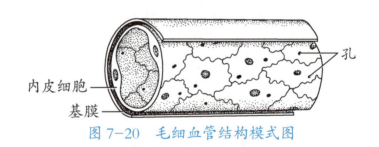

内皮细胞
基膜

图 7-20 毛细血管结构模式图

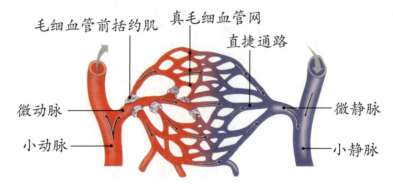

毛细血管前括约肌   真毛细血管网   直捷通路

微动脉   微静脉
小动脉   小静脉

图 7-21 微循环模式图

二、肺循环的血管

（一）肺循环的动脉

肺动脉干(图7-3)起于右心室,在升主动脉的前方向左后上方斜行,至主动脉弓的下方分为左、右肺动脉。左肺动脉较短,水平向左行至左肺门处,分两支进入左肺上、下叶。右肺动脉较长,水平向右行至右肺门处,分3支进入右肺上、中、下叶。

在肺动脉干分叉处与主动脉弓下缘之间有一结缔组织索,称动脉韧带(图7-3),动脉韧带是胚胎时期动脉导管闭锁后的遗迹。如动脉导管在出生后6个月仍未闭锁,则称动脉导管未闭,脉导管未闭是常见的先天性心脏病原因之一。

（二）肺循环的静脉

肺静脉起自肺泡周围的毛细血管网,在肺内逐级汇合,至左、右肺门处分别形成左肺上、下静脉和右肺上、下静脉,出肺,注入左心房。

三、体循环的主要血管

（一）体循环的动脉

体循环的动脉是从左心室运送血液到全身各部的血管(图7-22),主要分布特点如下:①头颈、四肢和躯干一般都有动脉主干分布,左、右基本对称。②躯干的动脉有壁支和脏支之分,壁支一般有明显的节段性。③动脉多居身体的屈侧、深部或安全隐蔽处,常与静脉、神经等伴行,外包结缔组织形成血管神经束。④动脉往往以最短的距离到达所营养的器官。⑤动脉的粗细、支数多少、配布形式与器官的形态、大小和功能密切相关。

体循环的动脉主干是主动脉,主动脉是全身最粗大的动脉,由左心室发出,向右上方斜行至第2胸肋关节后方,再弯向左后至第4胸椎体下缘水平,沿脊柱左前方下行,穿膈的主动脉裂孔入腹腔,至第4腰椎体下缘处分为左、右髂总动脉。依其行程分为升主动脉、主动脉弓和降主动脉。

升主动脉:自左心室起始后,在肺动脉干与上腔静脉之间行向右前上方,至右侧第2胸肋关节后方移行为主动脉弓。升主动脉根部发出左、右冠状动脉。

主动脉弓:主动脉弓是升主动脉的延续,呈弓形弯向左后方,至第4胸椎体下缘移行为降主动脉。主动脉弓壁内有压力感受器,具有调节血压的作用。主动脉弓下方近动脉韧带处有2~3个粟粒状小体,称主动脉小球,主动脉小球是化学感受器,参与调节呼吸。主动脉弓的凸侧向上发出三个分支,自右前向左后依次是头臂干、左颈总动脉和左锁骨下动脉。头臂干向右上方行至右胸锁关节后方分为右颈总动脉和右锁骨下动脉。左、右颈总动脉是头颈部的动脉主干,左、右锁骨下动脉是上肢的动脉主干(图7-23)。

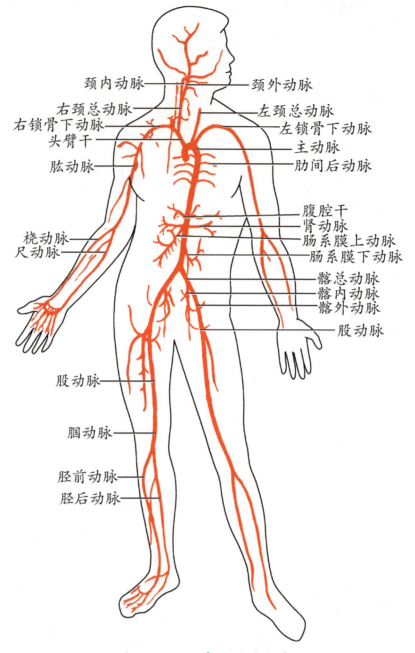

图 7-22　全身的动脉分布

降主动脉：降主动脉以膈的主动脉裂孔为界分为胸主动脉和腹主动脉。

1. **头颈部动脉**　颈总动脉是头颈部的动脉主干。右侧起自头臂干，左侧起自主动脉弓。两侧均在胸锁关节的后方沿气管、喉和食管的外侧上行，至甲状软骨上缘分为颈内动脉和颈外动脉（图 7-24）。在颈总动脉分叉处有颈动脉窦和颈动脉小球。

颈动脉窦是颈总动脉末端和颈内动脉起始部的膨大部分，壁内有压力感受器，当血压升高时，可反射性地引起心跳减慢、血管扩张、血压下降。

颈动脉小球是位于颈内、外动脉分叉处后方的扁椭圆形小体，属化学感受器，能感受血液中氧和二氧化碳浓度的变化。当二氧化碳浓度升高时，可反射性地促使呼吸加快，以排出过多的二氧化碳。

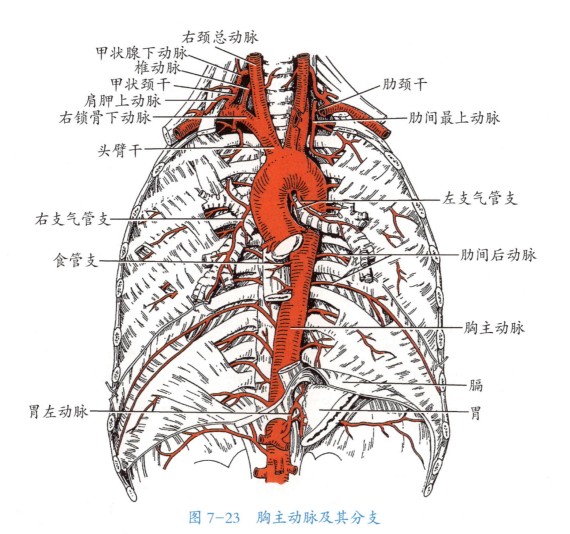

图 7-23　胸主动脉及其分支

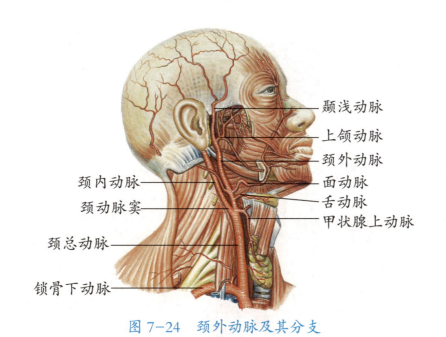

图 7-24　颈外动脉及其分支

（1）颈外动脉：上行穿腮腺达下颌颈高度分为上颌动脉和颞浅动脉两个终支。其主要分支有：

1）甲状腺上动脉：起自颈外动脉的起始处，行向前下方，分布于甲状腺上部和喉。

2）舌动脉：在甲状腺上动脉的稍上方，平舌骨大角处发自颈外动脉，分布于舌、舌下腺和腭扁桃体。

3）面动脉：在舌动脉稍上方发出，经下颌下腺深面，在咬肌前缘绕过下颌骨下缘至面部，经口角和鼻翼的外侧上行至眼内眦，改称为内眦动脉。面动脉沿途分布于面部软组织、下颌下腺和腭扁桃体等处。在下颌骨下缘和咬肌前缘交界处可摸到面动脉的搏动。面部出血时，可在该处压迫止血。

4）颞浅动脉：经外耳门前方上行，越过颧弓根上行至颅顶，分布于腮腺和颞、顶、额部软组织。在外耳门前方、颧弓根部可摸到颞浅动脉的搏动，当头前外侧部出血时，可在该处压迫止血。

5）上颌动脉：起始后经下颌支的深面进入颞下窝，分支分布于外耳道、中耳、牙及牙龈、咀嚼肌、颊、腭、鼻腔和硬脑膜等处。其中分布于硬脑膜的分支称脑膜中动脉，穿棘孔入颅腔，紧贴翼点内面走行。当翼点骨折时，易损伤该血管，引起硬膜外血肿。

（2）颈内动脉：由颈总动脉发出后，垂直上升到颅底，经颈动脉管入颅腔，分支分布于脑和视器。

2. 锁骨下动脉及上肢动脉

（1）锁骨下动脉：右侧起自头臂干，左侧起自主动脉弓，两侧均向外呈弓形经胸膜顶前方，出胸廓上口至颈根部，穿斜角肌间隙，至第1肋外缘延续为腋动脉（图7-25）。当上肢出血时，可在锁骨中点上方将锁骨下动脉压向第1肋进行止血。锁骨下动脉的主要分支有：

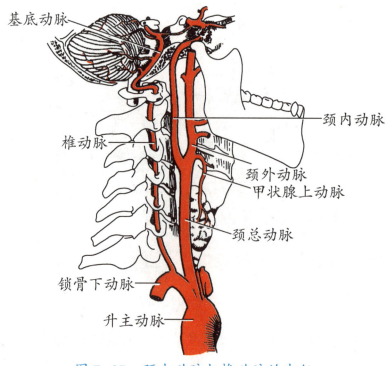

图7-25　颈内动脉与椎动脉的走行

1）椎动脉：由锁骨下动脉上壁发出，向上依次穿第6~1颈椎横突孔，经枕骨大孔入颅腔，分布于脑和脊髓。

2）胸廓内动脉：起于锁骨下动脉下壁，向下经第1~7肋软骨后面，约距胸骨外侧缘1.5cm垂直下降，穿膈后进入腹直肌鞘，移行为腹壁上动脉，沿途分布于胸前壁、乳房、心包和腹直肌等处。

3）甲状颈干：为一短干，起自锁骨下动脉，分为数支至颈部和肩部。其主要分支为甲状腺下动脉，分布于甲状腺下部和喉等处。

分布于甲状腺的动脉有甲状腺上动脉和甲状腺下动脉，它们分别来自颈外动脉和锁骨下动脉的甲状颈干。气管切开时要注意此动脉，以免损伤。

（2）上肢的动脉

1）腋动脉：是上肢的动脉主干，行于腋窝深部，出腋窝移行为肱动脉。其主要分支有胸肩峰动脉、胸外侧动脉、肩胛下动脉和旋肱后动脉等（图7-26），主要分布于肩部、胸前

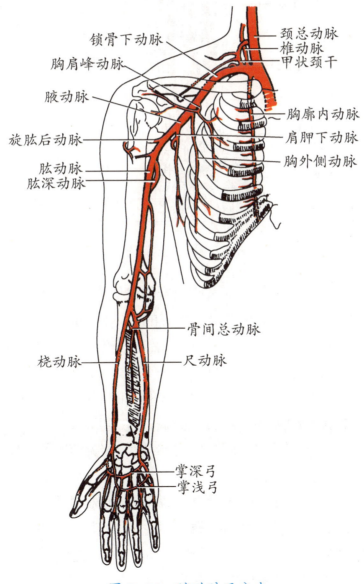

锁骨下动脉
胸肩峰动脉
腋动脉
旋肱后动脉
肱动脉
肱深动脉

颈总动脉
椎动脉
甲状颈干
胸廓内动脉
肩胛下动脉
胸外侧动脉

骨间总动脉

桡动脉
尺动脉

掌深弓
掌浅弓

图7-26　腋动脉及分支

外侧壁和乳房等处。

2）肱动脉：为腋动脉的直接延续，沿肱二头肌内侧缘下行至肘窝分为桡动脉和尺动脉。在肘窝内上方，可触到肱动脉的搏动，是测量血压时听诊的部位（图7-27）。当前臂和手部大出血时，可在臂中部将肱动脉压向肱骨进行止血（图7-28）。肱动脉的主要分支是肱深动脉，与桡神经伴行，分支分布于肱三头肌和肱骨。

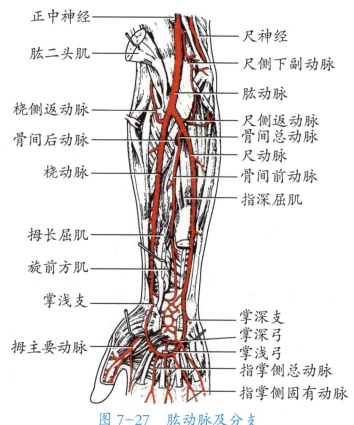

图 7-27　肱动脉及分支

3）桡动脉：由肱动脉分出后，沿前臂肌前群的桡侧下行，经腕部到达手掌（图7-27）。桡动脉下端在桡骨茎突的前内侧，位置表浅，可触到其搏动，是诊脉的常用部位。桡动脉沿途分支分布于前臂桡侧肌和手，并参与肘、腕关节网的组成。

4）尺动脉：由肱动脉分出后，在前臂肌前群的尺侧下行，经腕部到达手掌（图7-27）。尺动脉的主要分支有骨间总动脉和掌深支。尺动脉沿途分支分布于前臂肌、前臂骨，并参与肘、腕关节网的组成。

5）掌浅弓和掌深弓：掌浅弓由尺动脉末端和桡动脉的掌浅支吻合而成（图7-29），位于掌腱膜和指屈肌腱之间。其最凸处相当于自然握拳时中指所指的位置，在处理手外伤时，应注意保护。掌浅弓发出小指尺掌侧动脉和3条指掌侧总动脉，其分支指

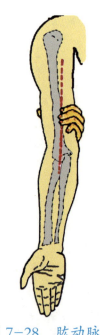

图 7-28　肱动脉压迫止血点

掌侧固有动脉,沿手指掌面的两侧行向指尖,分布于手掌和第 2~5 指相对缘,手指出血时可在手指两侧压迫止血(图 7-30)。掌深弓由桡动脉末端和尺动脉的掌深支吻合而成(图 7-29),位于指屈肌腱的深面。由弓发出 3 条掌心动脉,分别与相应的指掌侧总动脉吻合。

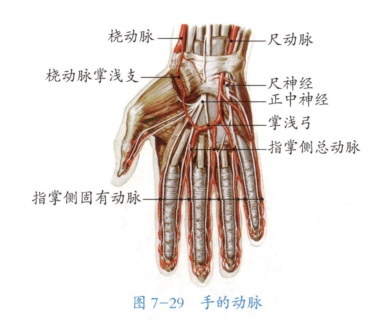

图 7-29　手的动脉

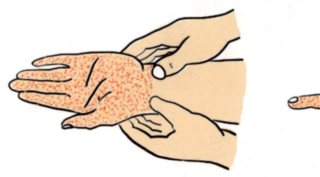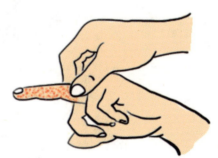

图 7-30　手的动脉压迫止血点

3. **胸部的动脉**　胸主动脉是胸部的动脉主干,发出壁支和脏支(图 7-23)。壁支有第 3~11 对肋间后动脉(第 1、2 肋间后动脉来自锁骨下动脉)、1 对肋下动脉和膈上动脉,分布于脊髓、背部、胸壁和腹壁的上部等处。脏支细小,主要有支气管支、食管支和心包支,分布于气管、支气管、食管和心包。

4. **腹部的动脉**　腹主动脉是腹部的动脉主干,分支有脏支和壁支之分(图 7-31)。

腹主动脉壁支有 4 对腰动脉和 1 对膈下动脉,分布于脊髓、腹后壁和腹前外侧壁、膈的下面。膈下动脉发出肾上腺上动脉到肾上腺。脏支分成对脏支和不成对脏支两种。成对脏支有肾上腺中动脉、肾动脉和睾丸动脉(女性为卵巢动脉),不成对脏支有腹腔干、肠系膜上动脉和肠系膜下动脉。

（1）腹腔干：为一粗短动脉干，在主动脉裂孔稍下方由腹主动脉前壁发出，立即分为胃左动脉、脾动脉和肝总动脉（图7-32，图7-33）。它们的分支分布于肝、胆囊、胰、脾、胃、十二指肠和食管腹段。

1）胃左动脉：行向左上方至胃的贲门部，在小网膜两层之间沿胃小弯向右行，与胃右动脉吻合，分支分布于食管腹段及胃小弯附近的胃壁。

2）脾动脉：沿胰上缘左行达脾门，分数支入脾。沿途发出胰支，分布于胰体和胰尾；发出胃短动脉，分布于胃底；发出胃网膜左动脉，沿胃大弯自左向右行，与胃网膜右动脉吻合，分布于胃大弯附近的胃壁和大网膜。

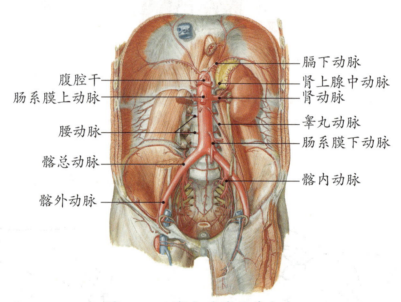

图7-31　腹主动脉及其分支

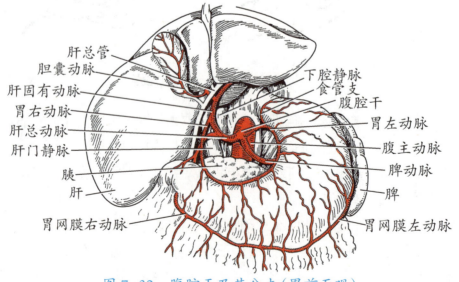

图7-32　腹腔干及其分支（胃前面观）

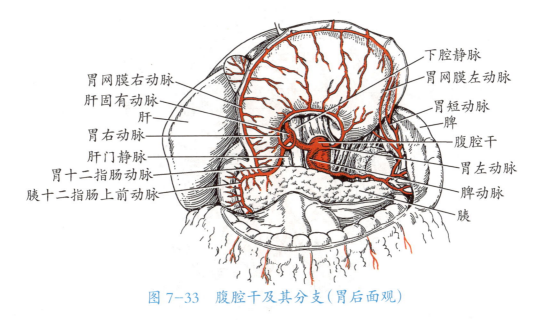

图 7-33　腹腔干及其分支（胃后面观）

胃网膜右动脉
肝固有动脉
肝
胃右动脉
肝门静脉
胃十二指肠动脉
胰十二指肠上前动脉

下腔静脉
胃网膜左动脉
胃短动脉
脾
腹腔干
胃左动脉
脾动脉
胰

3）肝总动脉：向右前行，至十二指肠上部上缘分为肝固有动脉和胃十二指肠动脉。①肝固有动脉：在肝十二指肠韧带内上行达肝门，分为左、右支进入肝。右支在入肝前发出胆囊动脉，分布于胆囊。肝固有动脉起始处还发出胃右动脉，沿胃小弯向左与胃左动脉吻合，分布于胃小弯附近的胃壁。②胃十二指肠动脉：在幽门后下缘分为胃网膜右动脉和胰十二指肠上动脉。胃网膜右动脉沿胃大弯左行，与胃网膜左动脉吻合，分布于胃大弯附近的胃壁和大网膜。胰十二指肠上动脉分布于胰头和十二指肠。

（2）肠系膜上动脉：在腹腔干的稍下方（相当于第 1 腰椎体水平）由腹主动脉前壁发出，在胰头后方下行，向前越过十二指肠水平部入肠系膜根（图 7-34），呈弓状向右髂窝下行，发出分支分布于小肠以及结肠左曲以前的大肠。其主要分支有：空肠动脉和回肠动脉，分布于空肠和回肠；回结肠动脉，分布于回肠末端、盲肠和升结肠，回结肠动脉发出阑尾动脉，分布于阑尾；右结肠动脉，分布于升结肠；中结肠动脉，分布于横结肠。

（3）肠系膜下动脉：平第 3 腰椎体高度发自腹主动脉前壁，沿腹后壁行向左下方，主要分支有左结肠动脉、乙状结肠动脉、直肠上动脉，分布于降结肠、乙状结肠和直肠上部（图 7-35）。

（4）肾上腺中动脉：在平对第 1 腰椎体处起自腹主动脉侧壁，横行向外分布于肾上腺中部。

（5）肾动脉：在平对第 1、2 腰椎体之间起自腹主动脉侧壁，横行向外经肾门入肾。

（6）睾丸动脉：细长，在肾动脉稍下方由腹主动脉前壁发出，沿腰大肌前面斜向外下，经腹股沟管入阴囊，分布于睾丸。在女性为卵巢动脉，分布于卵巢和输卵管。

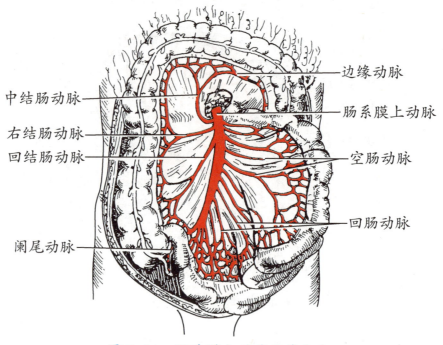

中结肠动脉

右结肠动脉

回结肠动脉

阑尾动脉

边缘动脉

肠系膜上动脉

空肠动脉

回肠动脉

图 7-34　肠系膜上动脉及其分支

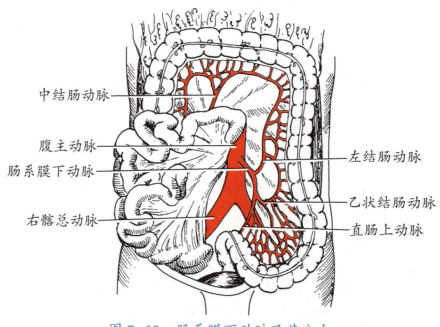

中结肠动脉

腹主动脉

肠系膜下动脉

右髂总动脉

左结肠动脉

乙状结肠动脉

直肠上动脉

图 7-35　肠系膜下动脉及其分支

5. 髂总动脉及盆部动脉　髂总动脉在第 4 腰椎体下缘水平由腹主动脉分出,斜向外下方走行,至骶髂关节前方分为髂内动脉和髂外动脉。髂内动脉为一短干,沿盆腔侧壁下行。

盆部动脉:发出壁支和脏支(图 7-36,图 7-37),分布于盆壁和盆腔脏器。

(1) 壁支

1) 闭孔动脉:沿骨盆侧壁下行,穿闭孔出盆腔,分布于大腿内侧部及髋关节。

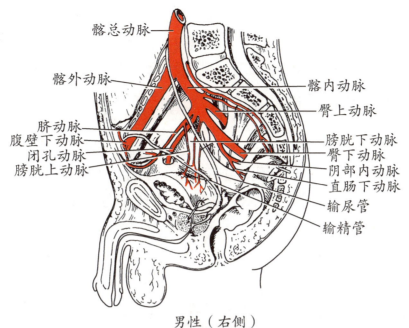

男性（右侧）

图 7-36　男性盆腔的动脉

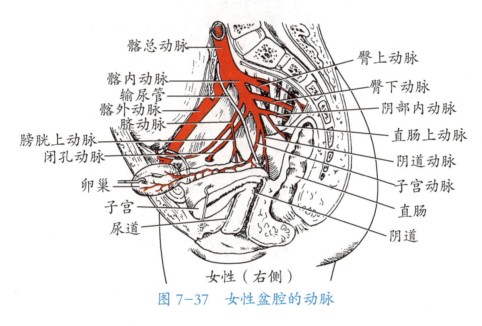

女性（右侧）

图 7-37　女性盆腔的动脉

2）臀上动脉和臀下动脉：分别经梨状肌上、下缘穿出至臀部，分支营养臀肌和髋关节。

（2）脏支

1）膀胱下动脉：沿盆腔侧壁下行，分布于膀胱底、精囊腺和前列腺。女性分布于膀胱和阴道。

2）直肠下动脉：分布于直肠下部，并与直肠上动脉和肛动脉吻合。

3）子宫动脉：走行于子宫阔韧带内，在子宫颈外侧 2cm 处越过输尿管的前方，沿子宫颈上行，分布于阴道、子宫、输卵管和卵巢等处（图 7-37）。在子宫切除术结扎子宫动脉时，应尽量靠近子宫，以免损伤输尿管。

4）阴部内动脉：自梨状肌下缘出盆腔，进入会阴深部，分支分布于肛区和外生殖器。

6. 髂外动脉及下肢动脉

（1）髂外动脉：沿腰大肌内侧缘下行，经腹股沟韧带中点深面至股前部，移行为股动脉（图7-38）。其主要分支为腹壁下动脉，经腹股沟管深环内侧上行入腹直肌鞘，分布于腹直肌，并与腹壁上动脉吻合。

（2）下肢动脉

1）股动脉：为髂外动脉的延续，在股三角内下行，穿过收肌管至腘窝，移行为腘动脉。在腹股沟韧带中点下方可触及股动脉的搏动，当下肢出血时，可在此处向后压向耻骨止血。股动脉（图7-38）的主要分支是股深动脉。其在腹股沟韧带下方2~5cm处由股动脉发出，向后内下行，沿途发出旋股内侧动脉、旋股外侧动脉和3~4支穿动脉，分布于大腿肌和髋关节。

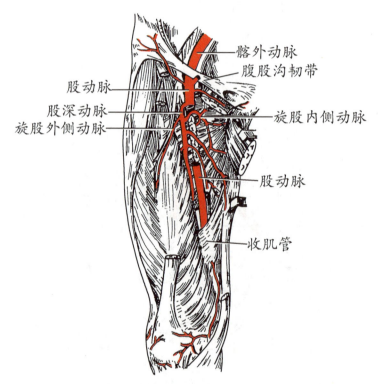

图 7-38 股动脉及其分支

2）腘动脉：行于腘窝深部（图7-40），至腘窝下缘处分为胫前动脉（图7-39）和胫后动脉。腘动脉的分支分布于膝关节和邻近诸肌。

3）胫后动脉：自腘动脉发出后，沿小腿后面浅、深肌之间下行，经内踝后方至足底分为足底内侧动脉和足底外侧动脉。胫后动脉分支营养小腿后群肌和外侧群肌，足底内、外侧动脉分布于足底和足趾。

4）胫前动脉：自腘动脉发出后，向前穿小腿骨间膜至小腿前面，在小腿前群肌之间下行至踝关节前方移行为足背动脉。胫前动脉分支分布于小腿前群肌。

5）足背动脉：位置表浅，在踝关节前方，内、外踝连线中点可触及其搏动。足背动脉分支分布于足背和足趾。足背部出血时可在该处向深部压迫足背动脉进行止血。

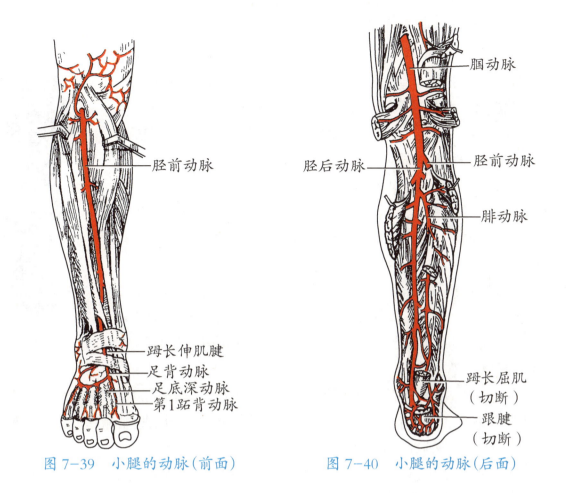

图 7-39　小腿的动脉（前面）　　　　图 7-40　小腿的动脉（后面）

体循环动脉主要分支如下：

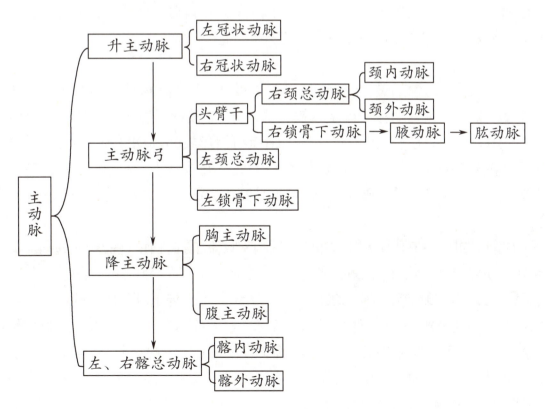

（二）体循环的静脉

体循环的静脉数量多,行程长,分布广。与动脉相比,静脉具有以下特点:①体循环的静脉分浅、深两类。浅静脉又称皮下静脉,位于浅筋膜内,数目较多,不与动脉伴行,最终注入深静脉。临床常经浅静脉注射、输液或采血。深静脉又称伴行静脉,位于深筋膜的深面或体腔内,多与同名动脉伴行。其导血范围与伴行动脉的分布范围大体一致。②静脉的吻合比较丰富。浅静脉多吻合成静脉网。深静脉在某些器官周围吻合成静脉丛,如食管静脉丛、直肠静脉丛等。③常有静脉瓣(图7-41)。静脉瓣由内膜凸入管腔折叠形成,有防止血液逆流的作用。四肢静脉瓣较多,躯干较大的静脉静脉瓣较少或无静脉瓣。④静脉管壁薄,弹性小,管腔大,压力较低,血流缓慢。静脉不仅比相应动脉的管腔大,而且数量也较多,血液总容量是动脉的两倍以上,从而使回心的血量得以与心的输出量保持平衡。

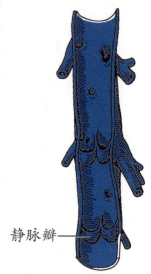

静脉瓣

图 7-41　静脉瓣

体循环的静脉包括上腔静脉系、下腔静脉系(包括肝门静脉系)和心静脉系。

1. 上腔静脉系　上腔静脉系包括上腔静脉及其属支,主干是上腔静脉,主要收集头颈部、上肢、胸壁和部分胸腔器官的静脉血。

上腔静脉是一条短而粗的静脉干,由左、右头臂静脉在右侧第一胸肋关节后方汇合而成,沿升主动脉右侧垂直下行,注入右心房。

头臂静脉又称无名静脉,左、右各一,由同侧的颈内静脉和锁骨下静脉在胸锁关节后方汇合而成,汇合处的夹角称静脉角,为淋巴导管的注入部位。

(1)头颈部的静脉

1)颈内静脉:为颈部最大的静脉干(图7-42)。于颈静脉孔处与颅内的乙状窦相延续,伴颈内动脉、颈总动脉下行至胸锁关节后方,与锁骨下静脉汇合成头臂静脉。颈内静脉与颈总动脉、迷走神经一起被周围结缔组织形成的颈动脉鞘包绕,由于颈动脉鞘与颈内静脉管壁连接紧密,使静脉管腔经常处于开放状态,有利于头颈部静脉血液的回流。但当颈内静脉损伤破裂时,管腔不易回缩、塌陷,有导致空气进入形成栓塞的危险。

颈内静脉的属支有颅内支和颅外支。颅内支收集了脑、脑膜、视器、前庭蜗器及颅骨的静脉血。颅外支汇集了面部、颈部的静脉血,主要属支有面静脉和下颌后静脉。

面静脉:起自内眦静脉,与面动脉伴行,至下颌角下方与下颌后静脉的前支汇合后注入颈内静脉。**面静脉**收集面前部软组织的静脉血。面静脉在口角平面以上没有静脉瓣,且可通过内眦静脉经眶内的眼静脉与颅内海绵窦交通(图7-43)。因此,当口角以上面部感染时,若处理不当,细菌和脓栓可经以上交通途径进入颅内海绵窦,导致颅内感染。临床上常将鼻根至两侧口角之间的三角区称为"危险三角"。

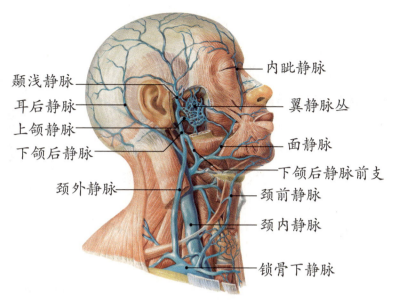

图7-42　头颈部的静脉

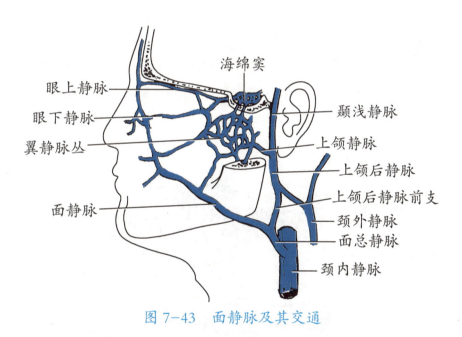

图7-43　面静脉及其交通

　　下颌后静脉：主要起自颅顶的颞浅静脉，在腮腺下端分为前、后两支，前支注入面静脉，后支注入颈外静脉。下颌后静脉收集颅顶和面部深面区域的静脉血。

　　2）颈外静脉：是颈部最大的浅静脉，在耳下方由下颌后静脉的后支、耳后静脉及枕静脉汇合而成。颈外静脉沿胸锁乳突肌表面下行至锁骨上方穿深筋膜注入锁骨下静脉，主要收集耳郭、枕部及颈前区浅层的静脉血。颈外静脉位置表浅而恒定，管径较大，临床上儿科常在此做静脉穿刺。

　　（2）锁骨下静脉及上肢的静脉

　　1）锁骨下静脉：是腋静脉的直接延续，位于颈根部，在胸锁关节的后方与颈内静脉汇合成头臂静脉。由于该静脉管腔大、位置恒定，临床上常作为静脉穿刺、心血管造影及长期留置导管的穿刺部位。

2) 上肢的深静脉：与同名动脉伴行，收集同名动脉分布区域的静脉血，经腋静脉续于锁骨下静脉。

3) 上肢的浅静脉：主要有头静脉、贵要静脉和肘正中静脉（图7-44），是临床上采血和输液的常选部位。

头静脉：起于手背静脉网的桡侧，转至前臂前面，沿肱二头肌外侧上行至肩部，穿深筋膜注入腋静脉。

贵要静脉：起于手背静脉网的尺侧，转至前臂尺侧，沿肱二头肌内侧上行至臂中部，穿深筋膜注入肱静脉。

肘正中静脉：为一短粗的静脉干，在肘窝处连接头静脉和贵要静脉。

（3）胸部的静脉

奇静脉：起自右腰升静脉，穿膈后沿脊柱右侧上行至第4胸椎高度，绕右肺根上方呈弓形向前注入上腔静脉。奇静脉

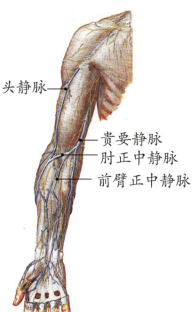

头静脉

贵要静脉
肘正中静脉
前臂正中静脉

图7-44　上肢的浅静脉

沿途收集右侧肋间后静脉、食管静脉、支气管静脉及半奇静脉的血液。半奇静脉：起自左腰升静脉，穿膈后沿脊柱左侧上行至第8~9胸椎高度越过脊柱前方注入奇静脉。副半奇静脉：沿脊柱左侧下行注入半奇静脉。半奇静脉和副半奇静脉主要收集左侧肋间后静脉血液。

椎静脉丛：包括椎管内、外静脉丛，是沟通上、下腔静脉系和颅内、外静脉的重要通道之一（图7-45）。

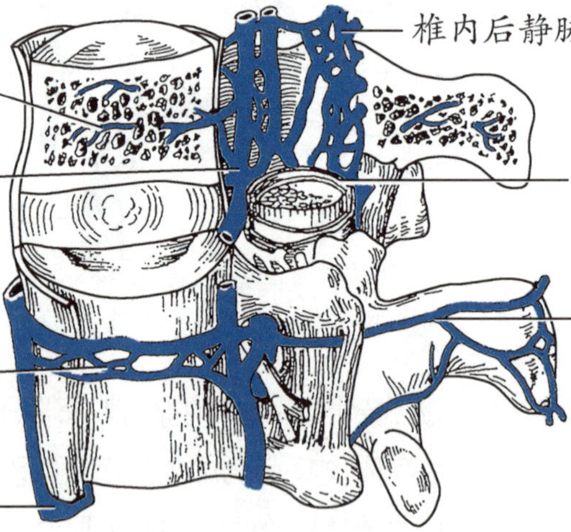

椎体静脉

椎内前静脉丛

椎外前静脉丛

下腔静脉

椎内后静脉丛

硬脊膜

椎外后静脉丛

图7-45　椎静脉丛

2. 下腔静脉系　由下腔静脉及其属支组成，收集下肢、盆部和腹部的静脉血，其主干是下腔静脉。

下腔静脉（图7-46）是全身最大的静脉干，在第5腰椎的右前方由左、右髂总静脉汇合而成，沿腹主动脉右侧上行，穿膈的腔静脉孔入胸腔，注入右心房。

（1）下肢的静脉

下肢深静脉：与同名动脉伴行，收集同名动脉分布区域的静脉血。

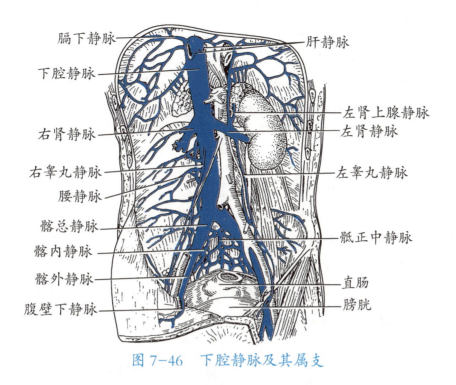

图 7-46 下腔静脉及其属支

下肢浅静脉：主要有大隐静脉和小隐静脉(图 7-47)，由于行程长、静脉瓣多，因此易发生静脉曲张。

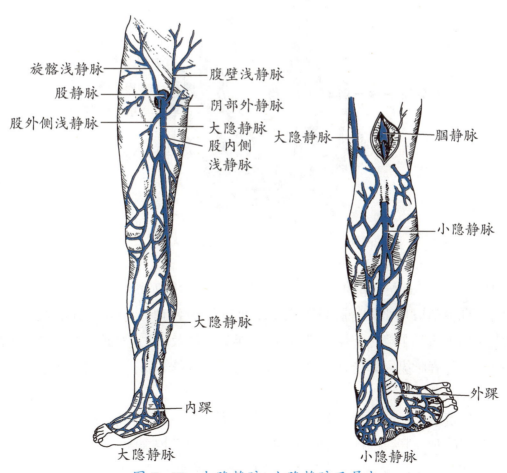

图 7-47 大隐静脉、小隐静脉及属支

1) 大隐静脉：是全身最长的浅静脉，起自足背静脉弓的内侧，经内踝前方沿小腿、大腿前内侧上行至耻骨结节外下方向深面注入股静脉。大隐静脉在内踝前方位置恒定且表浅，是临床上静脉穿刺的常选部位。大隐静脉也是下肢静脉曲张好发的血管。

2) 小隐静脉：起自足背静脉弓的外侧，经外踝后方沿小腿后面上行至腘窝，穿深筋膜注入腘静脉。

(2) 盆部的静脉

1) 髂总静脉：由髂内静脉和髂外静脉在骶髂关节的前方汇合而成。

2) 髂内静脉：短而粗，与髂内动脉伴行，在骶髂关节前方与髂外静脉汇合成髂总静脉。髂内静脉的属支有臀上静脉、臀下静脉、闭孔静脉等壁支，以及膀胱下静脉、直肠下静脉、阴部内静脉、子宫静脉等脏支，它们收集同名动脉分布区的静脉血。其中脏支是由膀胱静脉丛、直肠静脉丛、子宫静脉丛等汇合而成。直肠静脉丛（图7-48）的上部、中部、下部分别汇入直肠上静脉、直肠下静脉和肛静脉。

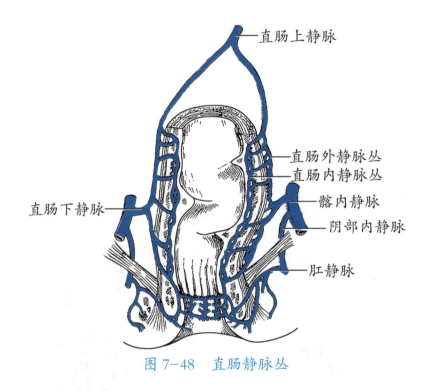

图 7-48 直肠静脉丛

3) 髂外静脉：是股静脉的延续，收集同名动脉分布区的静脉血。

(3) 腹部的静脉：腹部的静脉直接或间接地注入下腔静脉，分壁支和脏支。

壁支包括1对膈下静脉和4对腰静脉，收集膈下面及腹后壁的静脉血。左、右腰静脉之间分别有腰升静脉纵行串连，向上分别移行为半奇静脉和奇静脉，向下连于同侧的髂总静脉。

脏支比较复杂，腹腔内成对器官的脏支几乎都直接注入下腔静脉，而不成对器官的脏支则先经肝门静脉入肝，在肝内代谢后再经肝静脉注入下腔静脉。

1) 肾上腺静脉：左、右各一，左侧注入左肾静脉，右侧注入下腔静脉。

2）肾静脉：在肾门处由 3~5 条静脉汇合而成，在肾动脉前方行向内侧注入下腔静脉。

3）睾丸静脉：起自睾丸和附睾，在精索内形成蔓状静脉丛，逐渐汇合成睾丸静脉。左睾丸静脉以直角汇入左肾静脉，右睾丸静脉直接汇入下腔静脉。故睾丸静脉曲张多见于左侧。该静脉在女性为卵巢静脉，起自卵巢，汇入部位与男性相同。

4）肝静脉：位于肝内，有 2~3 条，收集肝血窦回流的静脉血，在肝的后缘处注入下腔静脉。

5）肝门静脉系：由肝门静脉（图 7-49）及其属支组成。

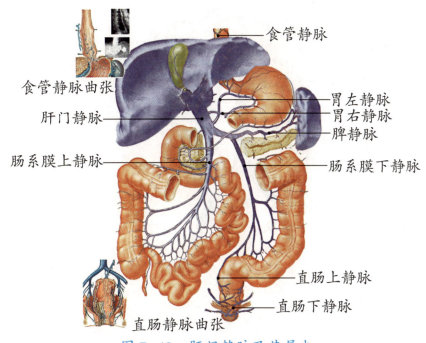

食管静脉

食管静脉曲张

肝门静脉

肠系膜上静脉

胃左静脉
胃右静脉
脾静脉

肠系膜下静脉

直肠上静脉

直肠下静脉

直肠静脉曲张

图 7-49　肝门静脉及其属支

肝门静脉：在胰头后方由脾静脉和肠系膜上静脉汇合而成，为唯一一条进入脏器的静脉，向右上行至肝门处分左、右两支进入肝，在肝内反复分支最后汇入肝血窦，与来自肝固有动脉的血液混合后逐级汇入肝静脉，最后注入下腔静脉。肝门静脉的结构特点：①为一粗短的主干，长 6~8cm。②起止两端均为毛细血管。③主干及其属支内均无瓣膜，故在肝门静脉高压时，血液可逆流。肝门静脉的主要功能是将消化管道吸收的物质运输至肝，在肝内进行合成、分解、解毒、储存，肝门静脉为肝的功能性血管。

肝门静脉的主要属支有脾静脉、肠系膜上静脉、肠系膜下静脉、胃左静脉、附脐静脉、胃右静脉和胆囊静脉。肝门静脉通过属支收集腹腔内除肝以外不成对器官的静脉血。

肝门静脉系与上、下腔静脉系之间有丰富的吻合（图 7-50）。①**食管静脉丛**：食管静脉丛向下与肝门静脉的属支胃左静脉交通，向上与上腔静脉的属支奇静脉交通，构成了肝门静脉系与上腔静脉系之间的吻合。②**直肠静脉丛**：直肠静脉丛向上与肠系膜下静脉的属支直肠上静脉交通，向下与髂内静脉的属支直肠下静脉和肛静脉交通，构成了肝门静脉系与下腔静脉系之间的吻合。③**脐周静脉网**：肝门静脉的属支附脐静脉通过脐周静脉网向上与上腔静脉系的腹壁上静脉、胸腹壁静脉交通,向下与下腔静脉系的腹壁下静脉、腹壁浅静脉交通,构成了肝门静脉系与上、下腔静脉系之间的吻合。

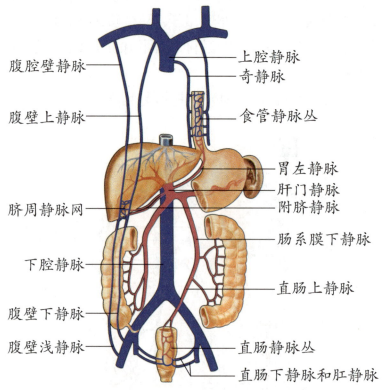

图 7-50　肝门静脉与上、下腔静脉系间吻合模式图

门静脉侧支循环归纳如下:

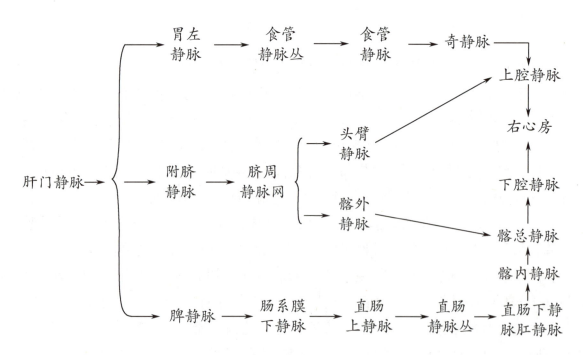

体循环主要静脉回流如下：

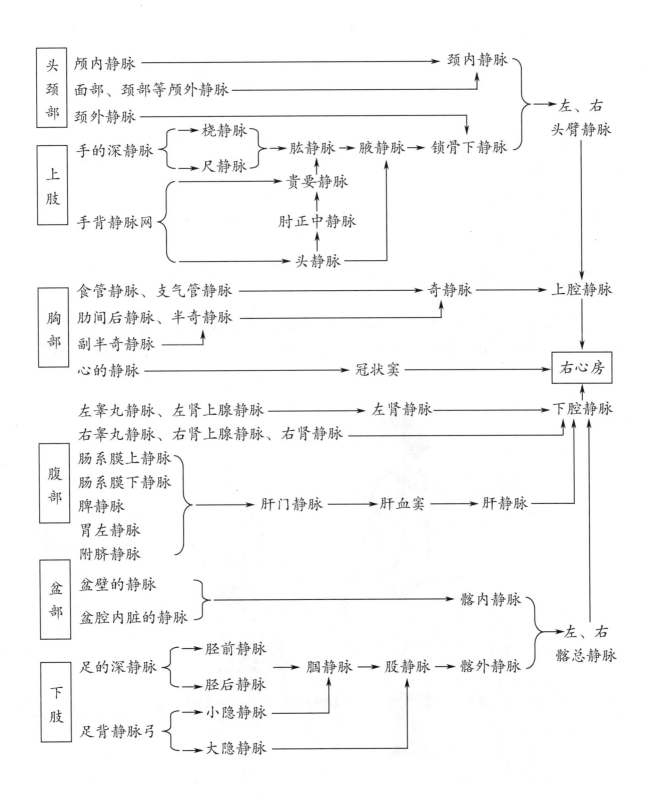

第四节 淋 巴 系 统

 导学案例

王某,男,39 岁。因上腹部疼痛 5 个月,持续全腹胀痛 3 个月,加重 20 天入院。入院前 5 个月患者饭后出现心前区针刺样痛。此后食欲下降,全身无力。3 个月前腹痛转至全腹,食欲差。20 多天前自觉腹胀,不能进食,近来明显消瘦,无特殊病史。体格检查时发现左锁骨上扪及淋巴结,约黄豆大,中等硬,无压痛,活动,腹部膨隆。诊断:溃疡型胃癌伴淋巴管道转移、血行转移。

请问:胃癌的癌细胞通过哪些淋巴管道进行转移? 会转移到何处?

淋巴系统由淋巴管道、淋巴组织和淋巴器官组成。淋巴管道内流动着无色透明液体,称淋巴(液)(图 7-51)。自小肠绒毛中央乳糜池至胸导管的淋巴管道中,淋巴因含乳糜微粒呈乳白色。

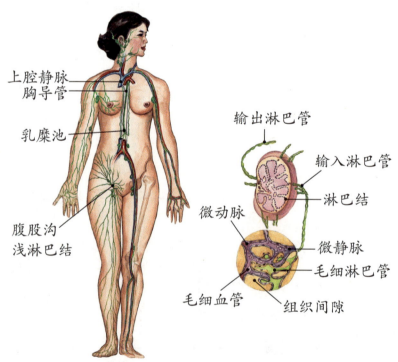

图 7-51　淋巴系统模式图

血液流经毛细血管动脉端时,部分液体成分经毛细血管壁滤出到组织间隙,形成组织液。组织液与细胞进行物质交换后,大部分从毛细血管静脉端被吸收回静脉,少量水分和大分子物质则进入毛细淋巴管成为淋巴液。淋巴液沿各级淋巴管道和淋巴结的淋巴窦向心流动,最终汇入静脉。淋巴系统是心血管系统的辅助部分,协助静脉引导组织液回流。此外,淋巴组织和淋巴器官还具有产生淋巴细胞、过滤淋巴液和参与免疫应答的功能。

一、淋 巴 管 道

淋巴管道分为毛细淋巴管、淋巴管、淋巴干和淋巴导管。

(一)毛细淋巴管

毛细淋巴管是淋巴管道的起始部分,以膨大的盲端起始于组织间隙,彼此吻合成毛细淋巴管网。通透性大,大分子物质、癌细胞、细菌易进入。除上皮、脑、脊髓、晶状体、角膜、牙釉质等处外,毛细淋巴管遍布全身。

(二)淋巴管

淋巴管由毛细淋巴管汇合而成,管壁的结构和静脉相似,也有丰富的瓣膜,具有防止淋巴液逆流的作用。淋巴管在向心走行的过程中,通常要经过一个或多个淋巴结。

(三)淋巴干

全身各部的浅、深淋巴管经过一系列淋巴结群后汇合而成。淋巴干共有9条,即左、右颈干,左、右锁骨下干,左、右支气管纵隔干,左、右腰干和1条肠干(图7-52)。

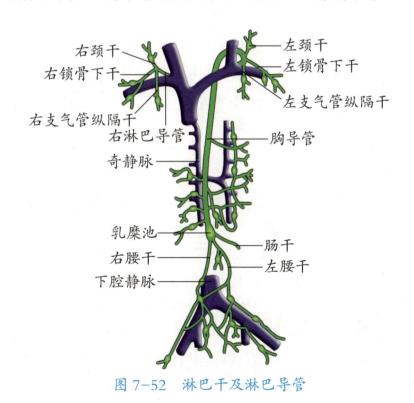

图 7-52　淋巴干及淋巴导管

(四)淋巴导管

淋巴导管由全身9条淋巴干最后汇合而成,共有2条,即胸导管和右淋巴导管,分别注入左、右静脉角。

1. 胸导管　是全身最粗大、最长的淋巴导管,长 30~40cm,在第 1 腰椎体前方起自乳糜池(为胸导管起始处的膨大,由左、右腰干和肠干汇合而成),经膈的主动脉裂孔进入胸腔,在食管后方沿脊柱右前方上行,至第 5 胸椎高度向左侧斜行,然后沿脊柱左前方上行,至颈根部呈弓状注入左静脉角。在注入左静脉角之前,有左颈干、左锁骨下干和左支气管纵隔干汇入。胸导管收集两下肢、盆部、腹部、左胸部、左上肢和左头颈部的淋巴,即全身 3/4 的淋巴。

2. 右淋巴导管　为一短干,长 1~1.5cm,由右颈干、右锁骨下干和右支气管纵隔干汇合而成,注入右静脉角。右淋巴导管收集右头颈部、右上肢、右胸部的淋巴,即全身 1/4 的淋巴。

二、淋 巴 器 官

淋巴器官包括淋巴结、脾、胸腺和扁桃体等。

(一)淋巴结
淋巴结为大小不等的圆形或椭圆形灰红色小体,直径 2~20mm,质软。一侧隆凸,有数条输入淋巴管进入;一侧凹陷,称淋巴结门,有 1~2 条输出淋巴管及血管、神经出入。淋巴管在向心过程中要穿过数个淋巴结,因此一个淋巴结的输出淋巴管可成为下一淋巴结的输入淋巴管,淋巴结内的淋巴窦是淋巴液流经淋巴结的通路。淋巴结常成群分布,按其位置不同可分为浅淋巴结和深淋巴结。浅淋巴结位于浅筋膜内;深淋巴结位于深筋膜深面。四肢的淋巴结多位于关节的屈侧,如腋窝、肘窝、腹股沟等处;内脏的淋巴结多位于器官的门附近或血管的周围。

(二)脾
脾是人体最大的淋巴器官(图 7-53),重 110~200g。脾位于左季肋区,胃底与膈之间,第 9~11 肋深面,其长轴与第 10 肋一致,正常时在左肋弓下不能触及。活体脾为暗红色实质性器官,扁椭圆形,质软而脆,受暴力打击时,易导致脾破裂。脾分为内、外侧面,上、下两缘和前、后两端。内侧面凹陷,与胃底、左肾、左肾上腺、结肠左曲和胰尾相邻,又称脏面,近中央处有脾门,是血管、神经出入的部位。外侧面平滑隆凸,与膈相对,又称膈面。前端较宽,朝向前外,后端钝圆,朝向后内方。上缘较薄,前部有 2~3 个脾切迹,是临床触诊脾的标志。下缘钝圆,朝向后下方。

脾是人体重要的淋巴器官,其主要功能是参与机体免疫应答、造血、储血和过滤血液。

(三)胸腺
胸腺位于胸骨柄后方,上纵隔前部,上窄下宽,一般分为大小不对称的左、右两叶,色灰红,质柔软。新生儿及幼儿时期的胸腺相对较大,随着年龄的增长,胸腺继续发育,至青春期可达 25~40g,后逐渐萎缩,成人胸腺腺组织常被脂肪组织所代替(图 7-54)。胸腺对人体免疫功能的建立有重要意义。

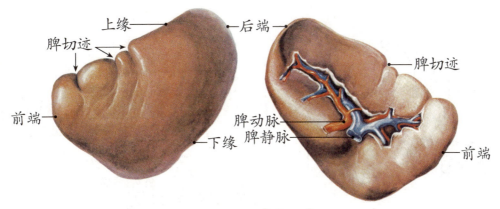

图 7-53　脾的形态

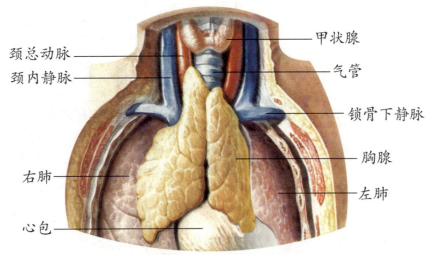

图 7-54 胸腺的位置和形态

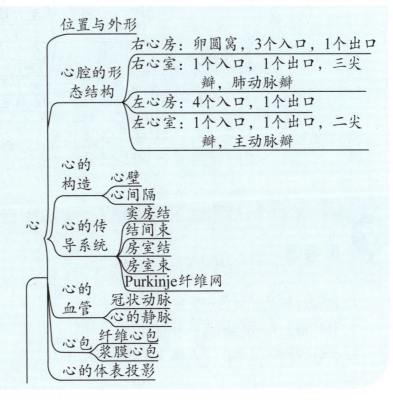

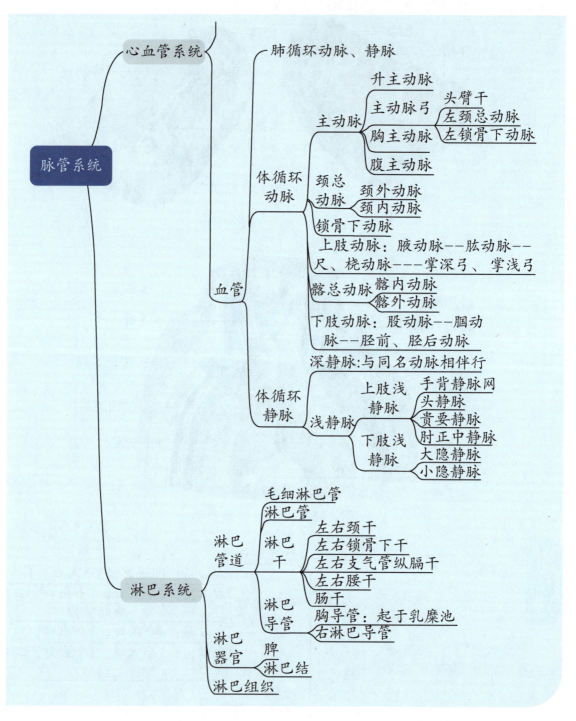

（何希江　孔秀娟）

 思考题

1. 体循环和肺循环分别要经过哪些结构?

2. 肝门静脉有哪些属支?

3. 为何说胸导管承担了人体 3/4 的淋巴回流?

实践 11　心的位置、外形、传导系统和血管

【实践目的】

1. 能辨认心的位置、外形和心腔内部结构。

2. 能说出心的传导系统和血管。

【实践材料】

1. 胸腔纵隔标本(十字形切开心包)。

2. 完整的心脏离体标本和模型。

3. 切开心房的离体心标本。

4. 切开心室的离体心标本。

5. 示纤维环的离体心标本。

6. 示心传导系统的心模型。

7. 心的血管标本。

【实践学时】　2学时。

【实践内容及方法】

1. 在胸腔纵隔标本上,观察心的位置、外形及与周围器官的毗邻关系。结合标本描述心的体表投影。

2. 在完整的心脏离体标本和心模型上,分别观察心尖、心底,胸肋面和膈面,左缘、右缘、下缘,冠状沟、前室间沟、后室间沟、后房间沟及心的血管。

3. 在心的模型和切开心房、心室的离体标本上,仔细观察心腔内各结构及相互间的关系。

(1) 右心房:观察右心房的位置和范围。在心腔内,辨认上腔静脉口、下腔静脉口和右房室口;在右房室口和下腔静脉之间寻找冠状窦口;在房间隔的下部寻找、辨认卵圆窝。

(2) 右心室:观察右心室的位置和范围。在右房室口周缘,观察右房室瓣的形态和开口方向,以及腱索与瓣膜、乳头肌的关系。观察肺动脉口与右房室口的位置关系,肺动脉瓣的开口方向。

(3) 左心房:观察左心房的位置和范围。在左心房的后壁的两侧部,辨认肺静脉口(每侧两个)。在左心房的前下部辨认左房室口。

(4) 左心室:观察左心室的位置和范围。在左房室口的周缘,观察左房室瓣的形态和开口方向,以及腱索和瓣膜、乳头肌的关系。观察主动脉口与左房室口的位置关系,主动脉瓣的形态和开口方向。

(5) 观察比较各腔心壁,心室肌比心房肌厚,左心室最厚。

(6) 在左、右心室之间,辨认室间隔,观察其肌部和膜部的位置和结构特点。

结合临床常见的心脏病,说明心腔内的相关结构的重要性。

4. 在示纤维环的离体心标本上,观察房室内口、动脉口上的瓣膜及其周缘的纤维环,观察心室肌附着于此环的位置,体会心房肌和心室肌彼此互不连续。

5. 在示心传导系统的心模型上,观察窦房结和房室结的位置、形态,以及房室束、左右束支的走行。

6. 在心的血管标本上,观察心的动脉和静脉。

(1) 动脉:在升主动脉起始部的前壁和左后壁上,分别辨认右冠状动脉和左冠状动脉,并寻认其走行以及分支分布。

(2) 静脉:在冠状沟的后部辨认冠状窦,观察其形态、开口部位和主要属支。

【实践评价】

1. 心脏位于(　　　　　　　　　),心尖搏动位置在(　　　　　　　　),心脏的四个腔是(　　　　)、(　　　　)、(　　　　)、(　　　　)。

2. 右心房入口是(　　　　　　　),出口是(　　　　　　　　　);左心房的入口是(　　　　),出口是(　　　　　　)。

3. 正常心脏体表投影,左上点(　　　　　　　),右上点(　　　　　　　　),左下点(　　　　　　　),右下点(　　　　　　)。

实践 12　体循环血管和淋巴系统

【实践目的】

1. 能辨认体循环的主要动脉的起始、走行、分支分布。

2. 能说出上、下腔静脉系的组成,上、下腔静脉的位置、行程、重要属支的名称及其收集范围,指认颈内静脉、颈外静脉、奇静脉及上、下肢浅静脉的行程和注入部位。

3. 能辨认肝门静脉的形成、行程、主要属支的名称和收集范围,指认肝门静脉系与上腔静脉系、下腔静脉系间的吻合。

4. 能描述淋巴结的形态。

5. 能指出胸导管、右淋巴导管的起始、行程、注入部位和收集范围。

6. 能描述脾和胸腺的形态和位置。

【实践材料】

1. 胸腔解剖标本。

2. 头颈、上肢的血管标本。

3. 躯干后壁的血管标本。

4. 盆部和下肢的血管标本。

5. 腹部脏器的血管标本。

6. 胸部的解剖标本。

7. 带肝静脉和下腔静脉的肝标本。

8. 肝门静脉系与上腔静脉系、下腔静脉系的吻合模型。

9. 胸导管和右淋巴导管标本、模型。

10. 小儿胸腺解剖标本。

11. 离体脾标本。

【实践学时】 2 学时。

【实践内容及方法】

1. 主动脉　在躯干后壁的血管标本上,观察主动脉的起始走行和分段;辨认主动脉弓上的三大分支。

2. 头颈部的动脉　在头颈、上肢的血管标本上,观察左、右颈总动脉的起始、走行和终支;在颈总动脉分叉处的后壁和颈内动脉的起始处,分别察看颈动脉小球和颈动脉窦;观察颈内、外动脉的走行和颈外动脉的重要分支,止血点位置。

(1) 面动脉:观察其起始,走行和咬肌前缘的关系和分布。

(2) 颞浅动脉:观察其走行和外耳门及颧弓根的位置关系及其分布。

(3) 上颌动脉:在下颌支的深面辨认上颌动脉,观察其分支脑膜中动脉的走行和分布,以及其他分支的分布。

3. 锁骨下动脉　观察左、右锁骨下动脉的起始、走行及其重要的分支。

(1) 椎动脉:观察其起始、走行、穿经横突孔的关系。

(2) 胸廓内动脉:观察其走行、分支和分布。

4. 上肢的动脉:在上肢的血管标本上观察各部动脉的位置、走行、分支和分布。

(1) 腋动脉:观察其位置、分支的分布。

(2) 肱动脉:观察其走行、分布和分成终支的部位,结合临床常用的量血压、止血部位。

(3) 桡动脉和尺动脉:在前臂的桡侧部、尺侧部,分别辨认桡动脉和尺动脉,观察其走行、分布及常用的数脉搏、诊脉及止血部位。

(4) 掌深弓和掌浅弓:在手掌指屈肌腱的浅面和深面,分别辨认掌深弓和掌浅弓,观察其组成和分支的分布。

5. 胸部的动脉　在躯干后壁的血管标本上,观察胸主动脉的位置、分支。在肋间隙内和第 12 肋的下方,分别辨认肋间后动脉和肋下动脉,并观察其走行和分布。

6. 腹部的动脉　在躯干后壁的血管标本和腹腔脏器的血管标本上,观察腹主动脉的位置以及和下腔静脉的位置关系,观察其主要的壁支和脏支。

(1) 腰动脉:观察其起始、走行及分布。

(2) 腹腔干:在主动脉裂孔的下方。辨认腹腔干,并按以下要求辨认其分支:①在胃小弯侧近贲门处辨认胃总动脉,观察其分布;②在幽门的上方辨认肝总动脉,观察其分支肝固有动脉和胃十二指肠动脉的分布;③在胰体上缘辨认脾动脉,观察其分布。

(3) 肠系膜上动脉:在肠系膜根内寻认肠系膜上动脉,观察其走行和分布。

（4）在肠系膜上动脉起点的下方寻找肠系膜下动脉，辨认其终支直肠上动脉起始及分支的分布。

（5）肾动脉：观察其起始、走行和分布。

（6）睾丸动脉：观察其起始、走行和分布。

7. 盆部的动脉　在盆部和下肢的血管标本上，观察髂总动脉及其分成髂外动脉和髂内动脉的部位。

（1）髂内动脉：观察其走行和主要分支的分布。

（2）髂外动脉：观察其走行和分支腹壁下动脉的分布。

8. 下肢的动脉　在盆部和下肢的血管标本上，观察以下内容：

（1）股动脉：在股三角内辨认股动脉，观察其与髂外动脉和腘动脉的移行关系，寻认其最浅表的部位，结合临床说明其常用的插管和止血的部位。

（2）腘动脉及其终支：在腘窝内辨认腘动脉，观察其分支的分布，在腘窝的下部辨认其终支胫前动脉和胫后动脉，观察它们的走行和分布，注意胫前动脉和足背动脉的移行部位。

9. 上腔静脉系　取胸部的解剖标本观察。在升主动脉的右侧寻找上腔静脉，注意其在纵隔内的位置，检查其走行、合成和注入部位。观察奇静脉注入上腔静脉的部位。观察头臂静脉的位置、合成，比较两侧头臂静脉的长短和行进方向及其与周围结构之间的位置关系。

（1）头颈部的静脉：取头颈部的静脉标本，观察以下静脉。①颈内静脉：在颈总动脉和颈内动脉的外侧寻找颈内静脉，观察其走行及其与锁骨下静脉共同形成的静脉角。在面部辨认与面动脉伴行的面静脉，并观察其注入部位。②颈外静脉：在胸锁乳突肌的表面寻找颈外静脉，观察其合成、走行和注入部位。头颈部的静脉变异比较多，在辨认时应予以注意。③锁骨下静脉：在胸锁骨关节的后方辨认锁骨下静脉，注意其与锁骨下动脉之间的位置关系及其与腋静脉间的延续关系。

（2）上肢的静脉：取上肢的静脉标本，观察上肢的深静脉和浅静脉。①上肢的深静脉：上肢的深静脉与其相应的动脉伴行，最后合成腋静脉，腋静脉在第 1 肋的外缘延续为锁骨下静脉。注意上肢的深静脉与伴行动脉的数量关系和位置关系。②上肢的浅静脉：在肱二头肌的外侧寻找头静脉，观察其起始、走行及注入部位；在前臂的尺侧缘观察贵要静脉，观察其起始、走行和注入部位；在肘窝的前方观察连接头静脉和贵要静脉的肘正中静脉；在手背观察手背静脉网及其流注关系。

（3）胸部的静脉：取躯干后壁的静脉标本，观察位于胸椎体右侧的奇静脉、位于胸椎体左侧上部的副半奇静脉和下部的半奇静脉，观察其走行、注入部位和收集范围，注意奇静脉与右肺根之间的位置关系。

10. 下腔静脉系　取躯干后壁的静脉标本，在腹主动脉的右侧寻找下腔静脉，检查其合成、走行和注入部位。

（1）下肢的静脉：取盆部和下肢的静脉标本，观察下肢的深静脉和浅静脉。①下肢的深静脉与相应的动脉伴行，最后合成股静脉，股静脉在腹股沟韧带的深面延续为髂外静脉。观察下肢的深静脉与伴行动脉之间的位置和数量关系，特别注意股静脉与股动脉之间的位置关系。②下肢的浅静脉：观察和辨认大隐静脉和小隐静脉的起始、走行和注入部位。

（2）盆部的静脉：取盆部和下肢的静脉标本，观察盆部的静脉。在小骨盆上口的后部，观察形成下腔静脉的髂总静脉的位置和合成；沿骨盆侧壁在骶髂关节的前方检查髂内静脉及其属支、髂外静脉及其属支。注意盆部静脉与周围结构之间的关系。

（3）腹部的静脉：取腹部的静脉标本，观察腹部的静脉。①肾静脉：与相应的动脉伴行，注意肾静脉与肾动脉及肾盂之间的位置关系，比较左、右肾静脉的长、短，观察左、右肾静脉的注入部位。②睾丸静脉：与相应的动脉伴行，注意观察左右睾丸静脉的注入部位和注入处的角度差异，理解临床上左睾丸静脉容易发生曲张的原因。③肝静脉：取保留肝静脉和部分下腔静脉的肝标本，观察肝静脉的位置、注入部位。④肝门静脉：在肝十二指肠韧带内，肝固有动脉和胆总管的后方，辨认肝门静脉，注意肝固有动脉、胆总管、肝门静脉三者之间的位置关系，在胰头和胰体交界处的后方观察肝门静脉的合成和各属支，尤其是肠系膜下静脉的注入部位。⑤肝门静脉系与上、下腔静脉系之间的吻合；取肝门静脉系与上、下腔静脉系吻合模型，辨认食管静脉丛、直肠静脉丛和脐带静脉网，观察肝门静脉高压时的侧支循环途径，理解肝门静脉高压时呕血和便血的原因。

11. 脾　在腹部的解剖标本上，观察脾的位置，注意脾与肋弓的位置关系及脾与胰、胃、肾之间的位置关系。

取离体的脾标本，仔细观察其形态，辨认其脏面的脾门和其上缘的脾切迹，注意进出脾门的结构间的位置关系。

12. 胸腺　在小儿的胸腺解剖标本上，仔细观察胸腺的形态和位置。

【实践评价】

1. 主动脉按走行分（　　　　）、（　　　　）、（　　　　）3段，主动脉弓上的分支自右向左依次是（　　　　）、（　　　　）、（　　　　）。

2. 上腔静脉由（　　　　）和（　　　　）汇合而成，收集（　　　　）静脉血。腹腔内不成对的器官，除肝外，静脉注入（　　　　）。

3. 脾脏位于（　　　　　　　　　　　）。

第八章 | 感觉器

08章 数字资源

感觉器由感受器和附属结构共同组成,如视器、前庭蜗器和皮肤等。

感受器是感受机体内、外环境变化的装置,其功能是接受各种特定刺激,并能将刺激转变为神经冲动,通过感觉神经传入中枢,最后在大脑皮质一定部位产生相应的感觉。感受器种类繁多,可分为一般感受器和特殊感受器。一般感受器结构简单,主要由感觉神经末梢形成,位于内脏、皮肤和血管等处;特殊感受器结构复杂,具有特殊的感觉细胞,如视觉、听觉、味觉和嗅觉等感受器。

第一节 视 器

 导学案例

张大爷,72岁,右眼渐进性视力下降10余年,加重半年入院。专科检查:右眼视力0.12、矫正不提高,左眼视力0.8;双眼眼睑无肿胀,结膜无充血,角膜透明,前房轴深正常,双侧瞳孔等大等圆,直径3mm,对光反应灵敏;右眼晶状体皮质不均匀混浊,后囊呈沙砾样混浊,眼底模糊,未见明显异常;左眼晶状体未见明显混浊,眼底检查未见明显异常。诊断:右眼老年性白内障。

请问:晶状体混浊为何会导致视物不清?

视器即眼,由眼球及眼副器2部分组成。

一、眼 球

眼球位于眶的前部,前面有眼睑保护,后方由视神经连于间脑。眼球包括眼球壁及眼球内容物2部分(图8-1)。

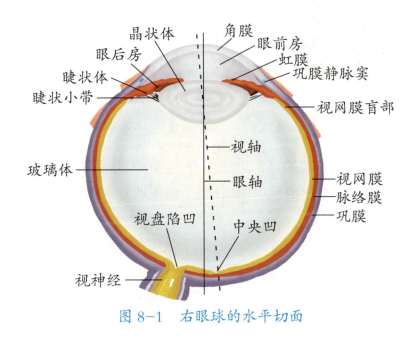

图 8-1 右眼球的水平切面

(一) 眼球壁

眼球壁从外至内由外膜、中膜和内膜3层构成。

1. **外膜** 由坚韧的致密结缔组织构成,又称**纤维膜**,分为角膜和巩膜2部分。

(1) 角膜:占外膜的前 1/6,无色透明,前面微凸,后面凹陷,有屈光作用。角膜内无血管,但含有丰富的感觉神经末梢,故感觉敏锐。

(2) 巩膜:占外膜的后 5/6,白色,坚韧,不透明,有维持眼球形态和保护眼球内容物的作用。巩膜后方有视神经穿过。巩膜与角膜交界处有一环形的**巩膜静脉窦**,巩膜静脉窦是房水回流的通道(图 8-1)。

2. **中膜** 薄而柔软,含有丰富的血管和色素细胞,形成眼的暗箱,又称**血管膜**。中膜由前向后可分为虹膜、睫状体和脉络膜3部分。

(1) 虹膜:位于角膜后方,其中央有一圆形的孔,称**瞳孔**(图 8-2),为光线入眼的通路,在活体上通过角膜可看见虹膜和瞳孔。虹膜内有两种排列方向不同的平滑肌:一种为环绕瞳孔周围的,称为**瞳孔括约肌**,收缩时瞳孔缩小;另一种为放射状排列的,称为**瞳孔开大肌**,收缩时瞳孔开大。

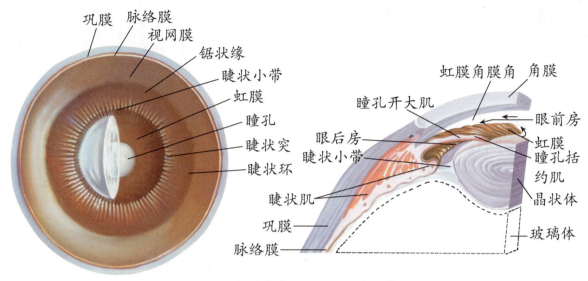

图 8-2　眼球前半部后面观及半局部放大

（2）睫状体：是眼球血管膜的环形增厚部分，在虹膜的后方，由睫状体发出睫状小带与晶状体相连。睫状体内有平滑肌，称**睫状肌**。该肌收缩和舒张，可松弛和拉紧睫状小带，以调节晶状体的曲度。

（3）脉络膜：占眼球中膜后方的大部分，贴于巩膜的内面。前方连于睫状体，后方有视神经穿过。此膜有营养眼内组织并吸收眼内分散的光线等作用。

3. **内膜**　又称**视网膜**，由前向后可分为 3 部分，即**虹膜部**、**睫状体部**和**视部**，其中前两部分合称盲部，无感光作用，视部的面积最大，贴在脉络膜的内面，有感光作用。视网膜后部称眼底，偏鼻侧有一白色圆形隆起，称为**视神经盘**（或称为视神经乳头），是视神经起始和视网膜中央动、静脉出入处。此处不能感光，故称为**生理性盲点**。在视神经盘的颞侧约 3.5mm 处，有一黄色区域，称为**黄斑**。黄斑中央处凹陷，称**中央凹**，是感光最敏锐的地方（图 8-3）。

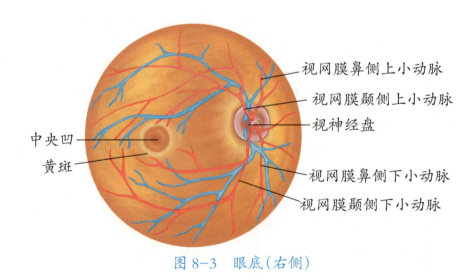

图 8-3　眼底（右侧）

视网膜的微细结构可简略地分为内、外两层。外层为单层色素上皮，内层由三层神经细胞组成：最外层是紧靠色素上皮的**感光细胞**，分为视锥细胞和视杆细胞；中间层为**双极**

细胞；最内层为**节细胞**(图 8-4)。

（二）眼球内容物

眼球的内容物包括**房水、晶状体**和**玻璃体**
(图 8-1)。

1. **房水**　眼房为角膜与晶状体之间的空
隙，被虹膜分隔为**眼球前房**和**眼球后房**，借虹膜
中间的瞳孔相通(图 8-2)。房水是无色透明循
环流动的液体，充满于眼房。

房水由睫状体产生，自眼球后房经瞳孔到
达眼球前房，然后经角膜与虹膜之间的**虹膜角
膜角**(前房角)入巩膜静脉窦，最后汇入眼静脉，
此过程为**房水循环**。房水有营养角膜和晶状体
以及维持眼内压的作用。

2. **晶状体**　位于虹膜和玻璃体之间，呈双
凸透镜状，无色透明，富有弹性，无血管和神经。
晶状体借睫状小带与睫状体相连。曲度可随视
物远、近不同而改变。视近物时，睫状肌收缩，
睫状小带松弛，晶状体因本身的弹性回缩而变

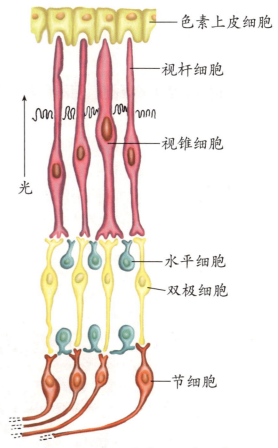

图 8-4　视网膜神经细胞示意图

厚，屈光能力增强，使进入眼球的光线能聚焦于视网膜上。视远物时，睫状肌松弛，睫状小
带被拉紧，使晶状体变薄，屈光能力减弱，光线仍聚焦于视网膜上。

3. **玻璃体**　是无色透明的胶状物质，填充于晶状体和视网膜之间，除具有屈光作用
外，还有支撑视网膜的作用。若玻璃体发生混浊，可影响视力。

角膜、房水、晶状体和玻璃体这些结构都是无色透明的，具有屈光作用，组成眼的**屈光
系统**。

　知识链接

青光眼和白内障

正常情况下房水不停地进行循环、更新，维持眼内压的正常。若房水在循环过程中
任何部位受阻，均引起眼内压增高，导致视神经盘凹陷、视神经萎缩和视野缺损，使视力受
损，甚至失明，临床上称为青光眼。青光眼患者常出现头痛、眼痛、呕吐、视力障碍等症状。

正常人体的晶状体透明无血管，它的营养主要来自房水。各种原因导致晶状体混浊
而影响视力，称为白内障。白内障患者通过手术，摘除混浊的晶状体并植入人造晶状体，
可以恢复视力。

二、眼 副 器

眼副器包括**眼睑**、**结膜**、**泪器**和**眼球外肌**等,对眼球具有保护、运动和支持等功能。

(一)眼睑

眼睑俗称眼皮,可分为上睑和下睑,上、下睑之间的裂隙称为**睑裂**。睑裂的内侧端和外侧端分别称为**内眦和外眦**。上、下睑缘生有睫毛。眼睑由外向内由皮肤、皮下组织、肌层、睑板和结膜构成。皮下组织疏松,易发生水肿。睑板由致密结缔组织构成,内有睑板腺,其分泌物有润滑睑缘的作用,也可防止泪液外溢(图8-5)。

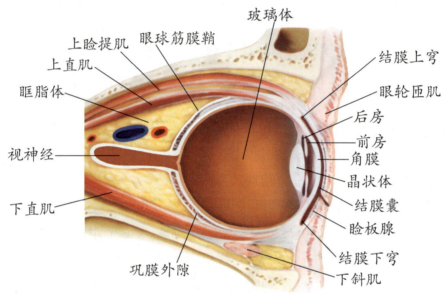

图 8-5 右眼眶

(二)结膜

结膜是薄而透明并富含血管的黏膜,可分为**睑结膜**、**球结膜**和**结膜穹窿** 3 部分。**睑结膜**贴在眼睑内面;**球结膜**贴在巩膜前面的表面;**结膜穹窿**为睑结膜与球结膜之间的移行部分,分别形成结膜上穹和结膜下穹。当闭眼时结膜围成囊状,称为**结膜囊**。

(三)泪器

泪器由泪腺和泪道两部分组成。**泪腺**位于眶上壁前外侧的泪腺窝内,其排泄管开口于结膜上穹。泪腺分泌的泪液有冲洗结膜囊异物、湿润角膜及抑制细菌生长等作用。**泪道**由泪点、泪小管、泪囊和鼻泪管组成(图8-6)。**泪点**分上泪点和下泪点,分别位于内眦的内面,为泪小管的入口。**泪小管**为连接泪点和泪囊的小管,分为上泪小管和下泪小管,上泪小管和下泪小管共同开口于泪囊。**泪囊**为一膜性囊,位于眶内侧壁前方的泪囊窝内,上端为一盲端,下续鼻泪管。**鼻泪管**为连接鼻腔与泪囊的膜性管,开口于下鼻道。

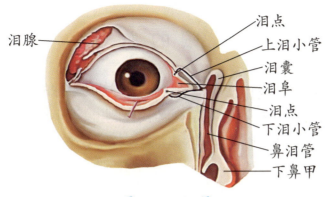

图 8-6　泪器

（四）眼球外肌

眼球外肌有 7 块：**上直肌**收缩使眼球转向内上方；**下直肌**收缩使眼球转向内下方；**内直肌、外直肌**收缩分别使眼球转向内侧和外侧；**上斜肌**收缩时使眼球转向外下方；**下斜肌**收缩时使眼球转向外上方；**上睑提肌**收缩时提起上睑，开大睑裂。眼球的正常运动是两侧眼肌协同作用的结果（图 8-7，图 8-8）。

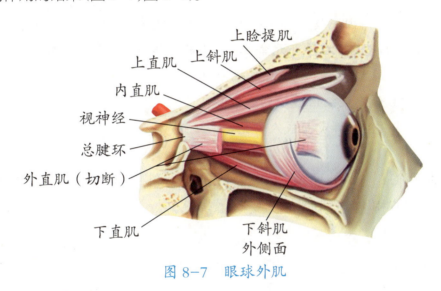

图 8-7　眼球外肌

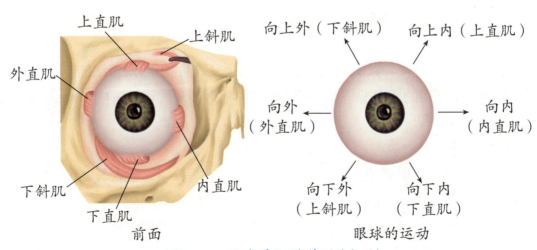

图 8-8　眼球外肌的作用（右眼）

三、眼 的 血 管

眼动脉起自颈内动脉,分布于眼球和眼副器,其中到眼球的分支称**视网膜中央动脉**,经视神经盘进入眼球后分为 4 支,分别是视网膜鼻侧上、下小动脉和视网膜颞侧上、下小动脉,分布于视网膜(图 8-3)。临床上常用检眼镜来观察这些小动脉的形态,对动脉硬化等疾病进行辅助诊断。

眼的静脉与同名动脉伴行。

第二节 前 庭 蜗 器

 导学案例

患儿王某,男,5 岁,因突发右耳疼痛 5 小时来院就诊。1 周前有"感冒"病史。疼痛呈持续性剧痛。专科查体:右耳郭无牵拉痛,耳屏无压痛,外耳道通畅,皮肤黏膜无红肿破溃,鼓膜红肿,表面标志不清。诊断:急性中耳炎。

请问:1. 上呼吸道感染经何途径到达中耳?

2. 为何幼儿易发生中耳炎而成人少见?

前庭蜗器又称耳,分为外耳、中耳和内耳 3 部分。外耳和中耳是收集和传导声波的装置,内耳有接受声波和位置觉刺激的感受器(图 8-9)。

一、外   耳

外耳包括耳郭、外耳道和鼓膜 3 部分。

(一)耳郭

耳郭大部分以弹性软骨做支架,表面覆以皮肤。耳郭的下部只含结缔组织和脂肪,称**耳垂**,耳垂是临床常用的采血部位。耳郭外侧面中部有一孔,称**外耳门**,外耳门前方有一突起,称**耳屏**。

(二)外耳道

外耳道为外耳门至鼓膜之间的弯曲管道(图 8-9),呈~形,成人长 2.0~2.5cm。其外侧 1/3 段为软骨部,指向内后上方;内侧 2/3 段为骨性部,指向内前下方。检查鼓膜时,应将耳郭拉向后上方,使外耳道变直以便观察。婴儿的外耳道骨部和软骨部尚未发育完全,所以外耳道短而直,鼓膜近似水平位,检查时要将耳郭拉向后下方。外耳道皮下组织少,皮肤与软骨膜及骨膜紧密结合,发生疖肿时压迫神经,产生剧烈疼痛。外耳道的皮肤内有**耵聍腺**,可以分泌耵聍。

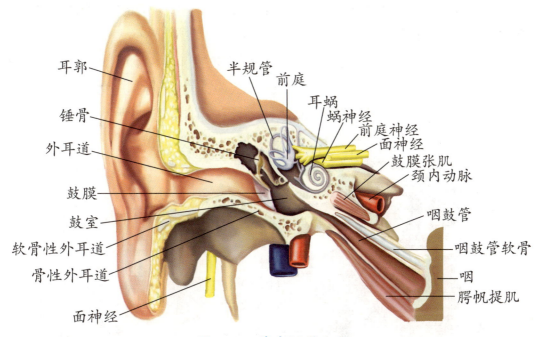

图 8-9　前庭蜗器全貌

(三)鼓膜

鼓膜为椭圆形半透明薄膜,位于外耳道底,与外耳道下壁成 45°~50° 夹角。鼓膜上 1/4 部薄而松弛,称为**松弛部**;下 3/4 部坚实紧张,称为**紧张部**。鼓膜呈漏斗形,其凹面向外侧,向内突的漏斗中心称为**鼓膜脐**。鼓膜前下方有一三角形反光区,称为**光锥**(图 8-10)。

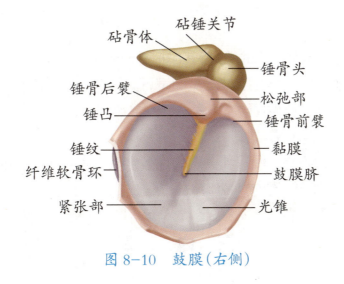

图 8-10　鼓膜(右侧)

二、中　耳

中耳包括**鼓室、咽鼓管、乳突窦和乳突小房**。

（一）鼓室

鼓室位于鼓膜和内耳外侧壁之间，是颞骨岩部内不规则的小腔。鼓室的外侧壁为鼓膜，内侧壁为内耳，在内侧壁的后部有两个小孔，分别为前庭窗和蜗窗，**前庭窗**被镫骨底封闭，**蜗窗**被**第二鼓膜**封闭。

鼓室的前壁借咽鼓管与咽相通，后壁有乳突小房的开口。

鼓室内主要有 3 块听小骨，由外侧向内侧依次为**锤骨**、**砧骨**和**镫骨**（图 8-11），锤骨附着于鼓膜内面，镫骨的底封闭前庭窗。3 块听小骨借关节相连构成听小骨链。

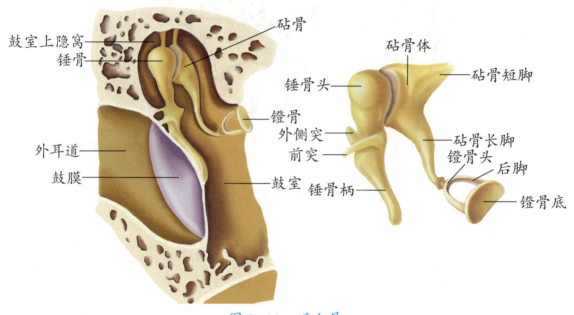

图 8-11　听小骨

（二）咽鼓管

咽鼓管为连通鼓室与鼻咽部的管道，其作用是使鼓室的气压与外界的大气压相等，保持鼓膜内外压力平衡。由于小儿咽鼓管短而宽，管径较大，接近水平位，所以小儿咽部感染可经咽鼓管侵入鼓室，引起中耳炎。

（三）乳突窦和乳突小房

乳突窦和乳突小房为位于颞骨乳突内的许多含气小腔。这些小腔彼此通连，向前上方开口于鼓室，故中耳炎可蔓延成乳突炎。

三、内　耳

内耳位于鼓室内侧的颞骨岩部内，由构造复杂的管道组成，故又称**迷路**。迷路分为骨迷路和膜迷路。骨迷路是颞骨岩部内的骨性隧道，其壁由骨质构成；膜迷路是套在骨迷路内的膜性管道。膜迷路内含有内淋巴，膜迷路与骨迷路之间的间隙内有外淋巴。内、外淋巴互不相通。

(一)骨迷路

骨迷路由后外向前内分为**骨半规管**、**前庭**和**耳蜗**3部分,三者彼此相通(图8-12)。

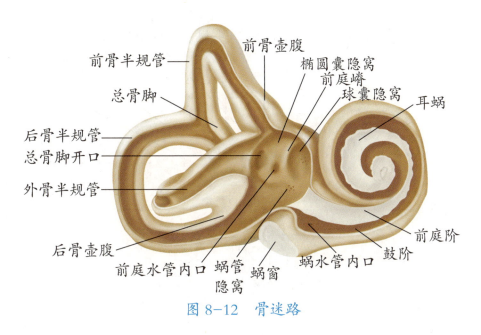

前骨半规管—— 前骨壶腹
总骨脚 椭圆囊隐窝
后骨半规管—— 前庭嵴
总骨脚开口 球囊隐窝 耳蜗
外骨半规管
前庭阶
鼓阶
后骨壶腹
蜗水管内口
前庭水管内口 蜗管 蜗窗
隐窝

图 8-12　骨迷路

1. 骨半规管　为3个C形互成直角排列在三个平面上的弯曲小管,分别称为前骨半规管、后骨半规管和外骨半规管。每个骨半规管均有两脚,都开口于前庭,其中一脚形成膨大,称为**骨壶腹**。

2. 前庭　位于骨迷路中部略呈椭圆形的空腔。前庭后方与3个骨半规管相通,前方通耳蜗,外侧壁上有前庭窗和蜗窗。

3. 耳蜗　位于前庭的前方,形似蜗牛壳,由一骨性蜗螺旋管(耳蜗管)环绕蜗轴旋转约两圈半构成。自蜗轴发出骨螺旋板突入蜗螺旋管内,蜗螺旋管外侧由膜迷路(蜗管)填补封闭,将蜗螺旋管分为上部的**前庭阶**,中间的**蜗管**和下部的**鼓阶**。前庭阶与鼓阶在蜗顶处通过蜗孔相通;前庭阶一端与前庭窗相接,鼓阶一端与蜗窗相接。

(二)膜迷路

膜迷路由**膜半规管**、**椭圆囊**、**球囊**和**蜗管**组成(图8-13)。

1. 膜半规管　在骨半规管内,两者形状相似,但膜半规管管径较小。在骨壶腹处,膜半规管膨大,称为**膜壶腹**,壁内有突起,称为**壶腹嵴**,壶腹嵴是位置觉感受器,能感受旋转变速运动的刺激。

2. 椭圆囊和球囊　位于前庭内,椭圆囊较大,在后上方,球囊较小,在前下方,两囊借小管相通。椭圆囊后壁与3个膜半规管相通。两囊的壁内分别有**椭圆囊斑**和**球囊斑**,均为位置觉感受器,能感受直线变速运动的刺激。椭圆囊斑、球囊斑和3个壶腹嵴均为位置觉感受器,与前庭神经相连。

3. 蜗管　位于蜗螺旋管内,也盘绕蜗轴旋转约两圈半。其顶端为盲端,下端借小管与球囊相通。在耳蜗的横切面上,蜗管呈三角形,有上壁、下壁和外侧壁3壁。下壁由骨螺旋板和基底膜组成,并与鼓阶相邻。基底膜上有螺旋器(Corti器),为听觉感受器,与蜗神经相连(图 8-14)。

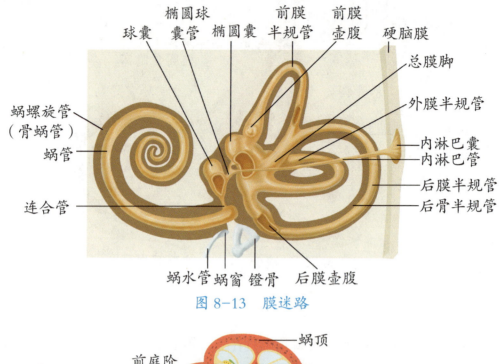

图 8-13　膜迷路

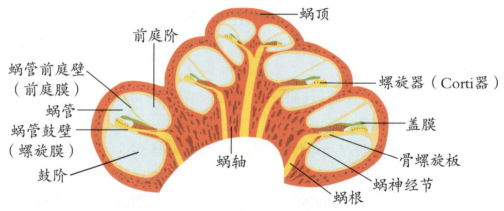

图 8-14　蜗管和螺旋器

四、声波的传导

声波传入内耳刺激感受器,有两条途径:一是空气传导,二是骨传导。

(一)空气传导

耳郭将收集到的声波经外耳道传至鼓膜,引起鼓膜振动,继而引起中耳内 3 块听小骨构成的听小骨链随之运动,将声波转换成机械振动并加以放大,经镫骨底传至前庭窗,引起前庭阶的外淋巴波动。外淋巴的波动可通过前庭膜引起内淋巴波动,也可以直接使基底膜振动,刺激螺旋器并产生神经冲动,经蜗神经传入中枢,产生听觉(图 8-15)。

(二)骨传导

骨传导为声波经颅骨传入内耳的过程。声波的冲击和鼓膜的振动可经颅骨和骨迷路传入,使耳蜗内的淋巴波动,刺激基底膜上的螺旋器产生神经冲动。

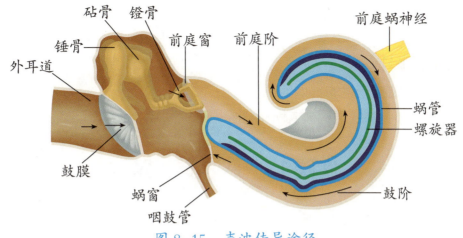

图 8-15　声波传导途径

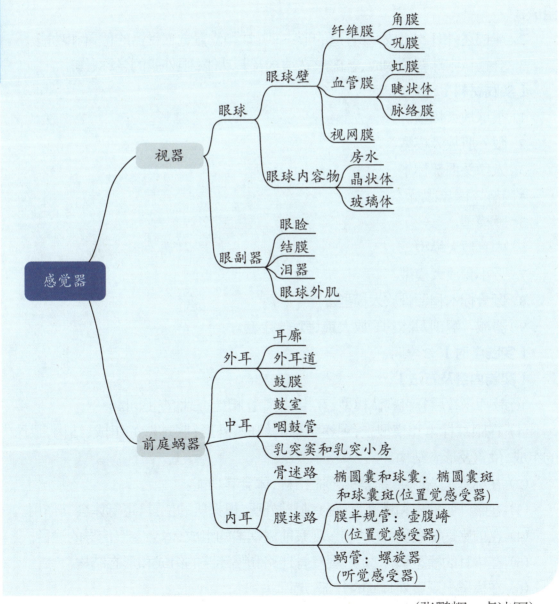

（张鹏辉　卢诗军）

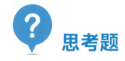

思考题

1. 简述眼球的结构。

2. 房水由什么结构产生的？如何循环？

3. 声音主要经何途径、结构被人所感知?

实践 13 感 觉 器

【实践目的】

1. 能说出眼球内容物的组成、形态结构,房水的产生和回流途径,眼的屈光系统的组成。

2. 能描述外耳的组成,外耳道的形态；听觉和位置觉感受器的位置和功能。

3. 会指认眼球壁的构成、各部形态结构及其功能；眼外肌的名称、作用。

【实践材料】

1. 眼球放大模型。

2. 眼外肌放大模型。

3. 人体头面部标本。

4. 猪或牛、羊眼标本。

5. 耳模型。

6. 内耳放大模型。

7. 听小骨放大模型。

8. 颞骨标本和颞骨放大模型。

9. 器械 解剖刀、镊子、放大镜、盘子、手套。

【实践学时】 2 学时。

【实践内容及方法】

1. 教师示教后分组辨认模型,互相讲解,互相检查、抽查提问。

（1）在眼球标本和模型上,观察眼球的组成、外形；眼球壁的组成、结构,眼球内容物的组成、位置及形态结构。

（2）在标本上,观察眼副器的形态结构,体会其功能。

（3）在眼外肌标本和模型上,观察眼球外肌,根据肌的位置、走行体会其作用。

（4）在前庭蜗器全貌的模型上,观察前庭蜗器的组成,体会空气传导的途径。

（5）在中耳的模型和标本上,观察骨迷路和膜迷路的组成和形态结构。

（6）在模型上观察外耳道的分部、走行。

2. 在教师指导下学生解剖眼,将牛眼或猪眼、羊眼分别做正中矢状切开和冠状切开,观察眼球的构成和形态结构。

3. 学生间互相观察活体标本进行学习。

（1）两个同学相对互相观察，在活体上观察眼球的外形，眼副器的组成、形态结构；转动眼球，体会眼球的运动和眼球外肌的作用。

（2）同学之间互相观察耳郭，外耳道的形态、结构，体会观察鼓膜的方法。

4. 学生在观看标本和模型时也可结合挂图和多媒体资料学习。

5. 教师在实践小结过程中进行抽查提问。

【实践评价】

1. 眼球的血管膜包括（　　　　）、（　　　　）和（　　　　）；眼的屈光系统是由（　　　　）、（　　　　）、（　　　　）和（　　　　）组成。

2. 中耳包括（　　　　）、（　　　　）和（　　　　）；膜迷路包括（　　　　）、（　　　　）和（　　　　）；听觉感受器是（　　　　）。

第九章 ｜ 神经系统

09章 数字资源

学习目标

1. 能说出神经系统的常用术语；脊髓的位置、外形；脑的组成、外形和内部结构；脊髓和脑的被膜、血液的供应和大脑动脉环的组成及位置；周围神经的组成、主要分支和分布，以及脑和脊髓的传导通路；内囊的位置、结构和功能。
2. 能在模型或标本上指认脊髓、大脑动脉环。
3. 能在模型或标本上区分脑的各部。

神经系统是人体结构和功能最复杂的系统，由神经组织构成，在人体生命活动中起着重要的调节作用。

第一节 概　　述

一、神经系统的区分

神经系统按照所在部位分为中枢部和周围部，在结构和功能上二者是一个整体。中枢部包括位于颅腔内的脑和位于椎管内的脊髓，也称中枢神经系统。周围部是指遍布全身各处与脑相连的脑神经和与脊髓相连的脊神经，又称周围神经系统(图 9-1)。

二、神经系统的常用术语

1. 灰质和白质　在中枢部，神经元胞体和树突聚集的部位，因新鲜标本上色泽灰暗而称灰质；神经纤维聚集的部位，因新鲜标本上色泽白亮而称白质。位于大脑和小脑表面的灰质称皮质,深部的白质称髓质。

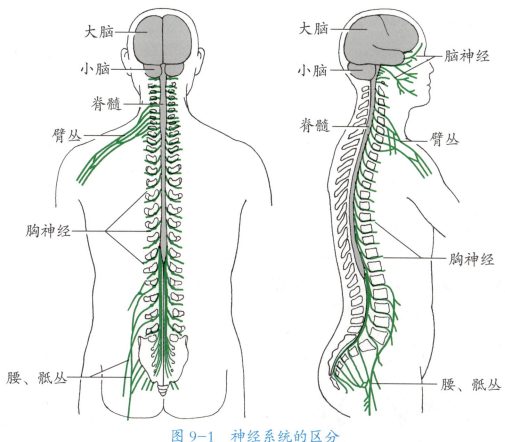

图 9-1　神经系统的区分

2. 神经核和神经节　在中枢部,形态和功能相似的神经元胞体聚集而成的团块状或柱状结构称神经核。在周围部,神经元胞体聚集形成的结构称神经节。

3. 纤维束和神经　在中枢部的白质内起止和功能相同的神经纤维聚集而成的束状结构称纤维束。在周围部,神经纤维聚集而成的条索状结构称神经。

4. 网状结构　在中枢部,神经纤维交织成网,灰质团块散在其中,形成灰质和白质混杂排列的结构,称为网状结构。

第二节　中枢神经系统

 导学案例

　　李某,男性,52 岁,疑脑出血就诊。CT 检查可见右侧背侧丘脑见小团块状高密度影,脑室系统内亦见类似高密度影,左侧基底核区见小圆形低密度影,边缘清,中线结构稍左移,颅骨未见明显异常。诊断:①左侧背侧丘脑出血并破入脑室系统。②左侧基底核区腔隙性脑梗死。

请问：1. 脑分成几部分？背侧丘脑属于脑的哪一部分？

2. 背侧丘脑与脑室的关系。

3. 基底核的位置、组成。

一、脊　髓

脊髓是中枢神经系统的低级部位，与脑存在着广泛的纤维联系。

（一）脊髓的位置和外形

脊髓位于椎管内，全长 42~45cm，上端在枕骨大孔处与延髓相连，下端在成人约平第1腰椎下缘，新生儿可达第3腰椎下缘。

脊髓呈前后略扁的圆柱形，全长粗细不等，有两处梭形膨大，即上方的**颈膨大**和下方的**腰骶膨大**。脊髓下端呈圆锥状，称**脊髓圆锥**，其下方延续的细丝是软脊膜形成的**终丝**，止于尾骨的背面，起固定脊髓的作用（图 9-2，图 9-3）。

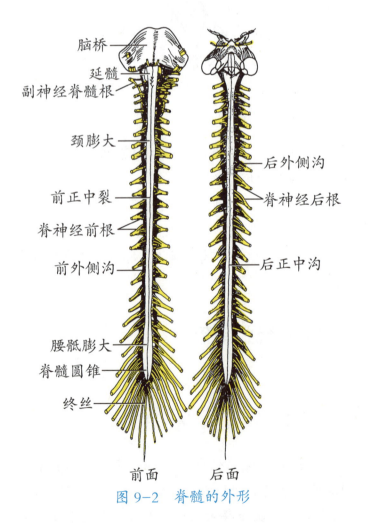

图 9-2　脊髓的外形

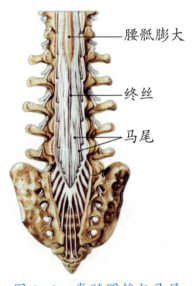

图 9-3　脊髓圆锥与马尾

脊髓表面有 6 条纵行沟裂，脊髓前面正中的沟称**前正中裂**；脊髓后面正中的浅沟称后正中沟；脊髓的两侧有一对**前外侧沟**和一对**后外侧沟**，沟内分别连有脊神经的前根和后根（图9-4）。腰、骶、尾部的脊神经根围绕终丝聚集成束，形成**马尾**（图9-3）。

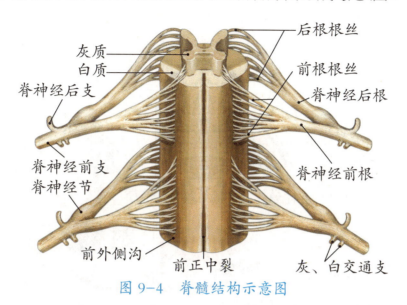

图9-4　脊髓结构示意图

脊神经前根与后根在椎间孔处合成脊神经。脊神经共31对，每对脊神经对应的一段脊髓称一个**脊髓节段**。脊髓共有31个节段，即8个颈节、12个胸节、5个腰节、5个骶节和1个尾节。

从胚胎4个月以后，脊髓生长速度慢于脊柱，出生时脊髓下端平对第3腰椎，至成人则达第1腰椎下缘，因此，脊髓节段与椎骨的对应关系发生了变化（图9-1）。脊髓节段与椎骨的对应关系对确定脊髓的病变部位和临床治疗有着重要意义。

　知识链接

脊髓节段与椎骨的关系

脊髓节段	与椎骨的关系	举例
上颈髓节段（$C_{1\sim4}$）	大致平对同序数椎骨	C_3与第3颈椎同高
下颈髓和上胸髓节段（$C_5\sim T_4$）	约平对同序数椎骨的上1块椎骨	C_5平对第4颈椎
中胸髓节段（$T_{5\sim8}$）	约平对同序数椎骨的上2块椎骨	T_5平对第3胸椎
下胸髓节段（$T_{9\sim12}$）	约平对同序数椎骨的上3块椎骨	T_{10}平对第7胸椎
腰髓节段（$L_{1\sim5}$）	约平对第10~12胸椎	
骶髓、尾髓节段（$S_{1\sim5}$、C_0）	约平对第1腰椎	

（二）脊髓的内部结构

脊髓由灰质和白质构成。灰质中央有贯穿其全长的纵行小管，称中央管。

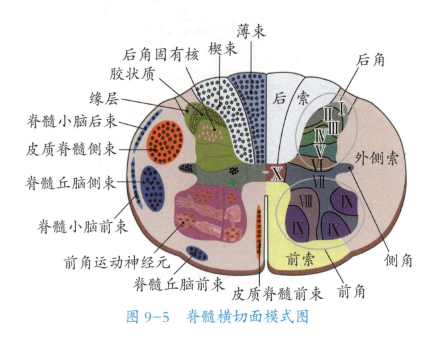

图 9-5　脊髓横切面模式图

1. 灰质　在脊髓横断面上，灰质围绕中央管呈蝶形或 H 形。灰质两侧向前突出的部分称**前角(柱)**，由运动神经元组成；后部狭长的部分为**后角(柱)**，内含联络神经元；脊髓胸 1 到腰 3 节段的前、后角之间有**侧角(柱)**，内含交感神经元；脊髓的第 2~4 骶节相当于侧角的部位，含有副交感神经元，称骶副交感核。

2. 白质　每侧白质借脊髓表面的沟裂分为 3 个索，前正中裂与前外侧沟之间称前索；前、后外侧沟之间称外侧索；后正中沟与后外侧沟之间称后索。各索由密集的神经纤维束组成。纤维束主要分为两类：

(1) 上行(感觉)纤维束：主要是将脊髓后根传入的各种感觉信息向上传递到脑的不同部位，主要有：

1) 薄束、楔束：位于后索内。薄束在后正中沟的两侧，楔束位于薄束的外侧(图 9-5)。薄束传导下半身(脊髓第 4 胸节以下)的本体感觉(肌、肌腱、关节的位置和运动觉以及震动觉)和精细触觉(辨别两点间的距离和物体的纹理粗细)的冲动；楔束则传导上半身的本体觉及精细触觉冲动。

2) 脊髓丘脑束：位于外侧索的前部和前索中部(图 9-5)，将来自躯干、四肢的痛觉、温度觉及触压觉的冲动传至脑。

(2) 下行(运动)纤维束：起自脑的不同部位，直接或间接止于脊髓前角或侧角。管理骨骼肌的下行纤维束主要有皮质脊髓束(图 9-5)。

皮质脊髓束位于外侧索和前索内，分为**皮质脊髓侧束**和**皮质脊髓前束**。传导来自大脑皮质的神经冲动，支配骨骼肌的随意运动。

（三）脊髓的功能

1. 传导功能　脊髓将各种感觉冲动经上行纤维束传至脑,将脑发出的运动冲动经下行纤维束和脊神经传至效应器。

2. 反射功能　脊髓有多种反射的低级中枢,如膝反射中枢、排尿反射中枢等。正常情况下,脊髓的反射活动在脑的控制下进行。

二、脑

脑位于颅腔内,是中枢神经系统的高级部位。成人脑的平均重量约为1 400g。一般将脑分为延髓、脑桥、中脑、小脑、间脑、端脑6部分(图9-6,图9-7)。通常将延髓、脑桥和中脑合称脑干。

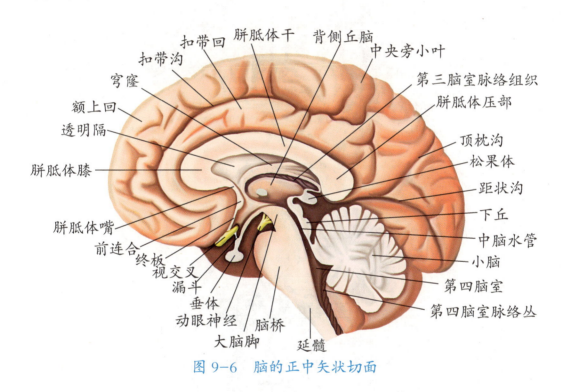

图9-6　脑的正中矢状切面

（一）脑干

脑干位于颅后窝前部,自下而上依次是延髓、脑桥、中脑,上接间脑,下续脊髓。延髓和脑桥的腹侧邻接枕骨的斜坡,背面与小脑相连。延髓、脑桥和小脑之间围成的室腔为第四脑室,中脑内的室腔称中脑水管。脑干自上而下依次与第Ⅲ～Ⅻ对脑神经根相连。

1. **脑干的外形**

（1）腹侧面:**延髓**上宽下窄,腹侧面有与脊髓相同的沟、裂,前正中裂上部的两侧有一对纵行隆起,称为**锥体**,内有皮质脊髓束通过。其大部分纤维在锥体的下部左右交叉,构成**锥体交叉**。锥体背外侧的卵圆形隆起称**橄榄**,内含橄榄核。橄榄与锥体之间的沟内有舌下神经根出脑。橄榄背外侧的沟内,自上而下依次连有舌咽神经、迷走神经、副神经的根丝(图9-8)。

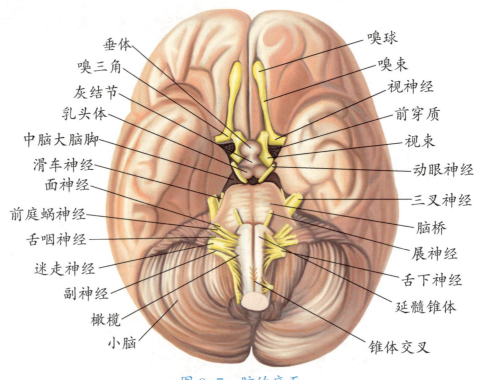

图 9-7　脑的底面

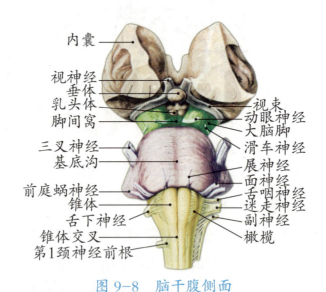

图 9-8　脑干腹侧面

脑桥腹侧面宽阔而膨隆的部分为脑桥基底部,正中有一纵行的浅沟称基底沟,有基底动脉通过。基底部外侧变细称小脑中脚,上连三叉神经根。脑桥上缘与中脑的大脑脚相接,脑桥下缘借延髓脑桥沟与延髓分界。沟中由内向外依次有展神经、面神经和前庭蜗神经根附着(图9-8)。

中脑腹侧面有两个粗大的柱状结构称大脑脚,其间的凹陷称脚间窝,动眼神经由此出脑(图9-8)。

(2)背侧面:延髓下部后正中沟两侧各有两个纵行隆起,分别是**薄束结节**和**楔束结节**,两者的深面有薄束核、楔束核。延髓背面上部与脑桥共同形成菱形窝,构成第四脑室底(图9-9)。

中脑的背面有上、下两对隆起,分别称**上丘**和**下丘**,是视觉反射和听觉反射中枢。下丘的下方有滑车神经根附着,它是唯一自脑干背侧面出脑的脑神经。

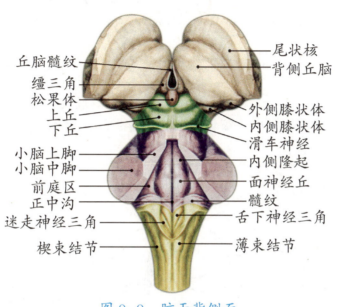

左侧标注(自上而下):丘脑髓纹、缰三角、松果体、上丘、下丘、小脑上脚、小脑中脚、前庭区、正中沟、迷走神经三角、楔束结节

右侧标注(自上而下):尾状核、背侧丘脑、外侧膝状体、内侧膝状体、滑车神经、内侧隆起、面神经丘、髓纹、舌下神经三角、薄束结节

图9-9 脑干背侧面

2. 脑干的内部结构

(1)灰质:脑干内的灰质与脊髓相比有如下特点。①由于脑干的中央管移向背侧,并逐渐敞开成为第四脑室,因此,脑干内与脊髓中央管周围结构相当,自后方向两侧展开,铺于第四脑室底,使感觉性和运动性核团的位置由背腹变为内外,即由外侧向内侧依次是**躯体和内脏感觉核**(相当于脊髓后角)、**内脏运动核**(相当于脊髓侧角)、**躯体运动核**(相当于脊髓前角)(图9-10)。②脑干的灰质不形成灰质柱(图9-11),而是形成一些分散的细胞团块,其中与脑神经直接联系的神经核称为**脑神经核**。脑神经核按功能可分为运动核和感觉核,其中与躯体运动有关的称躯体运动核,与平滑肌、心肌的运动和腺体分泌活动有关的称内脏运动核。脑神经感觉核中,凡接受躯体感觉纤维的称躯体感觉核,凡接受内脏感觉纤维的则称内脏感觉核。

上述脑神经核的名称和位置多与相连的脑神经的名称和连脑部位大致对应,它们在脑干内的位置也大致与有关脑神经的连脑部位相对应,即中脑内含有与动眼神经、滑车神经有关的脑神经核;脑桥内含有与三叉神经、展神经、面神经及前庭蜗神经有关的脑神经核;延髓内含有与舌咽神经、迷走神经、副神经及舌下神经有关的脑神经核(图9-12~图9-20)。

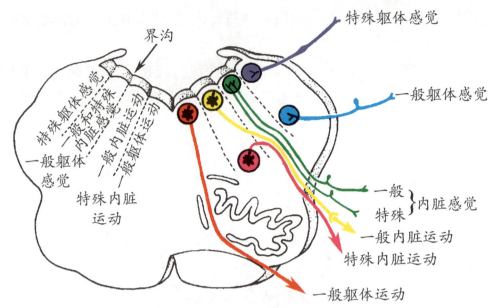

图 9-10　脑神经核基本排列规律模式图

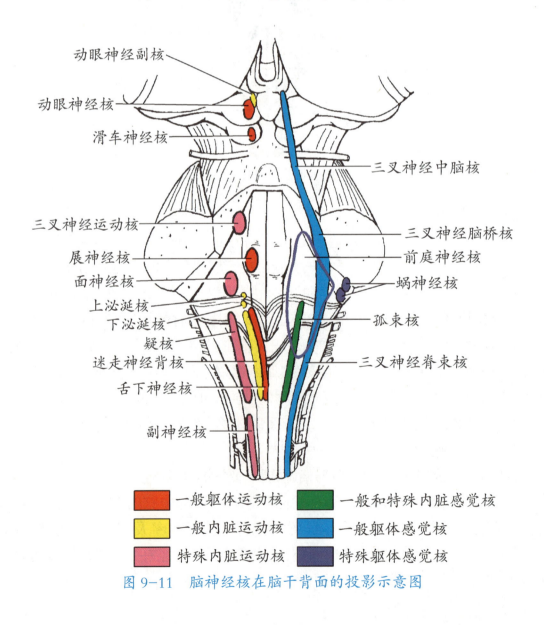

图 9-11　脑神经核在脑干背面的投影示意图

脑干内除了脑神经核外,还有不与脑神经相连的**非脑神经核**,如延髓中的薄束核、楔束核,中脑内的黑质和红核等,是传导神经冲动的结构。

(2) 白质:主要由上行的感觉纤维束、下行的运动纤维束和出入小脑的纤维构成。上行的纤维束如内侧丘系(与躯干四肢本体觉及精细触觉冲动传导有关)、脊髓丘脑束(与躯干四肢痛觉、温度觉及触压觉冲动传导有关)、三叉丘系(与头面部痛觉、温度觉及触压觉冲动传导有关);下行的纤维束如锥体束;出入小脑的纤维在脑干的背面集合成上、中、下3对小脑脚。

(3) 网状结构:在脑干内,除了有明显的神经核和上、下行纤维束以外,还存在由神经纤维纵横交织成网状、其间散在大小不等的神经核团的结构,称脑干网状结构。

3. 脑干的功能

(1) 传导功能:大脑皮质与小脑、脊髓联系的上下行纤维束都经过脑干,因此脑干是中枢神经系统各部之间联系的重要路径。

(2) 反射功能:延髓内有呼吸中枢和心血管活动中枢,合称生命中枢;脑桥内有角膜反射中枢;中脑内有瞳孔对光反射中枢等。

(3) 网状结构的功能:具有维持大脑觉醒、引起睡眠、调节肌张力以及内脏活动等功能。

4. 第四脑室 位于延髓、脑桥和小脑之间,呈四棱锥形,内容脑脊液。底为菱形窝,顶朝向小脑,向下续为延髓下部和脊髓的中央管,向上经中脑水管通第三脑室,借一个正中孔和两个外侧孔与蛛网膜下隙相通。

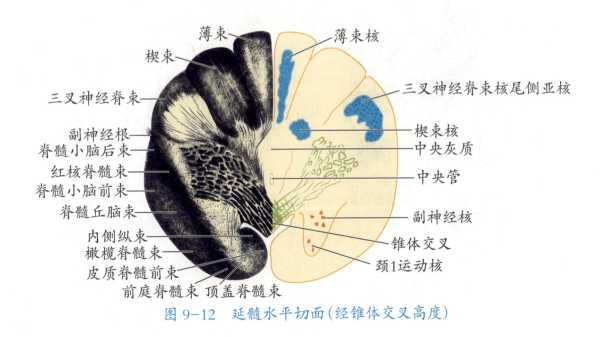

图 9-12 延髓水平切面(经锥体交叉高度)

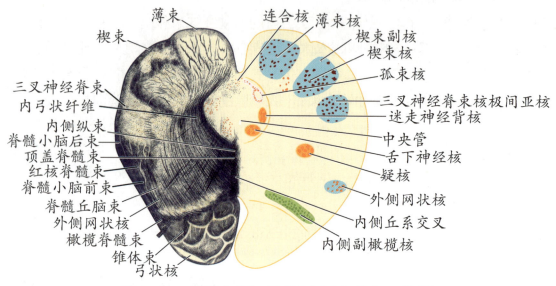

薄束　　　　　　　　　连合核　薄束核
楔束　　　　　　　　　　　　　　楔束副核
　　　　　　　　　　　　　　　　楔束核
三叉神经脊束　　　　　　　　　　　孤束核
内弓状纤维　　　　　　　　　　　三叉神经脊束核极间亚核
内侧纵束　　　　　　　　　　　　迷走神经背核
脊髓小脑后束　　　　　　　　　　中央管
顶盖脊髓束　　　　　　　　　　　舌下神经核
红核脊髓束　　　　　　　　　　　疑核
脊髓小脑前束
脊髓丘脑束　　　　　　　　　　　外侧网状核
外侧网状核　　　　　　　　　　　内侧丘系交叉
橄榄脊髓束　　　　　　　　　　　内侧副橄榄核
锥体束
弓状核

图 9-13　延髓水平切面(经内侧丘系交叉高度)

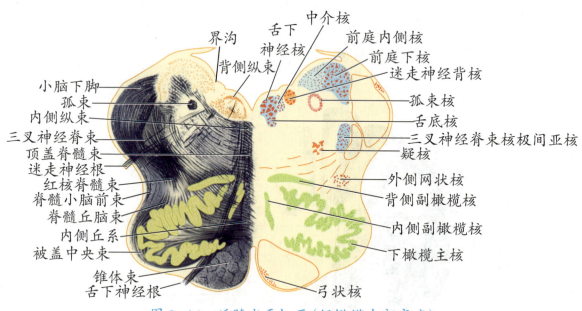

　　　　　　　　界沟　舌下　中介核
　　　　　　　　　神经核　　前庭内侧核
　　　　　　背侧纵束　　　前庭下核
小脑下脚　　　　　　　　　迷走神经背核
孤束　　　　　　　　　　　孤束核
内侧纵束　　　　　　　　　舌底核
三叉神经脊束　　　　　　　三叉神经脊束核极间亚核
顶盖脊髓束　　　　　　　　疑核
迷走神经根
红核脊髓束　　　　　　　　外侧网状核
脊髓小脑前束　　　　　　　背侧副橄榄核
脊髓丘脑束　　　　　　　　内侧副橄榄核
内侧丘系　　　　　　　　　下橄榄主核
被盖中央束
锥体束
舌下神经根　　　　　　　　弓状核

图 9-14　延髓水平切面(经橄榄中部高度)

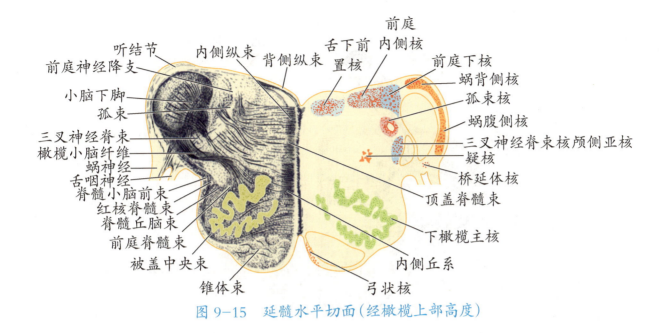

图 9-15　延髓水平切面（经橄榄上部高度）

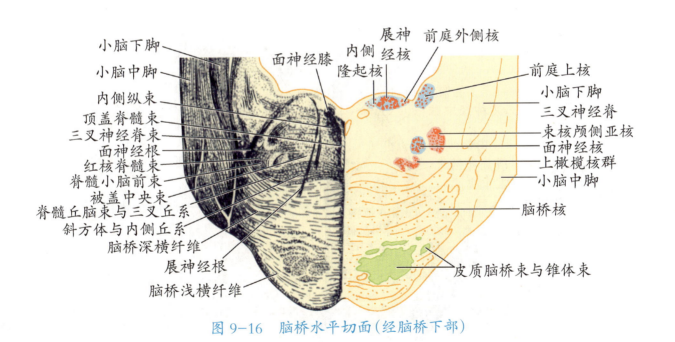

图 9-16　脑桥水平切面（经脑桥下部）

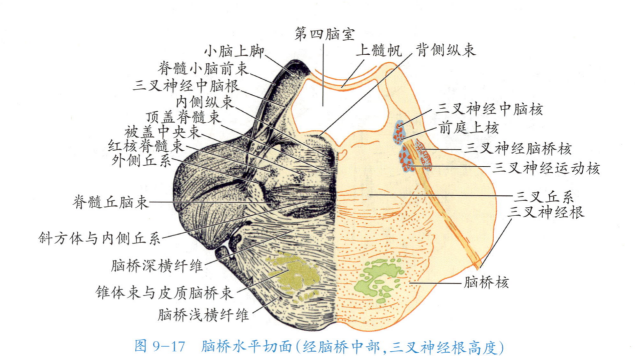

图 9-17　脑桥水平切面(经脑桥中部,三叉神经根高度)

图中标注(图9-17)：
第四脑室
小脑上脚
脊髓小脑前束
三叉神经中脑根
内侧纵束
顶盖脊髓束
被盖中央束
红核脊髓束
外侧丘系
脊髓丘脑束
斜方体与内侧丘系
脑桥深横纤维
锥体束与皮质脑桥束
脑桥浅横纤维
上髓帆
背侧纵束
三叉神经中脑核
前庭上核
三叉神经脑桥核
三叉神经运动核
三叉丘系
三叉神经根
脑桥核

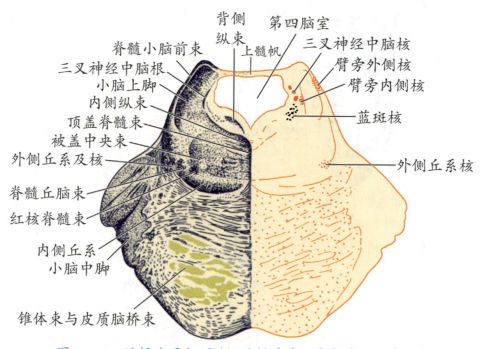

图 9-18　脑桥水平切面(经脑桥中部,滑车神经根高度)

图中标注(图9-18)：
背侧纵束
脊髓小脑前束
三叉神经中脑根
小脑上脚
内侧纵束
顶盖脊髓束
被盖中央束
外侧丘系及核
脊髓丘脑束
红核脊髓束
内侧丘系
小脑中脚
锥体束与皮质脑桥束
第四脑室
上髓帆
三叉神经中脑核
臂旁外侧核
臂旁内侧核
蓝斑核
外侧丘系核

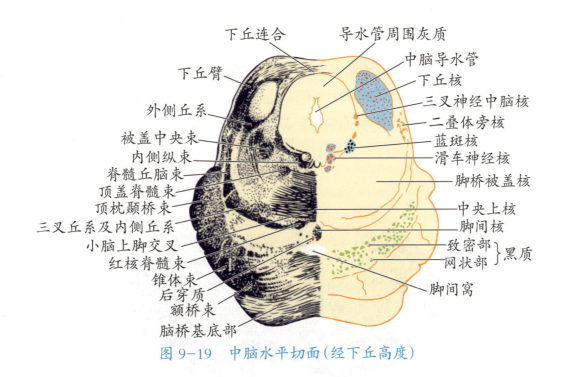

图 9-19　中脑水平切面（经下丘高度）

图中标注（从上方顺时针）：下丘连合、导水管周围灰质、中脑导水管、下丘核、三叉神经中脑核、二叠体旁核、蓝斑核、滑车神经核、脚桥被盖核、中央上核、脚间核、致密部、网状部｝黑质、脚间窝、脑桥基底部、额桥束、后穿质、锥体束、红核脊髓束、小脑上脚交叉、三叉丘系及内侧丘系、顶枕颞桥束、顶盖脊髓束、脊髓丘脑束、内侧纵束、被盖中央束、外侧丘系、下丘臂

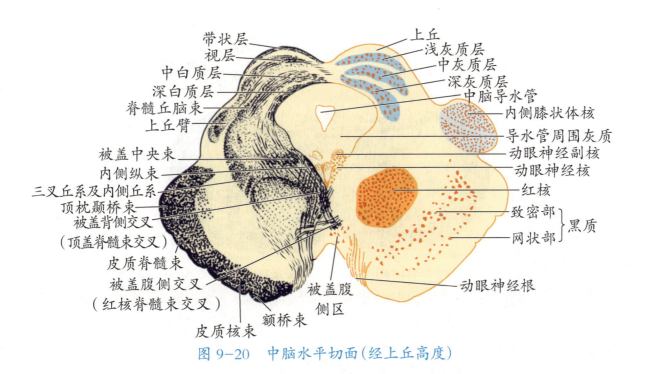

图 9-20　中脑水平切面（经上丘高度）

图中标注：带状层、视层、中白质层、深白质层、脊髓丘脑束、上丘臂、被盖中央束、内侧纵束、三叉丘系及内侧丘系、顶枕颞桥束、被盖背侧交叉（顶盖脊髓束交叉）、皮质脊髓束、被盖腹侧交叉（红核脊髓束交叉）、皮质核束、额桥束、被盖腹侧区、上丘、浅灰质层、中灰质层、深灰质层、中脑导水管、内侧膝状体核、导水管周围灰质、动眼神经副核、动眼神经核、红核、致密部、网状部｝黑质、动眼神经根

（二）小脑

1. 小脑的位置和外形　小脑位于颅后窝内、延髓和脑桥的背侧，借小脑上、中、下脚与脑干相连。小脑中间狭窄的部分称**小脑蚓**，两侧膨隆的部分称**小脑半球**。小脑半球下

面靠近枕骨大孔的部分较膨隆,称**小脑扁桃体**(图9-21,图9-22)。当颅内压增高时,小脑扁桃体可被挤压入枕骨大孔,形成小脑扁桃体疝(或枕骨大孔疝)。

2. 小脑的内部结构　由皮质、髓质和小脑核构成(图9-23)。小脑表面有许多平行的深沟,两沟之间为回。皮质位于小脑表面,其深面为髓质,髓质内有4对小脑核,从中线向两侧依次为顶核、球状核、栓状核和齿状核。

3. 小脑的功能　小脑可维持躯体平衡,调节肌张力,协调肌群运动和精细动作。

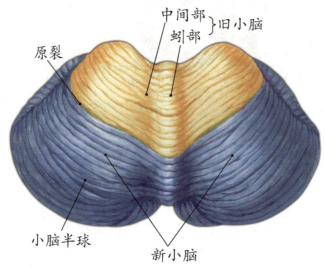

图9-21　小脑外形(上面)

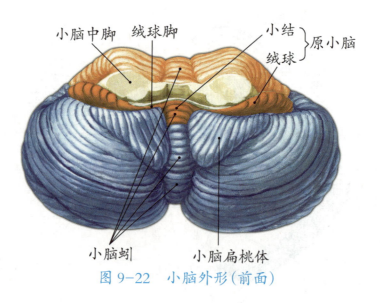

图9-22　小脑外形(前面)

 知识链接

小脑扁桃体疝

颅外伤导致颅内压过高时,小脑扁桃体常被推挤入枕骨大孔,致使延髓的血管中枢和呼吸中枢受压,患者出现头痛、喷射状呕吐、颈项强直和呼吸、循环衰竭,导致血压下降、昏迷、呼吸和心搏骤停,临床称为枕骨大孔疝或小脑扁桃体疝。

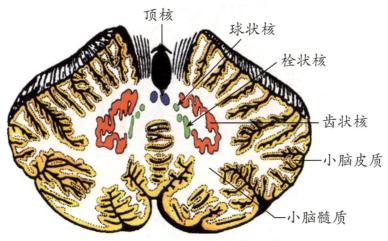

图 9-23　小脑的内部结构

（三）间脑

间脑位于中脑和端脑之间,连接大脑半球和中脑,是仅次于端脑的中枢高级部位。间脑除腹侧面的一部分露于表面以外,其他部分都被大脑半球所掩盖。间脑包括背侧丘脑、后丘脑、上丘脑、底丘脑和下丘脑 5 个部分(图 9-24)。下面主要介绍背侧丘脑和下丘脑。

1. 背侧丘脑　又称丘脑,是间脑背侧的一对卵圆形灰质团块。背侧丘脑被 Y 形的白质内髓板分成**前核群、内侧核群和外侧核群** 3 部分(图 9-25)。背侧丘脑后下方有一对隆起,分别称内侧膝状体和外侧膝状体,与听觉冲动、视觉冲动传导有关。

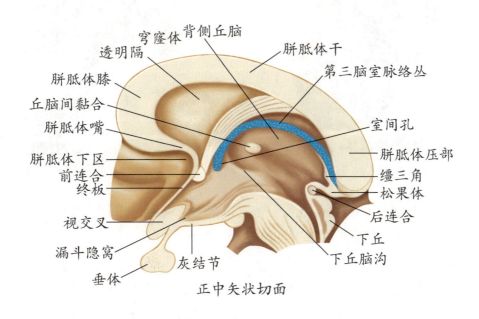

正中矢状切面

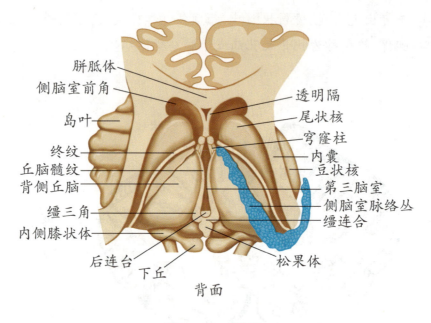

胼胝体
侧脑室前角
岛叶
终纹
丘脑髓纹
背侧丘脑
缰三角
内侧膝状体
后连台
下丘

透明隔
尾状核
穹窿柱
内囊
豆状核
第三脑室
侧脑室脉络丛
缰连合
松果体

背面

图 9-24　间脑

2. 下丘脑　位于背侧丘脑的前下方,形成第三脑室侧壁的下部和下壁。由前向后依次是**视交叉**、**灰结节**和**乳头体**组成。灰结节向下移行为漏斗,其末端连有垂体。下丘脑内含有多个核团(图 9-26),重要的有**视上核**、**室旁核**,下丘脑是神经内分泌的调控中心,也是内脏活动的高级调节中枢,对机体体温、摄食、水电解质平衡和内分泌活动等进行广泛调节。

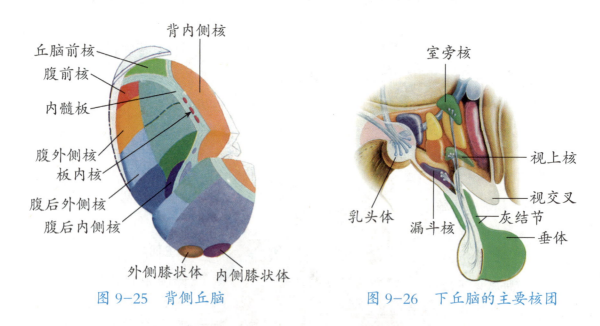

背内侧核
丘脑前核
腹前核
内髓板
腹外侧核
板内核
腹后外侧核
腹后内侧核
外侧膝状体　内侧膝状体

图 9-25　背侧丘脑

室旁核
视上核
视交叉
灰结节
垂体
乳头体
漏斗核

图 9-26　下丘脑的主要核团

3. 第三脑室　是两背侧丘脑和下丘脑之间的狭窄腔隙。前借室间孔与端脑内的侧脑室相连,后借中脑水管与第四脑室相通。

(四)端脑

端脑是中枢神经最高级部位,由左、右大脑半球和半球间连合及其内腔构成。左、右大脑半球之间纵行的裂隙为**大脑纵裂**,纵裂底部有连接两半球的白质板,称**胼胝体**。大脑半球与小脑之间近似水平位的裂隙为**大脑横裂**。

1. 端脑的外形和分叶　端脑的表面凹凸不平,凹陷处为**大脑沟**,沟之间形成长短不一的隆起,为**大脑回**。每侧大脑半球分为3面,即内侧面、上外侧面和下面,并借三条叶间沟分为5个叶(图9-27,图9-28)。

(1) 大脑半球的叶间沟:**外侧沟**起于半球下面,自前下斜行向后上方至上外侧面。**中央沟**起自半球上缘中点的稍后方,沿上外侧面斜向前下方。**顶枕沟**位于半球内侧面后部,并转至上外侧面。

(2) 大脑半球的分叶:**额叶**为外侧沟之上、中央沟之前的部分。**顶叶**为中央沟以后、顶枕沟以前的部分。**颞叶**为外侧沟以下的部分。**枕叶**位于顶枕沟后方。**岛叶**位于外侧沟的深部。

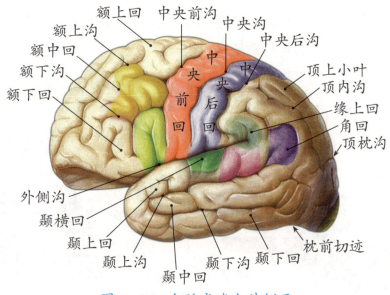

图 9-27　大脑半球上外侧面

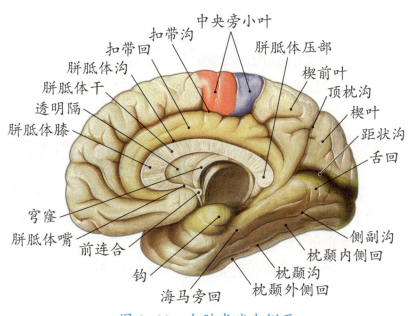

图 9-28　大脑半球内侧面

2. 大脑半球重要的沟、回

(1) 上外侧面：中央沟的前方有与之平行的**中央前沟**，两者之间为**中央前回**；中央前沟向前有两条横行沟，分别称**额上沟**、**额下沟**，将中央前沟以前的额叶分为额上回、额中回、**额下回**。中央沟的后方有与之平行的中央后沟，此沟与中央沟之间为**中央后回**。包绕外侧沟后端的大脑回称**缘上回**。围绕颞上沟末端的大脑回称**角回**。外侧沟的下方有与其平行的**颞上沟**和**颞下沟**，两沟将颞叶分为**颞上回**、**颞中回**、**颞下回**。颞上回后部的脑回深入到外侧沟内称**颞横回**（图9-27）。

(2) 内侧面：在中部有前后方向上略呈弓形的**胼胝体**，其背面有**胼胝体沟**。在胼胝体沟的上方有与之平行的**扣带沟**，两沟之间为**扣带回**；扣带回中部的上方为**中央旁小叶**，它是中央前、后回在半球内侧面的延续部分；在胼胝体后下方，有呈弓形伸向枕叶后端的**距状沟**。距状沟前下方，自枕叶向前伸向颞叶的沟称**侧副沟**。侧副沟前部上方的大脑回称**海马旁回**，其前端向后弯曲的部分称钩（图9-28）。

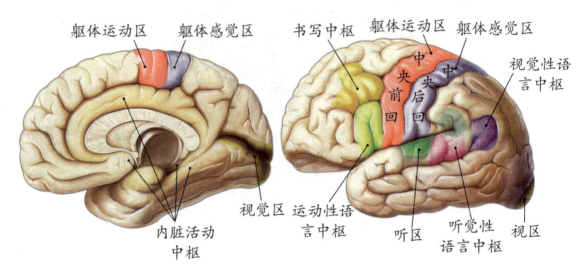

图9-29 大脑皮质主要功能区

扣带回、海马旁回及钩等大脑回合称**边缘叶**。边缘叶与下丘脑、杏仁体、丘脑前核群等皮质下结构密切联系，共同构成**边缘系统**，边缘系统与内脏调节、学习和记忆、情绪反应、性活动等功能有关。

(3) 下面：额叶下面有纵行的**嗅束**，其前端膨大称**嗅球**。嗅球和嗅束参与嗅觉冲动传导（图9-7）。

3. 端脑的内部结构　大脑半球表面的灰质称为**大脑皮质**，其深面为**髓质**。大脑半球的基底部有包埋于白质中的灰质团块，称**基底核**。大脑半球内的室腔称**侧脑室**。

(1) 大脑皮质的功能定位：大脑皮质是人体活动的最高中枢，其不同区域有完成某些反射活动的相对集中区，称大脑皮质的功能定位（图9-29，表9-1）。

表 9–1　大脑皮质的功能定位

功能区	位置	功能
躯体运动区	位于中央前回和中央旁小叶的前部	管理对侧半身的骨骼肌运动
躯体感觉区	位于中央后回和中央旁小叶的后部	接受对侧半身感觉传导纤维
视区	位于距状沟两侧的皮质	一侧视区管理双眼对侧半视野
听区	位于颞横回	一侧听区接受双侧的听觉冲动传入
语言区		
运动性语言中枢	位于额下回后部	此区受损后,患者能发音,但不能说出有意义的语言,称运动性失语症
书写中枢	位于额中回后部	此区受损后,患者手的运动正常,但写字、绘图等精细动作障碍,称失写症
听觉性语言中枢	位于颞上回后部	此区受损后,患者虽能听到别人的话,但不能理解其意思,自己讲的话也不理解,所以不能正确回答问题和正常说话,称感觉性失语症
视觉性语言中枢	位于角回	此区受损后,视觉正常,但不能理解文字符号的意义,称失读症

(2) 基底核:是大脑半球髓质内灰质团块的总称,包括豆状核、尾状核、杏仁体等(图 9–30)。豆状核和尾状核合称纹状体,是锥体外系的重要组成部分,在调节躯体运动中起重要作用。

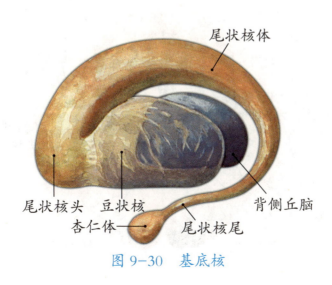

尾状核体

尾状核头　豆状核

杏仁体

尾状核尾

背侧丘脑

图 9–30　基底核

(3) 大脑髓质：位于皮质的深面，由大量的神经纤维组成。

1) 连合纤维：为联系左、右两大脑半球的胼胝体。

2) 联络纤维：为联系同侧半球不同部位皮质的纤维。

3) 投射纤维：为联系大脑皮质、间脑、脑干和脊髓的上、下行纤维。位于背侧丘脑、尾状核与豆状核之间的白质纤维板称**内囊**。大部分投射纤维经过此处。在大脑水平切面上，内囊呈向外开放的 V 形，分 3 部分。豆状核与尾状核头部之间的部分称内囊前肢；豆状核与背侧丘脑之间的部分称内囊后肢，内有皮质脊髓束、丘脑皮质束和视辐射等通过；前、后肢的结合部称内囊膝，有皮质核束通过。当一侧内囊损伤时，患者可出现对侧半身浅、深感觉障碍（损伤丘脑中央辐射），对侧半身痉挛性瘫痪（损伤皮质脊髓束、皮质核束），双眼对侧半视野偏盲（损伤视辐射），即三偏综合征（图 9-31，图 9-32）。

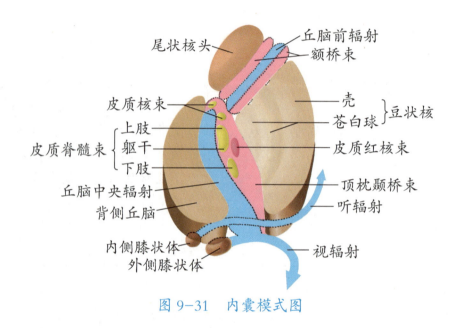

图 9-31　内囊模式图

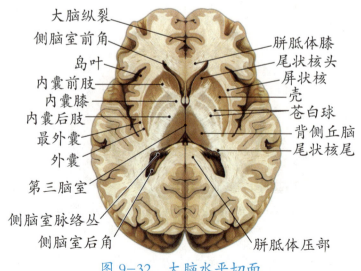

图 9-32　大脑水平切面

（4）侧脑室：左右各一，位于大脑半球内，延伸至半球的各脑叶内，分为4部分：中央部位于顶叶内，前角伸向额叶，后角伸入枕叶，下角最长延伸到颞叶。侧脑室借室间孔与第三脑室相交通（图9-33~图9-36）。

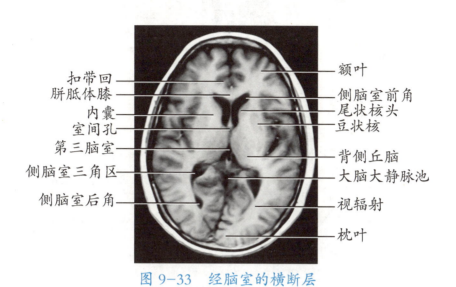

图 9-33　经脑室的横断层

左侧标注：扣带回、胼胝体膝、内囊、室间孔、第三脑室、侧脑室三角区、侧脑室后角

右侧标注：额叶、侧脑室前角、尾状核头、豆状核、背侧丘脑、大脑大静脉池、视辐射、枕叶

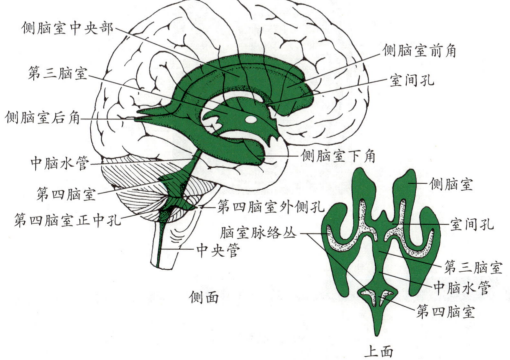

图 9-34　脑室投影图

侧面标注：侧脑室中央部、第三脑室、侧脑室后角、中脑水管、第四脑室、第四脑室正中孔、中央管、第四脑室外侧孔、侧脑室前角、室间孔、侧脑室下角

上面标注：侧脑室、室间孔、第三脑室、中脑水管、第四脑室、脑室脉络丛

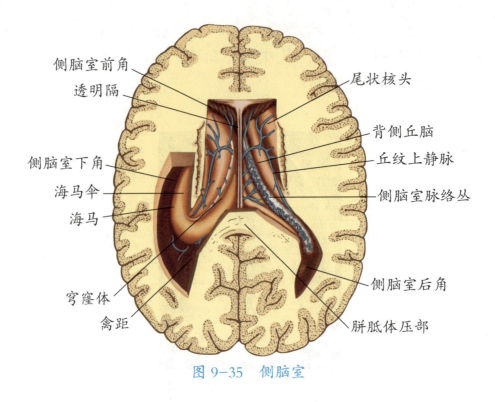

图 9-35　侧脑室

侧脑室前角
透明隔
侧脑室下角
海马伞
海马
穹窿体
禽距

尾状核头
背侧丘脑
丘纹上静脉
侧脑室脉络丛
侧脑室后角
胼胝体压部

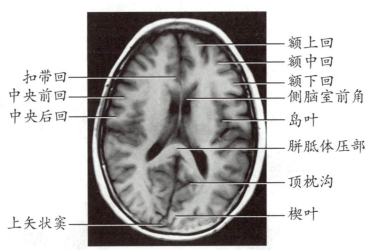

图 9-36　经胼胝体压部横断层面（CT）

扣带回
中央前回
中央后回
上矢状窦

额上回
额中回
额下回
侧脑室前角
岛叶
胼胝体压部
顶枕沟
楔叶

 知识链接

帕金森综合征

帕金森综合征又称震颤麻痹，目前公认的病因是神经细胞的退行性变，主要病变部位在黑质和纹状体。黑质细胞主要由多巴胺神经元组成，由于黑质细胞数量逐渐减少，功能逐步丧失，致使多巴胺减少，可引起震颤麻痹。该病患者主要表现为静止性震颤（常为首发症状）、肌强直、运动迟缓、姿势步态异常和口、咽、腭肌运动障碍等。颅脑CT检查可见脑沟增宽、脑室扩大等表现。

三、脊髓、脑的被膜和血管

（一）脊髓和脑的被膜

脊髓和脑的表面有 3 层被膜，自外向内依次为硬膜、蛛网膜和软膜，有支持、保护脑和脊髓的作用。

1. 硬膜 由致密结缔组织构成，包被于脊髓外面的为硬脊膜，包被于脑外面的为硬脑膜。

（1）硬脊膜：上端在枕骨大孔边缘与硬脑膜延续；在第 2 骶椎水平逐渐变细包裹终丝，下端附于尾骨。硬脊膜与椎管内骨膜之间的狭窄腔隙称**硬膜外隙**，内容脊神经根、脂肪、淋巴管、静脉丛和疏松结缔组织，并略呈负压（图 9-37）。硬膜外麻醉就是将药物注入此腔，以阻断脊神经的传导。

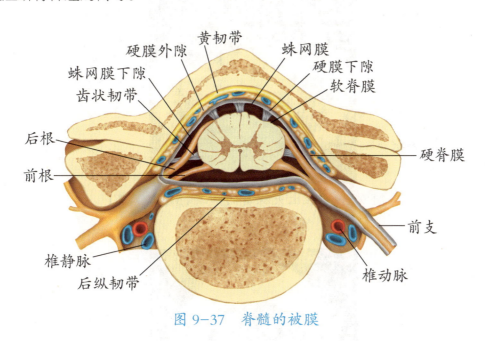

图 9-37 脊髓的被膜

（2）硬脑膜：由两层构成，两层之间有丰富的神经和血管行经其间。外层为衬于颅骨内面的骨膜；内层在枕骨大孔的边缘与硬脊膜相延续，并折叠形成若干板状突起，深入脑各部之间起固定和承托作用（图 9-38～图 9-40）。在颅底部，硬脑膜与颅骨结合紧密，当颅底骨折时，易把硬脑膜、蛛网膜同时撕裂，导致脑脊液外漏。如颅前窝中部骨折，脑脊液可经鼻腔流出。硬脑膜与颅顶骨结合疏松，易于分离，当硬脑膜血管损伤时，可在硬脑膜与颅骨之间形成硬膜外血肿。

硬脑膜形成的结构主要有：

1）大脑镰：形如镰刀，呈矢状位伸入大脑纵裂。

2）小脑幕：呈半月形伸入大脑横裂，前缘游离称小脑幕切迹，其前方与中脑相邻。

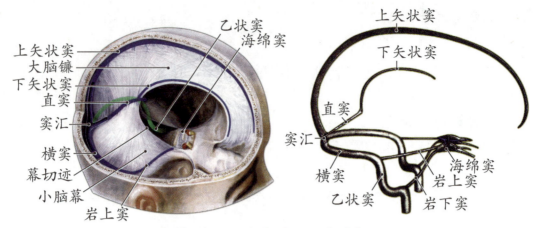

图 9-38　硬脑膜及硬脑膜窦

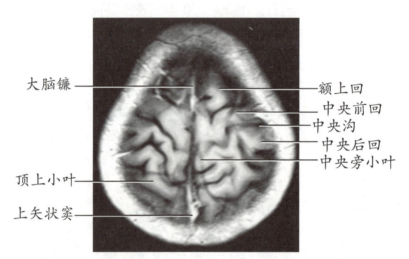

图 9-39　经上矢状窦的横断（MRI，T_1WI）

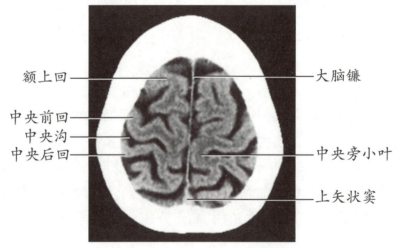

图 9-40　经上矢状窦的横断（CT）

　　3）硬脑膜窦：硬脑膜在某些部位两层分开，内面衬以内皮细胞，称硬脑膜窦，内含静脉血。主要的硬脑膜窦有上矢状窦、下矢状窦、直窦、窦汇、横窦、乙状窦和海绵窦。海绵窦位于蝶骨体的两侧,动眼神经、滑车神经、眼神经和上颌神经贴海绵窦的外侧壁通过,窦腔内侧壁有颈内动脉和展神经通过(图9-38)。

2. 蛛网膜 薄而透明,无血管和神经。蛛网膜与软膜之间的不规则腔隙称**蛛网膜下隙**,内含脑脊液。此隙在某些部位扩大形成蛛网膜下池,主要有位于小脑和延髓之间的小**脑延髓池**和马尾周围的**终池**。

蛛网膜在上矢状窦两侧形成许多绒毛状突起,突入窦内,称**蛛网膜粒**(图9-41)。脑脊液可通过蛛网膜粒渗入上矢状窦内,回流入静脉。

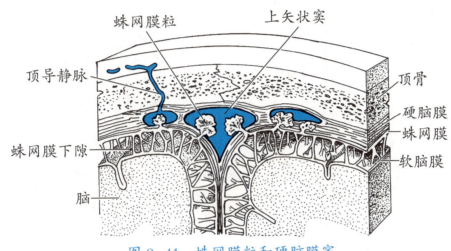

图9-41 蛛网膜粒和硬脑膜窦

3. **软膜** 薄而透明,内富含血管和神经,紧贴脑和脊髓表面并深入其沟、裂内,按位置可分为软脑膜和软脊膜。在脑室附近,软脑膜、毛细血管和室管膜上皮共同突入脑室内构成脉络丛,脉络丛是产生脑脊液的主要结构。

(二)脊髓和脑的血管

1. 脊髓的血管

(1)脊髓的动脉:脊髓的动脉主要来自椎动脉、肋间后动脉和腰动脉。椎动脉发出脊髓前、后动脉,沿脊髓表面下降,与肋间后动脉、腰动脉发出的节段性动脉分支吻合成网,分支营养脊髓(图9-42,图9-43)。

(2)脊髓的静脉:脊髓的静脉较动脉多而粗,收集脊髓内的小静脉后汇合成脊髓前、后静脉,最后注入硬膜外隙的椎内静脉丛。

2. 脑的血管

(1)脑的动脉:来自颈内动脉和椎动脉。

1)颈内动脉:起自颈总动脉,经颈动脉管入颅,其主要分支有**大脑前动脉**、**大脑中动脉**。大脑前动脉进入大脑纵裂,沿胼胝体上方后行,皮质支分布于顶枕沟以前的半球内侧面、额叶底面(图9-44);中央支分布于尾状核、豆状核前部和内囊前肢。大脑中动脉进入外侧沟,皮质支分布于大脑半球背外侧面的大部分和岛叶;中央支垂直向上穿入脑实质,供应尾状核、豆状核、内囊膝和后肢前上部(图9-45,图9-46)。

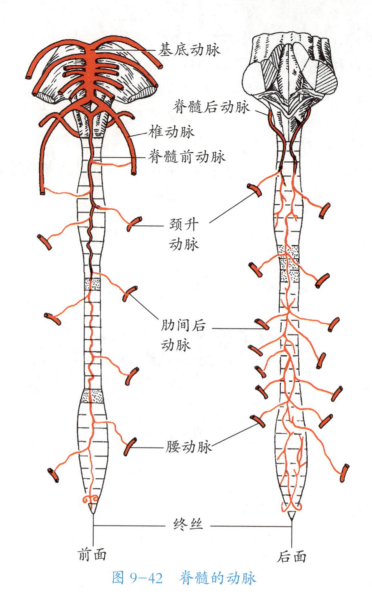

基底动脉

脊髓后动脉

椎动脉

脊髓前动脉

颈升
动脉

肋间后
动脉

腰动脉

终丝

前面　　　　　　　　　　　　　　后面

图 9-42　脊髓的动脉

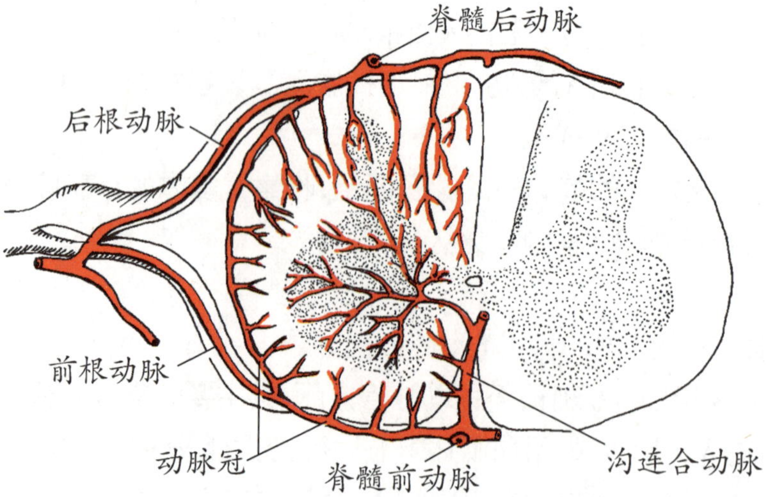

脊髓后动脉

后根动脉

前根动脉

动脉冠　　　脊髓前动脉　　　沟连合动脉

图 9-43　脊髓内部的动脉分布

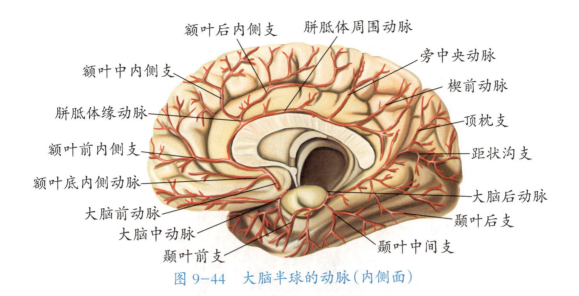

额叶后内侧支　　胼胝体周围动脉　旁中央动脉　楔前动脉　顶枕支　距状沟支　大脑后动脉　颞叶后支　颞叶中间支

额叶中内侧支　胼胝体缘动脉　额叶前内侧支　额叶底内侧动脉　大脑前动脉　大脑中动脉　颞叶前支

图 9-44　大脑半球的动脉（内侧面）

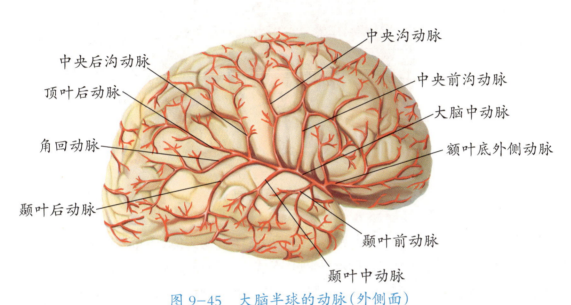

中央沟动脉　中央前沟动脉　大脑中动脉　额叶底外侧动脉

中央后沟动脉　顶叶后动脉　角回动脉　颞叶后动脉

颞叶前动脉　颞叶中动脉

图 9-45　大脑半球的动脉（外侧面）

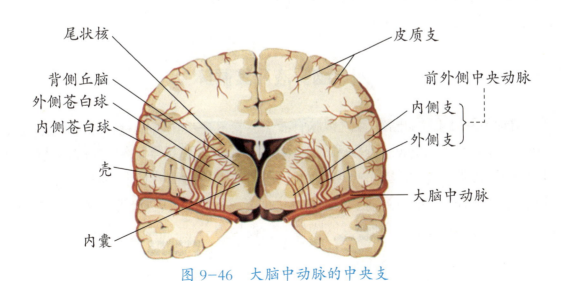

尾状核　背侧丘脑　外侧苍白球　内侧苍白球　壳　内囊

皮质支　前外侧中央动脉　内侧支　外侧支　大脑中动脉

图 9-46　大脑中动脉的中央支

2）椎动脉：起自锁骨下动脉，经枕骨大孔入颅后，左、右椎动脉合并成一条基底动脉，最后形成两条大脑后动脉。椎动脉主要供应大脑半球的后1/3、脑干、小脑和间脑后部（图9-47）。

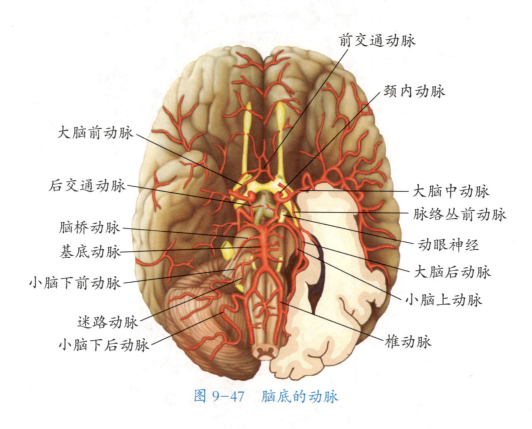

大脑前动脉
后交通动脉
脑桥动脉
基底动脉
小脑下前动脉
迷路动脉
小脑下后动脉

前交通动脉
颈内动脉

大脑中动脉
脉络丛前动脉
动眼神经
大脑后动脉
小脑上动脉
椎动脉

图 9-47　脑底的动脉

3）大脑动脉环（Willis 环）：围绕视交叉、灰结节和乳头体，由前交通动脉、大脑前动脉、颈内动脉、后交通动脉和大脑后动脉吻合而成。当动脉环某处发育不良或阻断时，可通过血液重新分配，在一定程度上起代偿作用，以维持脑的血液供应（图9-47）。

（2）脑的静脉：脑的静脉壁薄而无瓣膜，不与动脉伴行，收集大脑、脑干和小脑的静脉血，如大脑外静脉、大脑内静脉等。

四、脑脊液及其循环

中枢神经系统内无淋巴液，代之以**脑脊液**。脑脊液主要由各脑室脉络丛产生，是无色透明液体，充满于脑室、蛛网膜下隙和脊髓中央管内，成人总量平均约 150ml，对脑和脊髓具有保护作用，同时可缓冲震动、调节颅内压，还可为脑提供营养（图 9-48）。

脑脊液循环途径：左、右侧脑室→室间孔→第三脑室→中脑水管→第四脑室→正中孔和左、右外侧孔→蛛网膜下隙→蛛网膜粒→上矢状窦→颈内静脉。

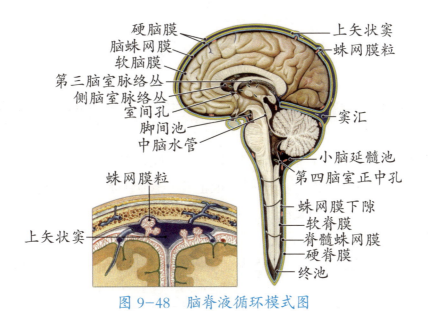

图 9-48　脑脊液循环模式图

五、血脑屏障

中枢神经系统的毛细血管,在限制某些物质进入脑组织方面,比其他部位毛细血管更加严密。这种存在于血液与脑组织之间,具有选择性通透作用的结构称**血脑屏障**。它的构成包括脑和脊髓毛细血管无孔的内皮及内皮细胞间的紧密连接,毛细血管基膜和星形胶质细胞形成的胶质膜。这三层结构有效阻止有害物质进入脑组织,保证脑细胞内环境相对稳定。

第三节　周围神经系统

 导学案例

张某,女性,65 岁。两上肢痛温觉消失,但深感觉存在,运动未见异常,磁共振检查发现其脊髓中央水管前方有一空洞。

请问:1. 通过患者的临床表现可以推断出什么传导通路受损?

2. 根据磁共振检查结果判断损伤发生在传导通路的什么部位?

周围神经系统按其与中枢神经系统的连接关系和分布区域的不同,可分为脑神经和脊神经。脊神经与脊髓相连,主要分布于躯干和四肢;脑神经与脑相连,主要分布于头部;脑神经和脊神经中均有内脏运动纤维成分,分布于内脏、心血管和腺体等。

一、脊　神　经

脊神经共 31 对,包括 8 对颈神经、12 对胸神经、5 对腰神经、5 对骶神经和 1 对尾神经。

脊神经借前根和后根与脊髓相连,前根为运动性,后根为感觉性。前根和后根在椎间孔处汇合成混合性的脊神经。脊神经后根上有一椭圆形膨大,称**脊神经节**。脊神经出椎间孔后分为前、后两支。后支细小,分布于躯干背侧的深层肌和皮肤。前支粗大,分布于头颈、躯干前外侧、上肢和下肢。除第 2~11 胸神经的前支外,其余脊神经的前支分别交织成丛,形成颈丛、臂丛、腰丛和骶丛,再由各丛发出分支分布于相应区域(图 9-49,表 9-2)。

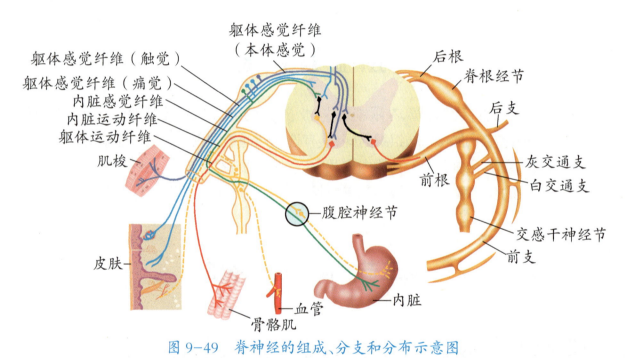

图 9-49　脊神经的组成、分支和分布示意图

表 9-2　脊神经分支分布

神经丛及胸神经	组成及位置	主要分支及分布
颈丛	由第 1~4 颈神经的前支构成,位于胸锁乳突肌上部的深面	1. **皮支**　自胸锁乳突肌后缘中点附近穿出,呈放射状分布于颈部、肩部、枕部、耳郭及胸上部等处的皮肤(图 9-50) 2. **膈神经**　为颈丛的主要分支,经胸廓上口入胸腔,沿肺根的前方、心包外侧下行达膈。运动纤维支配膈肌的运动;感觉纤维分布于心包、胸膜及膈下腹膜。右膈神经还分布于肝和胆囊表面的腹膜(图 9-51)

神经丛及胸神经	组成及位置	主要分支及分布
臂丛	由5~8颈神经前支和第1胸神经前支的大部分组成,围绕在腋动脉周围(图9-52~图9-54)	1. **肌皮神经** 肌支支配肱二头肌等,皮支分布于前臂外侧皮肤 2. **正中神经** 沿肱二头肌内侧下降,经肘窝下行于前臂,经腕入手掌。肌支主要支配前臂前群桡侧的屈肌、手掌外侧肌群;皮支分布于手掌桡侧2/3、桡侧3个半指掌面及其中、远节指背面的皮肤 3. **尺神经** 伴肱动脉下行,在臂中部转向后下,经尺神经沟进入前臂,沿尺动脉的内侧降至腕部。肌支支配前臂前群尺侧的屈肌、手掌内侧和中间肌群;皮支分布于手掌尺侧1/3、尺侧1个半指掌面皮肤和手背尺侧半及尺侧2个半指的皮肤 4. **桡神经** 沿桡神经沟向外下,经前臂背侧深、浅肌群之间下行。肌支支配上肢的伸肌;皮支分布于上肢背面、手背桡侧半及桡侧2个半指近节背面的皮肤 5. **腋神经** 绕肱骨外科颈的后方至三角肌深面。肌支支配三角肌,皮支分布于肩关节周围的皮肤
胸神经前支	除第1对的大部分参与臂丛组成,第12对的少部分参与腰丛组成外,其余出椎管行走于肋间隙,称**肋间神经**,第12对胸神经称**肋下神经**	肌支分布于肋间肌和腹前外侧肌群,皮支分布于胸、腹壁皮肤及相应的壁胸膜、壁腹膜(图9-55)
腰丛	由第12胸神经前支的一部分、第1~3腰神经前支、第4腰神经前支的一部分组成,位于腰大肌的深面(图9-56,图9-59)	1. **髂腹下神经和髂腹股沟神经** 主要分布于腹股沟区的肌和皮肤,髂腹股沟神经还分布于男性阴囊(或女性大阴唇)的皮肤 2. **闭孔神经** 穿闭膜管出盆腔,分布于股内侧肌群、股内侧面皮肤及髋关节 3. **股神经** 肌支支配大腿肌前群,皮支除分布于股前部皮肤外,还有一长支称隐神经,向下与大隐静脉伴行至足的内侧缘,分布于小腿内侧面及足内侧缘的皮肤(图9-57)

神经丛及胸神经	组成及位置	主要分支及分布
骶丛	由腰骶干(第4腰神经前支一部分和第5腰神经前支合成)与全部骶神经、尾神经的前支组成,位于盆腔内、骶骨和梨状肌的前面(图9-56～图9-60)	1. **臀上神经** 支配臀中肌和臀小肌 2. **臀下神经** 支配臀大肌 3. **阴部神经** 分布于会阴部、外生殖器和肛门的肌肉和皮肤 4. **坐骨神经** 为全身最粗、最长的神经,经梨状肌下孔出骨盆,在臀大肌深面经坐骨结节与股骨大转子之间下行至大腿后面,降达腘窝上方分为胫神经和腓总神经。坐骨神经干分布于髋关节和股后群肌 (1) **胫神经**:为坐骨神经的延续,经内踝后方入足底,分为足底内侧神经和足底外侧神经。肌支支配小腿后群肌、足底肌,皮支分布于小腿后面及足底皮肤 (2) **腓总神经**:沿腘窝外侧缘下降,分为**腓浅神经**和**腓深神经**。腓浅神经除支配小腿外侧肌群外,还分布于小腿外侧、足背及第2~5趾背的皮肤。腓深神经穿小腿前群肌至足背,分布于小腿前群肌、足背肌及第1、2趾相对缘的皮肤

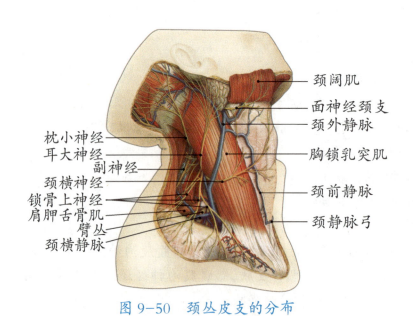

图 9-50　颈丛皮支的分布

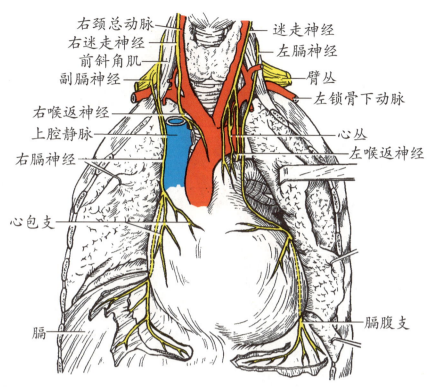

图 9-51 膈神经

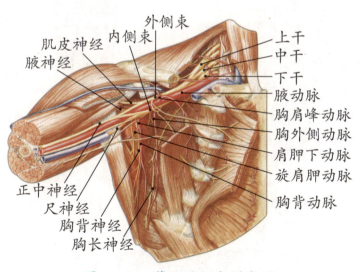

图 9-52 臂丛的组成模式图

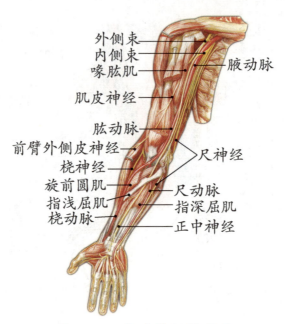

图 9-53 上肢神经前面观

外侧束
内侧束
喙肱肌
肌皮神经
肱动脉
前臂外侧皮神经
桡神经
旋前圆肌
指浅屈肌
桡动脉
腋动脉
尺神经
尺动脉
指深屈肌
正中神经

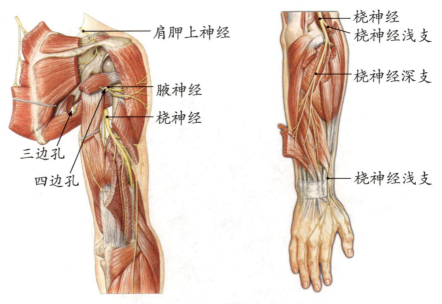

图 9-54 上肢神经后面观

肩胛上神经
腋神经
桡神经
三边孔
四边孔

桡神经
桡神经浅支
桡神经深支
桡神经浅支

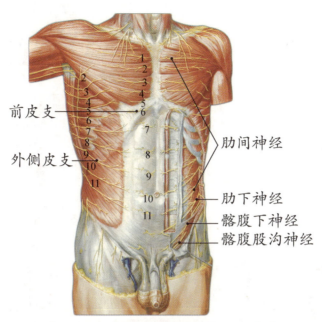

前皮支

外侧皮支

肋间神经

肋下神经

髂腹下神经

髂腹股沟神经

图 9-55　躯干皮神经的节段性分布

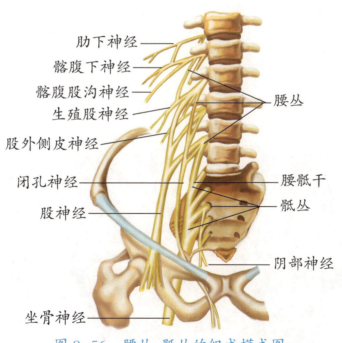

肋下神经

髂腹下神经

髂腹股沟神经

生殖股神经

股外侧皮神经

闭孔神经

股神经

腰丛

腰骶干

骶丛

阴部神经

坐骨神经

图 9-56　腰丛、骶丛的组成模式图

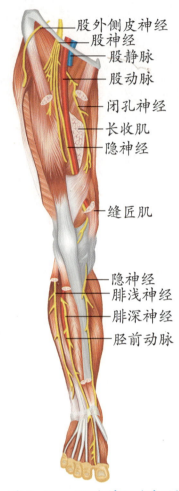

股外侧皮神经
股神经
股静脉
股动脉
闭孔神经
长收肌
隐神经

缝匠肌

隐神经
腓浅神经
腓深神经
胫前动脉

图 9-57　下肢神经(前面)

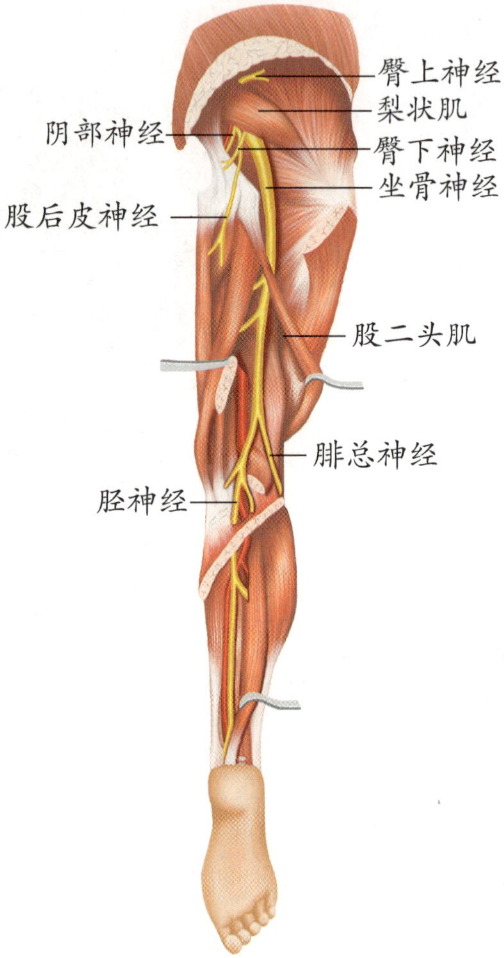

臀上神经
梨状肌
阴部神经
臀下神经
坐骨神经
股后皮神经

股二头肌

腓总神经
胫神经

图 9-58　下肢神经(后面)

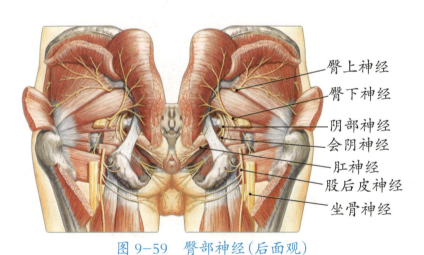

臀上神经
臀下神经
阴部神经
会阴神经
肛神经
股后皮神经
坐骨神经

图 9-59　臀部神经(后面观)

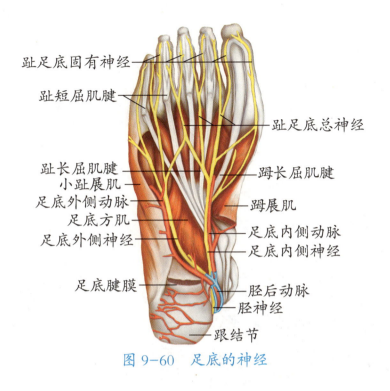

图 9-60　足底的神经

左侧标注（从上到下）：
趾足底固有神经
趾短屈肌腱
趾长屈肌腱
小趾展肌
足底外侧动脉
足底方肌
足底外侧神经
足底腱膜

右侧标注（从上到下）：
趾足底总神经
踇长屈肌腱
踇展肌
足底内侧动脉
足底内侧神经
胫后动脉
胫神经
跟结节

知识链接

病理性手形和足形

肱骨中段骨折易损伤桡神经，导致上肢伸肌瘫痪而出现垂腕畸形。肱骨下段（肱骨髁上）骨折易损伤尺神经、正中神经，使所支配的肌瘫痪而出现"猿掌"；尺神经单纯性损伤可出现"爪形手"。若肱骨上段骨折（或肩关节脱位）时，易损伤腋神经，导致肩部皮肤感觉丧失、三角肌瘫痪，形成"方肩"。

腓总神经绕过腓骨颈的位置表浅，是小腿神经中最易损伤的神经。腓骨头骨折时很可能损伤腓总神经，导致所支配的肌瘫痪而出现"马蹄内翻足"。若胫神经损伤，因小腿后群肌收缩无力，主要表现为足不能以足尖站立，内翻减弱，从而使足背屈和外翻，出现"钩状足"。

二、脑 神 经

脑神经有 12 对，与脑相连，其排列顺序一般用罗马数字表示。按其所含纤维的成分可分为运动性神经、感觉性神经和混合性神经（图 9-61，表 9-3）。

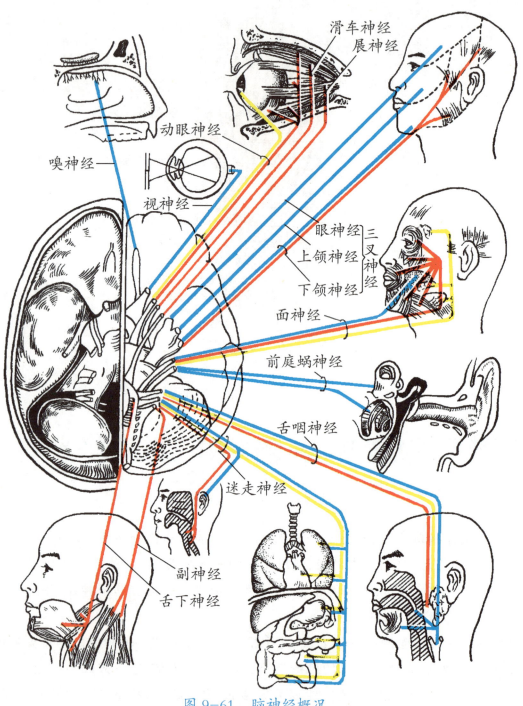

图 9-61　脑神经概况

红色：运动纤维；黄色：副交感纤维；蓝色：感觉纤维。

表 9-3　脑神经顺序、名称、分布范围及损伤后的主要表现

脑神经顺序和名称	性质	分布范围	损伤后的主要表现
Ⅰ嗅神经	感觉性	鼻腔嗅黏膜	嗅觉障碍
Ⅱ视神经	感觉性	眼球视网膜	视觉障碍

脑神经顺序和名称	性质	分布范围	损伤后的主要表现
Ⅲ动眼神经	运动性	上、下、内直肌,下斜肌、上睑提肌、瞳孔括约肌、睫状肌	眼外下斜视、上睑下垂,对光反射消失
Ⅳ滑车神经	运动性	上斜肌	眼不能向外下斜视
Ⅴ三叉神经	混合性	额、顶及颅面部皮肤,眼球及眶内结构,口、鼻腔黏膜,舌前2/3黏膜,牙及牙龈咀嚼肌	头面部皮肤、口鼻腔黏膜感觉障碍 咀嚼肌瘫痪,张口时下颌偏向患侧
Ⅵ展神经	运动性	外直肌	眼内斜视
Ⅶ面神经	混合性	面肌、颈阔肌 泪腺、下颌下腺、舌下腺、鼻腔及腭腺体、舌前2/3味蕾	面肌瘫痪、额纹消失、眼睑不能闭合、口角歪向健侧,腺体分泌障碍、角膜干燥,舌前2/3味觉障碍
Ⅷ前庭蜗神经	感觉性	半规管壶腹嵴、椭圆囊斑、球囊斑	眩晕、眼球震颤 听力障碍
Ⅸ舌咽神经	混合性	咽肌 腮腺 咽壁、鼓室黏膜、颈动脉窦、颈动脉小球,舌后1/3黏膜及味蕾	咽反射消失 分泌障碍 咽壁等感觉障碍,舌后1/3味觉障碍
Ⅹ迷走神经	混合性	咽、喉肌 胸腹腔脏器的平滑肌、腺体、心肌 胸腹腔脏器及咽、喉 硬脑膜、耳郭及外耳道皮肤	发音困难、声音嘶哑 吞咽困难,内脏运动、腺体分泌障碍 内脏感觉障碍 耳郭、外耳道皮肤感觉障碍
Ⅺ副神经	运动性	随迷走神经至咽喉肌、胸锁乳突肌、斜方肌	面不能转向健侧、不能上提患侧肩胛骨
Ⅻ舌下神经	运动性	舌内、外肌	舌肌瘫痪,伸舌时舌尖偏向患侧

 知识链接

脑神经受损症状

一侧三叉神经损伤时出现同侧面部皮肤及眼、口、鼻腔黏膜感觉丧失,咀嚼肌瘫痪和萎缩,张口时下颌偏向同侧。

面神经在面神经管外损伤后的表现主要是面肌瘫痪,患侧额纹消失,闭眼困难,鼻唇沟变浅,笑时口角偏向健侧,不能鼓腮,说话时唾液从口角流出;若面神经在面神经管内损伤,除上述表现外,伴有舌前2/3味觉丧失,泌泪、泌涎障碍而致角膜、口腔干燥等。

迷走神经主干损伤,可导致内脏活动障碍,主要表现为心悸、脉速、恶心、呕吐、呼吸深慢、窒息等。若喉上神经或喉返神经损伤可出现声音嘶哑、吞咽困难或发音、呼吸困难。

一侧舌下神经损伤,同侧颏舌肌瘫痪,伸舌时舌尖偏向同侧。

三、内 脏 神 经

内脏神经分布于内脏、心血管和腺体,分为**内脏运动神经**和**内脏感觉神经**。内脏运动神经又称植物性神经(图9-62)。

(一)内脏运动神经

内脏运动神经与躯体运动神经相比,在功能和形态结构上有许多不同(表9-4)。

表9-4　内脏运动神经与躯体运动神经的区别

项目	内脏运动神经	躯体运动神经
意识支配	不受意识支配	受意识支配
低级中枢至效应器神经元的数目	2个,节前神经元→节前纤维,节后神经元→节后纤维	只有1个神经元
分布形式	节后纤维多沿血管交织成丛或附于脏器构成丛;由丛分支到所支配的器官	以神经干的形式分布
支配的器官	平滑肌、心肌、腺体	骨骼肌
纤维成分	交感纤维和副交感纤维	躯体运动纤维

根据形态、功能,内脏运动神经分为**交感神经**和**副交感神经**两部分(表9-5)。

表9-5　交感神经与副交感神经的主要区别

名称	低级中枢	周围神经节	节前、后纤维	分布范围
交感神经	脊髓灰质胸1至腰3节段侧角	椎旁节、椎前节	节前纤维短、节后纤维长	全身血管及胸、腹、盆腔内脏的平滑肌、心肌、腺体、竖毛肌和瞳孔开大肌
副交感神经	脑干内副交感神经核、脊髓灰质的骶副交感核	器官旁节、壁内节	节前纤维长、节后纤维短	胸、腹、盆腔内脏的平滑肌、心肌、腺体、瞳孔括约肌、睫状肌

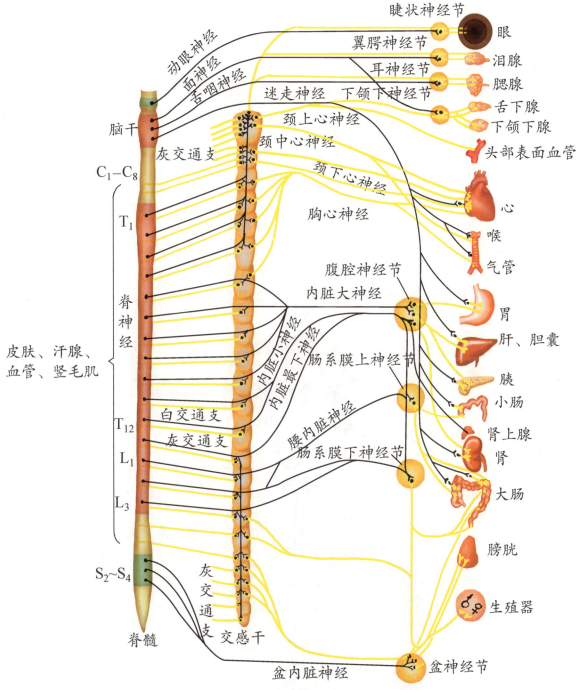

图 9-62 内脏运动神经概况示意图
黑色：节前纤维；黄色：节后纤维。

（二）内脏感觉神经

内脏感觉神经分布于内脏及心血管，参与完成排尿、排便等内脏反射，其感觉冲动经脑干传至大脑皮质，产生内脏感觉。内脏感觉与躯体感觉不同，内脏对牵拉、膨胀、冷热等刺激敏感，对切割等刺激不敏感。由于内脏感觉的出入途径比较分散，因此疼痛弥散，定位模糊。

第四节 脑和脊髓的传导通路

内、外环境的各种刺激,经感受器接受后转换为神经冲动,由传入神经、低级中枢传到大脑皮质产生感觉,这一神经通路称感觉(上行)传导通路。大脑皮质将感觉信息整合后发出的指令,通过下行纤维束、传出神经到达效应器,这一神经通路称运动(下行)传导通路。

一、感觉传导通路

(一)躯干、四肢的本体觉和皮肤精细触觉传导通路

躯干、四肢的本体觉和皮肤精细触觉传导通路见图 9-63、图 9-64。

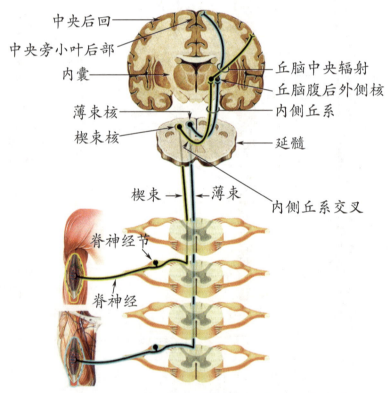

图 9-63　躯干、四肢的本体觉和皮肤精细触觉传导通路

(二)躯干和四肢的痛、温、触(粗)、压觉传导通路

躯干和四肢的痛、温、触(粗)、压觉传导通路见图 9-65、图 9-66。

(三)头面部的痛、温和触(粗)觉传导通路

头面部的痛、温和触(粗)觉传导通路见图 9-67、图 9-68。

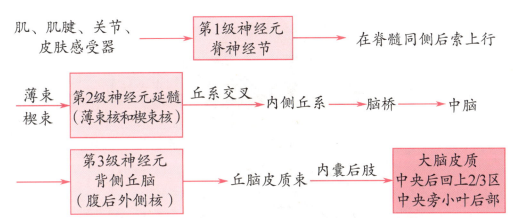

图 9-64 躯干、四肢的本体觉和皮肤精细触觉传导途径

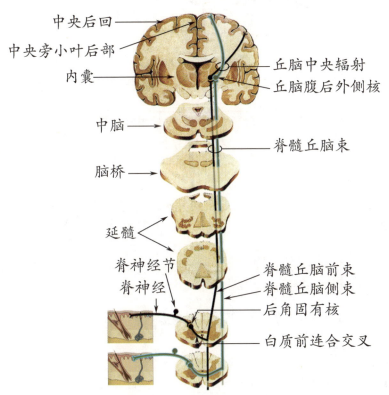

图 9-65 躯干和四肢的痛、温、触(粗)、压觉传导通路

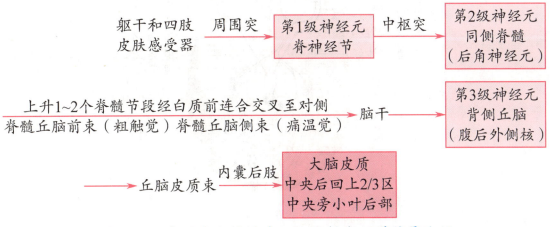

图 9-66 躯干和四肢的痛、温、触(粗)、压觉传导途径

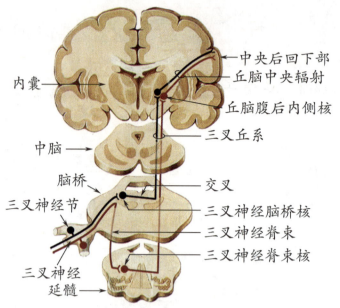

图 9-67　头面部的痛、温和触(粗)觉传导通路

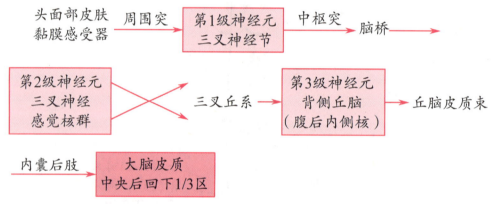

图 9-68　头面部的痛、温和触(粗)觉传导途径

(四)视觉传导通路

视觉传导通路见图 9-69、图 9-70。

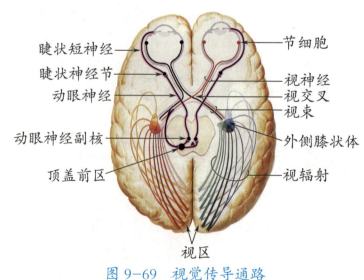

图 9-69　视觉传导通路

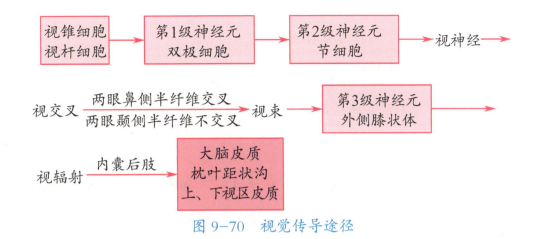

图 9-70 视觉传导途径

二、运动传导通路

运动传导通路包括**锥体系**和**锥体外系**。

（一）锥体系

锥体系主要管理骨骼肌的随意运动,由上运动神经元和下运动神经元两级神经元组成。上运动神经元位于大脑皮质内,下运动神经元位于脑干和脊髓内。锥体系包括皮质脊髓束和皮质核束。

1. 皮质脊髓束　见图 9-71、图 9-72。

2. 皮质核束　见图 9-73、图 9-74。

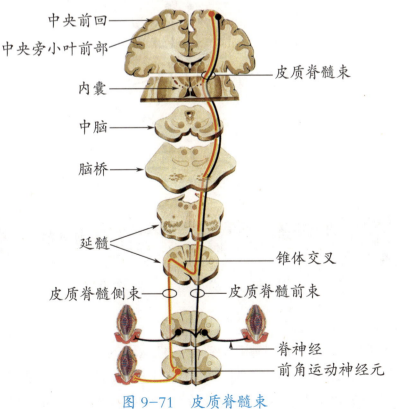

图 9-71 皮质脊髓束

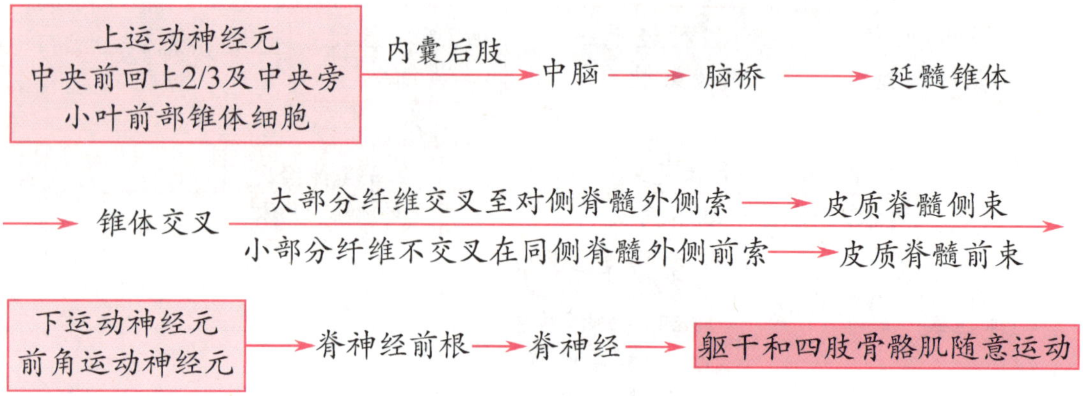

上运动神经元
中央前回上2/3及中央旁
小叶前部锥体细胞
内囊后肢
中脑
脑桥
延髓锥体
锥体交叉
大部分纤维交叉至对侧脊髓外侧索
皮质脊髓侧束
小部分纤维不交叉在同侧脊髓外侧前索
皮质脊髓前束
下运动神经元
前角运动神经元
脊神经前根
脊神经
躯干和四肢骨骼肌随意运动

图 9-72　皮质脊髓束传导途径

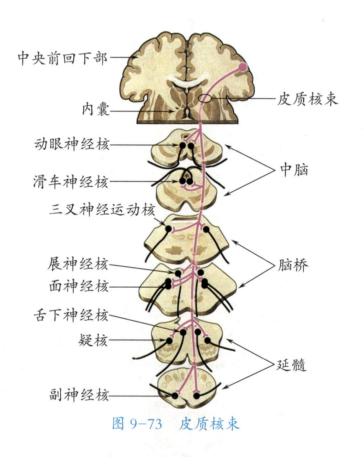

中央前回下部
内囊
皮质核束
动眼神经核
滑车神经核
中脑
三叉神经运动核
展神经核
面神经核
脑桥
舌下神经核
疑核
延髓
副神经核

图 9-73　皮质核束

上运动神经元
中央前回下1/3
锥体细胞
内囊膝部
下运动神经元
脑干躯体运动神经核
脑神经
头面部骨骼
肌运动

图 9-74　皮质核束传导途径

（二）锥体外系

锥体外系是指锥体系以外影响和控制骨骼肌运动的传导路径。其纤维起自大脑皮质，在下行过程中与纹状体、小脑、红核、黑质及网状结构等发生广泛联系，并经多次更换神经元后，最后到达脊髓前角或脑神经运动核。锥体外系的主要功能是调节肌张力，协调

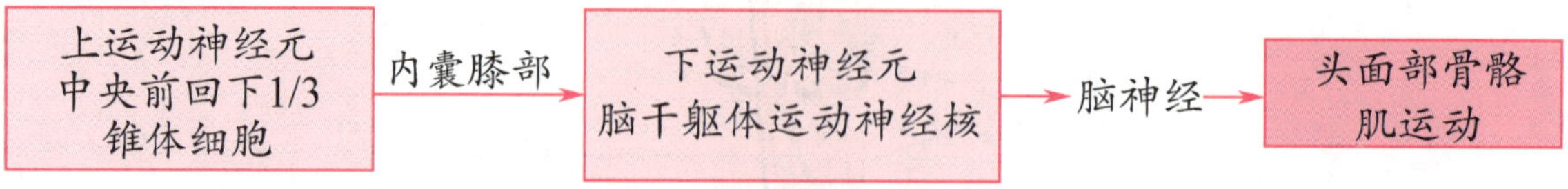

肌群的运动,协助锥体系完成精细的随意运动。

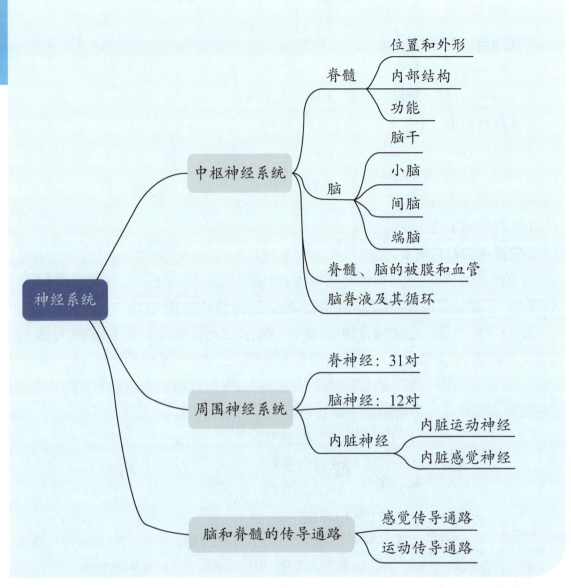

神经系统
- 中枢神经系统
  - 脊髓
    - 位置和外形
    - 内部结构
    - 功能
  - 脑
    - 脑干
    - 小脑
    - 间脑
    - 端脑
  - 脊髓、脑的被膜和血管
  - 脑脊液及其循环
- 周围神经系统
  - 脊神经:31对
  - 脑神经:12对
  - 内脏神经
    - 内脏运动神经
    - 内脏感觉神经
- 脑和脊髓的传导通路
  - 感觉传导通路
  - 运动传导通路

(牛玉英　喻淑敏)

 思考题

1. 脑分为哪几部分?
2. 大脑皮质有哪些重要中枢? 各位于何处?
3. 脑脊液由什么结构产生? 如何循环?

实践 14　脊　　　髓

【实践目的】

1. 学会神经系统的区分。

2. 能辨认并描述脊髓的位置、形态、内部结构。

【实践材料】

1. 离体脊髓标本、模型。

2. 切除脊髓后壁的标本。

3. 脊髓横切面模型。

【实践学时】　2 学时。

【实践内容及方法】

1. 脊髓的外形　观察离体脊髓标本,辨认脊髓上方的颈膨大,下方的腰骶膨大。指认脊髓圆锥、终丝。观察脊髓表面的沟和裂,脊神经前根和后根。

2. 脊髓的位置　在切除脊髓后壁的标本上,拉开脊髓表面被膜观察:脊髓上端在枕骨大孔处接续脑,下端成人约平第 1 腰椎下缘(新生儿可达第 3 腰椎下缘)。

3. 脊髓的节段　在切除脊髓后壁的标本上,观察脊髓节段与椎骨的对应关系,验证下述推算方法:$C_{1\sim4}$　节段序数 = 椎骨序数

$C_5\sim T_1$　节段序数 $-1=$ 椎骨序数

$T_{5\sim8}$　节段序数 $-2=$ 椎骨序数

$T_{9\sim12}$　节段序数 $-3=$ 椎骨序数

$L_{1\sim5}$　在 10~11 胸椎高度

骶髓、尾髓　在第 12 胸椎至第 1 腰椎高度。

4. 脊髓的内部结构　在脊髓横切面模型上观察灰质(前角、后角、侧角)、中央管、白质(前索、后索、侧索),并在模型上辨认白质各索中的上下行纤维束。

【实践评价】

1. 脊髓有两处膨大,上部的称(　　　　),下部的称(　　　　)。脊髓的末端呈圆锥状,称为(　　　　)。

2. 脊髓上端在枕骨大孔处与(　　　　)相接,下端成人平对(　　　　)。

3. 脊髓内部结构由(　　　　)和(　　　　)构成。脊髓前角内是(　　　　)神经元,后角是(　　　　)神经元。

实践 15　脑

【实践目的】

1. 能描述脑干的位置、组成、内部结构。

2. 能辨识间脑、小脑、端脑的位置。

3. 能描述间脑、小脑、端脑的形态、内部结构。

4. 能指出内囊的位置、分部以及侧脑室的位置。

5. 能辨认脑和脊髓的被膜的配布及形成的结构。

6. 能通过标本的观察说出脑的血液供应。

【实践材料】

1. 脑正中矢状切面标本、模型。

2. 脑干、间脑的标本、模型。

3. 脑神经核模型或电动脑干模型。

4. 脑和脊髓传导通路模型。

5. 脑正中矢状切面标本、模型。

6. 小脑标本、模型。

7. 小脑水平切面模型。

8. 间脑、脑干的标本、模型。

9. 间脑内部结构模型。

10. 整脑标本和模型。

11. 大脑内纵切面标本、模型。

12. 大脑水平切面标本、模型。

13. 大脑基底核模型。

14. 冻脑剥离标本。

15. 切除脊髓后壁的标本。

16. 脊髓横切(带椎骨)模型。

17. 脑膜标本及头正中矢状切面标本。

18. 脊髓的血管模型。

19. 脑的血管色素灌注标本。

20. 脑的动脉模型。

【实践学时】　2 学时。

【实践内容及方法】

1. 脑的组成　在脑正中矢状切面标本、模型上观察脑的组成。观察端脑、间脑、脑干、小脑的位置,区分中脑、脑桥、延髓。

2. 脑干的外形　在脑干、间脑的标本、模型上观察脑干的组成、外形及脑神经连脑部位。

(1) 腹侧面：①延髓上观察锥体、锥体交叉、橄榄、舌下神经、舌咽神经、迷走神经、副神经。②脑桥上观察大脑脚、延髓脑桥沟、基底沟、三叉神经、展神经、面神经、前庭蜗神经。③中脑上观察大脑脚、脚间窝、动眼神经。

(2) 背侧：观察薄束结节、楔束结节、菱形窝、上丘、下丘、滑车神经。

3. 脑干的内部结构　在脑神经核模型或电动脑干模型上观察脑干的内部结构，观察神经核与脑神经的对应关系，脑神经核由内向外的排列情况。

4. 小脑的位置　在脑正中矢状切面标本、模型上观察小脑的位置。小脑位于颅后窝内，延髓和脑桥的背侧，借小脑上、中、下脚与脑干相连。

5. 小脑的外形　在小脑标本、模型上观察小脑半球、小脑蚓、小脑扁桃体，并注意观察小脑扁桃体与延髓、枕骨大孔的位置关系。

6. 小脑的内部结构　在小脑水平切面模型上观察小脑的皮质、髓质、小脑核。

7. 第四脑室　在脑正中矢状切面标本、模型上观察第四脑室的构成及与脊髓中央管、中脑水管的连通关系。

8. 间脑　取脑正中矢状切面标本、模型和间脑、脑干的标本、模型观察间脑的组成和位置，主要辨认背侧丘脑和下丘脑，观察视交叉、灰结节及相连的漏斗和垂体。

9. 端脑　取整脑标本和模型观察左右大脑半球、胼胝体、大脑横裂，观察大脑半球主要的沟、回。

(1) 叶间沟及分叶：查找中央沟、外侧沟、顶枕沟，区分额叶、顶叶、枕叶、颞叶、岛叶。

(2) 大脑半球上外侧面：辨认中央沟、中央前沟、中央前回，在额叶上观察额上、下沟及额上、中、下回，在颞叶上观察颞上、下沟及颞上、中、下回，颞上回后部观察颞横回，顶叶上辨认中央后沟、中央后回、缘上回、角回。

(3) 大脑半球内侧面：观察胼胝体、扣带回、中央旁小叶，在内侧面观察距状沟、侧副沟、海马旁回、钩，在大脑内侧面标本、模型上查找边缘叶的组成。

(4) 大脑半球的下面：额叶下面有纵行的嗅束，前端膨大是嗅球。

10. 端脑的内部结构　取大脑水平切面标本、模型观察大脑内部结构，由浅入深由皮质、髓质及包裹在髓质内的基底核构成，半球内的腔隙是侧脑室。

(1) 大脑的基底核：包括豆状核、尾状核和杏仁体，在大脑基底核模型上观察三者的位置关系。

(2) 髓质：在大脑水平切面标本、模型上观察内囊（投射纤维）的位置，区分前肢、后肢以及内囊膝部；在冻脑剥离标本上观察联络纤维；在大脑纵切标本、模型上观察胼胝体（联合纤维）。

(3) 侧脑室：取脑室标本、模型观察，室腔左、右各一，延伸至半球的各脑叶内（额叶、顶叶、枕叶、颞叶),观察其分部及交通。

11. 脊髓的被膜　取切除脊髓后壁的标本,逐层观察脊髓的三层被膜、硬膜外隙。

12. 脑的被膜　在脑膜标本及头正中矢状切面标本上观察脑的被膜,共有3层:硬脑膜、软脑膜、蛛网膜。

(1) 硬脑膜:观察硬脑膜时应注意,硬脑膜虽与硬脊膜延续,但自枕骨大孔处与颅骨内面的骨膜愈合,所以无硬膜外隙。观察硬脑膜形成的结构:大脑镰、小脑幕、硬脑膜窦。

(2) 蛛网膜:在脑正中矢状切标本、模型上观察小脑延髓池。在脑正中矢状切模型上观察上矢状窦两侧的蛛网膜粒,思考蛛网膜粒在脑脊液循环中的作用。

(3) 软膜:紧贴脑的表面并深入其沟、裂内。

13. 脊髓的血管　在脊髓的血管模型上重点观察脊髓动脉供血的节段性。

14. 脑的血管　重点观察脑的动脉,即颈内动脉和椎动脉。

(1) 颈内动脉:注意观察颈内动脉的分支、各支的供血范围。

(2) 椎动脉:在脑的动脉模型和脑的血管色素灌注标本上观察椎动脉的走行,基底动脉的合成、分支、分布。

(3) 大脑动脉环:在脑的动脉模型和脑的血管色素灌注标本上观察大脑动脉环的组成,并说明动脉环形成的意义。

【实践评价】

1. 脑干自上而下分为(　　　　)、(　　　　)和(　　　　)三部分。

2. 与脑桥相连的脑神经是(　　　)、(　　　　)、(　　　　)和(　　　　)。

3. 第三脑室是(　　　)和(　　　　)之间的狭窄腔隙,向前借(　　　　)与端脑的侧脑室相通,向后借(　　　)与第四脑室相通。

4. (　　　)、(　　　　)和(　　　　)等构成边缘叶。

5. 内囊是位于(　　　)、(　　　　)和(　　　　)之间的白质纤维板。

6. 脑的被膜由内向外依次为(　　　　)、(　　　　)和(　　　　)。

7. 大脑前动脉来自(　　　　),大脑后动脉来自(　　　　)。

实践 16　周围神经及神经传导通路

【实践目的】

1. 能通过标本的观察描述脊神经、脑神经的分布概况。

2. 能通过标本的观察简述感觉、运动传导通路的组成。

【实践材料】

1. 脊神经标本和模型。

2. 头颈及上肢肌、血管、神经标本。

3. 胸神经标本。

4. 腹下壁及下肢肌、血管和神经标本。

5. 暴露三叉神经浅、深结构的模型。

6. 面部浅层结构标本。

7. 迷走神经标本、模型。

8. 浅感觉传导通路模型。

9. 深感觉传导通路模型。

10. 运动传导通路模型。

11. 视觉传导通路模型。

【实践学时】 2学时。

【实践内容及方法】

1. 脊神经分布概况　取脊神经标本、模型观察脊神经的组成,观察脊神经节的位置。

2. 脊神经丛和胸神经前支　脊神经丛左右对称,有颈丛、臂丛、腰丛、骶丛。观察各丛的组成、位置及主要分支、分布。

(1) 颈丛:取头颈及上肢肌、血管、神经标本,观察胸锁乳突肌深面的颈丛,观察皮支的分布区域,观察膈神经的走行、分布。

(2) 臂丛:取头颈及上肢肌、血管、神经标本,观察臂丛的位置,主要分支如尺神经、桡神经、正中神经、肌皮神经、腋神经的走行及神经支配。

(3) 胸神经:取胸神经标本,观察胸神经分布的节段性。

(4) 腰丛:取腹下壁及下肢肌、血管和神经标本,观察腰丛的位置,观察股神经的走行、分支、分布。

(5) 取腹下壁及下肢肌、血管和神经标本,观察骶丛的位置,坐骨神经的走行、分支、分布。

3. 脑神经　观察重要脑神经的走行、分布情况。

(1) 三叉神经:取暴露三叉神经浅、深结构的模型,观察三叉神经的分支及三叉神经节。

(2) 面神经:取面部浅层结构标本,观察面神经在颅外分支的走向和分布。

(3) 迷走神经:取迷走神经标本、模型,观察迷走神经的行程、分支和分布。

4. 传导通路　包括感觉传导通路和运动传导通路。

(1) 感觉传导通路:在浅感觉传导通路模型、深感觉传导通路模型、视觉传导通路模型上,观察三级神经元及纤维交叉发生的部位、经过内囊的部位以及投射到大脑皮质的部位。

(2) 运动传导通路:在运动传导通路模型上,观察两级神经元的位置,锥体交叉发生的部位(注意观察是否全部交叉)、经过内囊的部位。

【实践评价】

1. 脊神经由(　　　)和(　　　)汇合而成,其性质是(　　　)。

2. 三叉神经分支有(　　　)、(　　　)和(　　　)。

第十章 | 内分泌系统

10章 数字资源

学习目标

1. 能说出垂体的位置、形态和分部；甲状腺、肾上腺的位置和形态。
2. 能在标本上指认垂体、甲状腺和肾上腺并描述其形态。
3. 能分析各种激素分泌异常引起的可能症状。

内分泌系统是机体的调节系统，与神经系统相辅相成，共同维持机体内环境的平衡与稳定，调节机体的新陈代谢和生长发育，调控生殖过程。

内分泌系统由**内分泌腺**、**内分泌组织**和散在的**内分泌细胞**组成。内分泌腺包括垂体、甲状腺、甲状旁腺、肾上腺、松果体、胸腺和性腺等（图 10-1）。内分泌组织是内分泌细胞团块，散在于其他器官组织中，如胰腺中的胰岛、卵巢的黄体等；呼吸道、消化道等器官内有散在的内分泌细胞。

内分泌腺和散在的内分泌细胞分泌的高效能生物活性物质称为**激素**。按化学本质激素可分为含氮激素（如甲状腺激素、肾上腺素、去甲肾上腺素、胰岛素和胃肠激素等）和类固醇激素（如醛固酮、雄激素、雌激素和孕激素等）。多数激素通过血液循环到达远处特定的细胞发挥调节作用。内分泌系统的器官或组织功能亢进或低下，均可引起机体功能紊乱，甚至形成疾病，如糖尿病、侏儒症等。

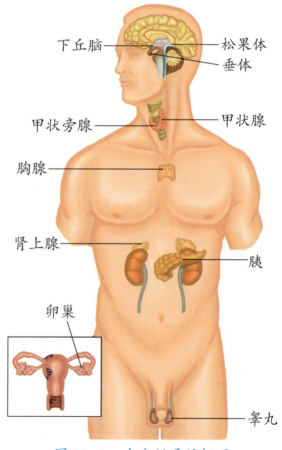

图 10-1 内分泌系统概观

第一节　垂　体

导学案例

王某,男性,45岁。2年前出现双眼视力下降,多次按眼病治疗,效果较差,1年前左眼失明。近来感到右眼视力下降,前来就诊。发病以来,感头晕,无恶心、呕吐,无多饮多尿,进食正常。颅脑 CT 及 MRI 示:鞍内及鞍上池偏右占位病变,大小 3cm × 2.5cm × 1cm,有强化。考虑垂体瘤。

请问:1. 垂体的位置在哪里?形态如何?

2. 患者出现失明的可能原因是什么?

垂体为一椭圆形小体,位于颅底蝶鞍的垂体窝内,借漏斗连于下丘脑,前上方有视交叉(图 10-2)。当垂体有肿瘤时,可压迫视交叉的交叉纤维,导致双眼颞侧偏盲。

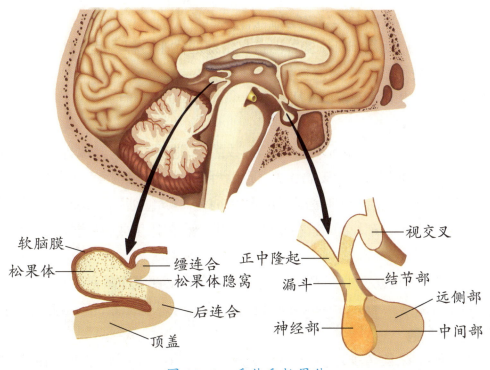

图 10-2　垂体和松果体

垂体分为**腺垂体**和**神经垂体**两部分。腺垂体包括远侧部、结节部和中间部,神经垂体包括神经部和漏斗部(图 10-2)。远侧部和结节部合称为垂体前叶,中间部和神经部合称为垂体后叶。

一、腺　垂　体

腺垂体主要由腺细胞构成，细胞排列成索状或团块状，细胞间有丰富的血窦，有利于激素释放入血及运输。腺细胞（图10-3）主要有以下3类：

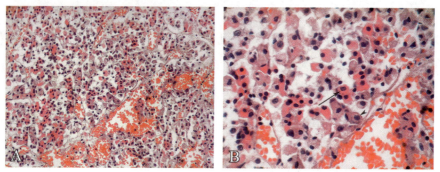

图 10-3　腺垂体远侧部（HE 染色）
A. 低倍；B. 高倍；↑嗜酸性细胞；➤嗜碱性细胞。

（一）嗜酸性细胞

嗜酸性细胞呈圆形或椭圆形，不规则，较大，数量较多，胞质中含有粗大的嗜酸性颗粒。嗜酸性细胞可分泌生长激素和催乳素。

1. 生长激素　广泛影响机体多种器官和组织的代谢过程，调节机体的生长，尤其刺激骺软骨生长，使骨增长。

2. 催乳素　促进乳腺发育和乳汁分泌。

（二）嗜碱性细胞

嗜碱性细胞呈圆形或多边形，大小不等，数量少，胞质中含有嗜碱性颗粒。嗜碱性细胞可分泌促性腺激素、促肾上腺皮质激素、促甲状腺激素和促黑激素。

1. 促性腺激素　包括卵泡刺激素和黄体生成素。卵泡刺激素在女性促进卵泡发育，在男性促进精子发生。黄体生成素在女性促进排卵和黄体生成，在男性刺激睾丸间质细胞分泌雄激素。

2. 促肾上腺皮质激素　促进肾上腺皮质束状带分泌糖皮质激素。

3. 促甲状腺激素　作用于甲状腺滤泡上皮，促进甲状腺激素的合成和分泌。

（三）嫌色细胞

嫌色细胞数量多，染色浅，轮廓不清，无分泌功能，目前认为嫌色细胞可能是嗜酸性细胞、嗜碱性细胞的前身。

二、神　经　垂　体

由无髓神经纤维和神经胶质细胞组成，无分泌激素的功能，但能储存和释放来自下丘脑视上核、室旁核合成的抗利尿激素和缩宫素。

1. 抗利尿激素 主要作用是促进肾远曲小管和集合管重吸收水,使尿量减少。超过生理剂量时,抗利尿激素可导致小动脉收缩,血压升高,故又称加压素。

2. 缩宫素 可引起子宫平滑肌收缩,有利于胎儿娩出,还可促进乳腺分泌。

 知识链接

生长激素分泌异常相关疾病

幼年时生长激素分泌不足,可致生长发育迟缓,与同龄儿童身高差别显著,成年后大多仍保持童年体型和外貌,智力发育一般正常,称侏儒症;若生长激素分泌过多,引起骨骼显著生长,导致身高明显高于同龄人,达到 1.8m(女性)及 2.0m(男性)或以上,称巨人症。成年后,骨骺已融合,生长激素分泌过多,长骨不再变长,此时主要刺激肢端骨、颅骨、软组织等增生,患者外貌变化明显,眉弓和颧骨高突,额骨增生,下颌前突,手掌骨、脚掌骨宽厚如铲状,手指、足趾增宽,皮肤变厚变粗,称肢端肥大症。

第二节 甲状腺及甲状旁腺

 导学案例

张某,女性,41 岁。近半年出现心慌、多汗、失眠、烦躁等症状,查体发现患者双眼轻度突出,颈部明显增粗。检查甲状腺功能发现 T_3、T_4 升高,诊断为甲状腺功能亢进症。患者于 2 天前行甲状腺次全切手术,术后出现肢体抽搐现象。

请问:1. 甲状腺的位置在哪里?

2. 患者为何出现心慌、多汗、失眠、烦躁等症状?颈部为何变粗?

3. 患者术后肢体抽搐的原因可能是什么?

一、甲 状 腺

(一)甲状腺的形态和位置

甲状腺是人体最大的内分泌腺,呈 H 形,由左、右侧叶和中间的甲状腺峡组成,约 50% 的人甲状腺峡部向上伸出一锥状叶(图 10-4,图 10-5)。甲状腺侧叶位于喉下部和气管颈部的前外侧,甲状腺峡位于第 2~4 气管软骨环的前方。甲状腺可随吞咽活动上下移动。

（二）甲状腺的微细结构和功能

甲状腺表面有一层结缔组织薄膜，它深入甲状腺实质内，将甲状腺分割成许多大小不等的小叶（图 10-6），小叶内含有甲状腺滤泡和滤泡旁细胞。

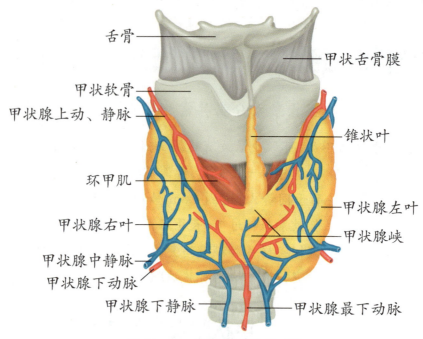

图 10-4　甲状腺（前面观）

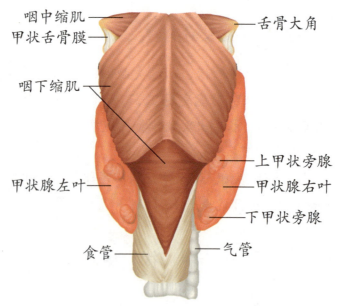

图 10-5　甲状腺及甲状旁腺

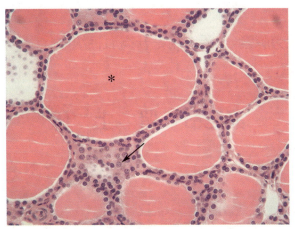

图 10-6　甲状腺(HE 染色,低倍)

*胶质;↑滤泡旁细胞。

1. 甲状腺滤泡　呈圆形、椭圆形或不规则形,由一层滤泡上皮细胞围成,细胞通常为立方形,滤泡腔内充满均质嗜酸性的胶质。滤泡上皮细胞的功能是合成甲状腺激素。该激素具有促进机体新陈代谢、促进生长发育(对婴幼儿中枢神经系统和骨骼的发育尤为重要)和提高神经系统兴奋性等功能。

2. 滤泡旁细胞　单个或成群分布于甲状腺滤泡之间和滤泡上皮细胞之间,能分泌**降钙素**。该激素促使钙盐沉积在类骨质,并抑制胃肠道和肾小管对钙的吸收,从而降低血液中钙的浓度。

　知识链接

甲状腺激素分泌异常相关疾病

甲状腺合成释放甲状腺激素过多,可导致机体代谢亢进和交感神经兴奋,出现心悸、失眠、烦躁易怒、多汗、进食和便次增多、体重减少等,称甲状腺功能亢进症,简称甲亢。合成释放甲状腺激素过少,在婴幼儿时期将影响骨骼和中枢神经系统的发育,出现身材矮小、智力低下等表现,称为呆小症。呆小症与侏儒症患者均有身材矮小的特点,不同的是侏儒症患者的智力是正常的。

因某些地区缺碘,导致人体内甲状腺激素合成不足,可引起甲状腺代偿性增生肿大,颈部变粗,称为地方性甲状腺肿。

二、甲状旁腺

甲状旁腺为棕黄色、黄豆大小的扁椭圆形腺体,位于甲状腺左、右侧叶的后面(图 10-5),分为上、下两对。甲状旁腺偶有在甲状腺组织中,故甲状腺手术应注意避免将其切除或损伤。

甲状旁腺分泌**甲状旁腺素**,主要作用是升高血钙浓度。甲状旁腺素和降钙素共同调节,维持血钙浓度的稳定。

第三节 肾 上 腺

导学案例

林某,女,30岁,因面部变圆、体重增加4年,2年内反复发生骨折入院。患者近4年体重逐渐增加16kg,伴面部变圆、痤疮,腰围增粗,皮肤变薄、出现紫纹,碰撞后易出瘀斑;近2年反复出现病理性骨折。骨密度仪检测提示骨量减少,严重骨质疏松。诊断为库欣综合征。

请问:1. 肾上腺分泌的激素有哪些?

2. 库欣综合征患者为何面部变圆、腰围增粗?

一、肾上腺的形态和位置

肾上腺(图10-7)呈淡黄色,位于肾的上方,左侧肾上腺呈半月形,右侧为三角形,与肾共同包于肾筋膜内,属腹膜外位器官。

二、肾上腺的微细结构

肾上腺表面有一层结缔组织被膜,实质分为**皮质**和**髓质**两部分(图10-8,图10-9)。

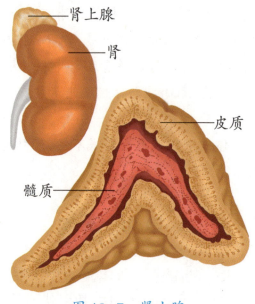

图 10-7　肾上腺

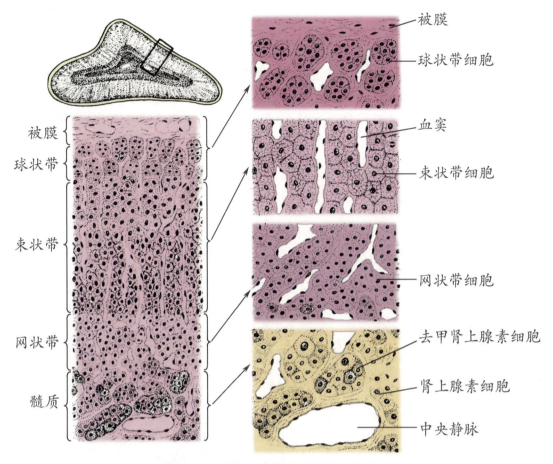

图 10-8　肾上腺微细结构示意图

被膜
球状带细胞
血窦
束状带细胞
网状带细胞
去甲肾上腺素细胞
肾上腺素细胞
中央静脉

被膜
球状带
束状带
网状带
髓质

（一）肾上腺皮质

肾上腺皮质位于肾上腺的周边,占肾上腺的大部分,根据细胞的形态特点和排列特征不同,皮质由外向内分为3个带,即球状带、束状带和网状带。

1. 球状带　位于被膜下方,较薄。细胞小,排列成球团状。细胞团之间有血窦和结缔组织。球状带细胞分泌盐皮质激素,如醛固酮,有调节体内水盐平衡的作用。

2. 束状带　位于中间,最厚。细胞较大,呈多边形,排列成索状,细胞索间有血窦。束状带细胞主要分泌糖皮质激素,调节糖、脂肪和蛋白质的代谢,并有抗炎和抗过敏作用。

3. 网状带　位于皮质最深层,细胞小,着色较深,排列成索状并相互吻合成网,网间有血窦。网状带细胞主要分泌雄激素和少量

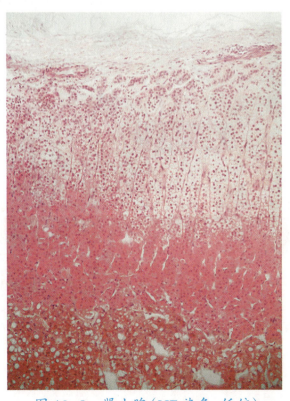

图 10-9　肾上腺(HE 染色,低倍)

雌激素。

（二）肾上腺髓质

肾上腺髓质位于肾上腺的中央,主要由排列成团状或索状的髓质细胞组成。髓质细胞呈多边形,细胞间有血窦和结缔组织。髓质内还有少量交感神经节细胞散在分布。

髓质细胞又称嗜铬细胞,可分为肾上腺素细胞和去甲肾上腺素细胞,分别分泌肾上腺素和去甲肾上腺素。

1. 肾上腺素　可加快心率,增强心肌收缩力,扩张心脏和骨骼肌血管。

2. 去甲肾上腺素　可使全身器官的血管广泛收缩,血压升高。

本章小结

内分泌系统
- 垂体
  - 腺垂体
    - 嗜酸性细胞
      - 生长激素
      - 催乳素
    - 嗜碱性细胞
      - 促性腺激素
      - 促肾上腺皮质激素
      - 促甲状腺激素
    - 嫌色细胞
  - 神经垂体
    - 由无髓神经纤维和神经胶质细胞组成
    - 贮存、释放抗利尿激素和缩宫素
- 甲状腺
  - 形态
    - 呈H形
    - 由左、右侧叶和中间的甲状腺峡组成
  - 位置
    - 侧叶位于喉下部和气管颈部的前外侧
    - 甲状腺峡位于第2~4气管软骨环的前方
  - 微细结构
    - 甲状腺滤泡和滤泡旁细胞
  - 功能
    - 甲状腺滤泡细胞合成甲状腺激素
    - 滤泡旁细胞分泌降钙素
- 甲状旁腺
  - 形态
    - 棕黄色、黄豆大小的扁椭圆形腺体
    - 位于甲状腺两侧叶后面,上、下两对
  - 功能
    - 分泌甲状旁腺素

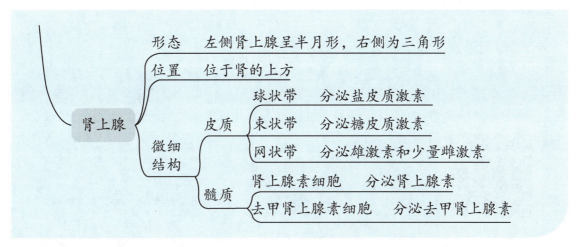

肾上腺
- 形态　左侧肾上腺呈半月形，右侧为三角形
- 位置　位于肾的上方
- 微细结构
  - 皮质
    - 球状带　分泌盐皮质激素
    - 束状带　分泌糖皮质激素
    - 网状带　分泌雄激素和少量雌激素
  - 髓质
    - 肾上腺素细胞　分泌肾上腺素
    - 去甲肾上腺素细胞　分泌去甲肾上腺素

（庄　园　刘殿辉）

 思考题

1. 垂体分泌的激素有哪些？其对靶器官的调节作用是怎样的？
2. 临床检查如何辨认甲状腺？

第十一章 人体胚胎学概要

11章 数字资源

学习目标

1. 能说出受精的定义、部位和意义;植入的定义、部位和时间;胎盘的结构、功能及胎膜的组成。
2. 能描述受精和植入的过程;胚泡和三胚层的形成过程。
3. 能解释常见避孕方式的避孕原理。

人体胚胎学是研究从受精卵发育为新生个体的过程及其机制的科学。人体胚胎在母体子宫内的发育经历38周(约266d),可分为两个时期:①从受精至第8周末称**胚期**。此期末,胚的器官、系统和外形初具雏形。②从第9周至出生为**胎期**。此期胎儿逐渐长大,各器官、系统继续发育,多数器官出现不同程度的功能活动。

第一节 生殖细胞的生成

一、男性生殖细胞的生成

自青春期开始,睾丸生精小管内的精原细胞分化发育为初级精母细胞,每个初级精母细胞经过减数分裂和复杂的形态结构变化,可形成4个精子。其中,2个精子的染色体核型是23,X,另外2个精子的核型是23,Y。精子进入附睾内储存,在附睾上皮细胞分泌物的作用下进一步成熟,并获得运动能力。进入女性生殖管道后,子宫和输卵管的分泌物可去除精子头部覆盖的糖蛋白,使其获得与卵子结合的能力,此过程称**获能**。精子在女性生殖管道内的受精能力一般维持1d左右(图11-1)。

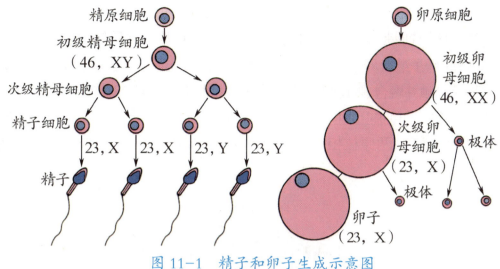

图 11-1 精子和卵子生成示意图

二、女性生殖细胞的生成

女性胎儿期时,体内的卵原细胞分化为初级卵母细胞,初级卵母细胞进入第一次减数分裂,并停滞在分裂前期。自青春期开始,卵巢内的卵泡开始发育,初级卵母细胞在排卵前完成第一次减数分裂,形成一个大的次级卵母细胞和一个小的第一极体,均含有 23 条染色体,核型为 23,X。次级卵母细胞立即进入第二次减数分裂,但在分裂中期再次停滞。排卵后,卵子进入并停留在输卵管壶腹部。受精时,精子的进入激发次级卵母细胞完成第二次减数分裂,形成一个成熟的卵细胞和一个小的第二极体(图 11-1);若 24 小时内卵未受精,则第二次减数分裂不再进行,卵子退化被吸收。

第二节　受精与卵裂

 导学案例

叶某,女性,31 岁,因婚后 1 年有正常性生活未采取任何避孕措施未能受孕来院就诊。患者自述平时月经规律,量适中,有痛经史。检查后诊断为输卵管炎。

请问:1. 输卵管炎为什么能引起患者不孕?

2. 具备哪些条件可使受精顺利进行?

一、受　　精

受精是指精子和卵子结合形成受精卵的过程,通常发生在输卵管壶腹部。

（一）受精过程

获能的精子接触到卵细胞周围的放射冠时，其顶体释放顶体酶解离放射冠的卵泡细胞，触及透明带的精子继续释放顶体酶，在透明带上溶蚀出一条孔道，于是精子头部的细胞膜与卵细胞膜接触并融合，随即精子的细胞核和细胞质进入卵细胞内。

精子的进入激发卵细胞迅速完成第二次减数分裂，此时精子的核和卵细胞的核分别称为雄原核和雌原核，两原核相互靠近，核膜消失，染色体混合，形成二倍体的**受精卵**（图11-2）。

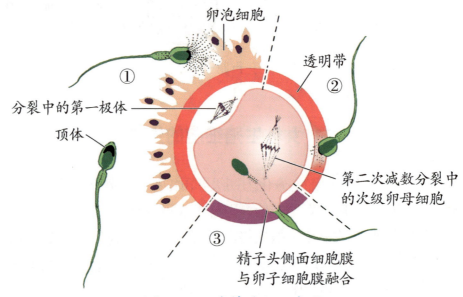

图11-2　受精过程示意图
①第一阶段；②第二阶段；③第三阶段。

（二）受精的意义

1. 受精标志着新生命的开始，受精卵开始快速进行细胞分裂，启动了胚胎发育的进程。

2. 受精决定了新个体的遗传性别。含 Y 染色体的精子和卵细胞结合，则发育为男性；含 X 染色体的精子与卵细胞结合，则发育为女性。

3. 受精恢复了细胞的二倍体核型，保持了人类染色体数目的恒定。来自双亲的遗传物质随机组合，使新个体既维持双亲的遗传特点，又具有与亲代不同的性状。

（三）受精的基本条件

发育正常并获能的精子与发育正常的卵子在限定的时间内相遇是受精的基本条件。

1. 男、女生殖管道畅通。

2. 精子的数量足够。

3. 精子的形态正常并获能。

4. 卵细胞发育正常且在排卵后 24 小时内与精子相遇。

5. 女性体内雌激素、孕激素水平正常。

人工授精与试管婴儿

人工授精是将精子通过非性交方式注入女性生殖管道内使其受孕的一种技术。按照精子的来源可分为丈夫精液人工授精和供精者精液人工授精。具备正常发育的卵泡、正常范围的活动精子数目、健全的女性生殖道结构、至少一条通畅的输卵管的不孕（育）症夫妇，可实施人工授精治疗。目前临床上常用宫腔内人工授精和宫颈管内人工授精。

试管婴儿是体外受精－胚胎移植技术的俗称，是指分别取出卵子和精子，在人工控制的体外环境中完成受精过程，培养3~5d后，把早期胚胎移植到女性子宫腔中，使其发育为胎儿的全过程。

二、卵　裂

受精卵进行的细胞分裂称为**卵裂**。卵裂产生的子细胞称**卵裂球**。在受精后72小时，卵裂球数目达12~16个，组成一个实心胚，形如桑葚，称**桑葚胚**（图11-3）。受精卵在卵裂的同时，逐渐向子宫方向移行（图11-4）。

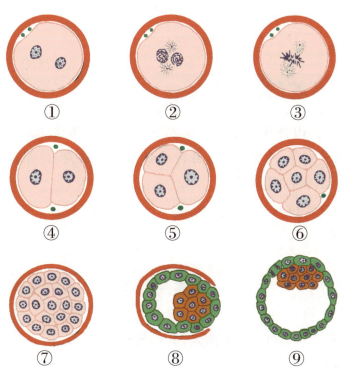

图11-3　卵裂和胚泡形成模式图
①雌原核与雄原核形成；②雌原核与雄原核靠近；③雌雄原核融合并开始卵裂；
④2细胞期；⑤4细胞期；⑥8细胞期；⑦桑葚胚；⑧早期胚泡；⑨胚泡。

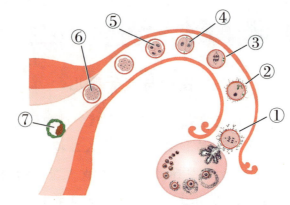

图 11-4　排卵、受精、卵裂及胚泡示意图
①排卵；②受精；③第一次卵裂；④2 细胞期；
⑤4 细胞期；⑥桑葚胚；⑦胚泡。

受精后第 4 天，桑葚胚进入子宫腔，细胞继续分裂，当卵裂球增至 100 个左右时，细胞间出现若干小的腔隙并逐渐汇合成一个大的腔，此时，胚呈囊泡状，称**胚泡**(图 11-4)。胚泡的中心为**胚泡腔**，胚泡壁由一层扁平细胞构成，与吸收营养有关，称**滋养层**。胚泡腔内侧的一端有一群细胞，称**内细胞群**，将来发育为胚胎的各种组织结构和器官系统。覆盖在内细胞群表面的滋养层称**极端滋养层**。

第三节　植入与蜕膜

 导学案例

刘某，女性，30 岁。因停经 60 天，突发左下腹疼痛伴阴道流血 4 小时入院。患者自述平时月经规律，经量中等，有痛经史，自行尿妊娠试验检查，结果阳性。入院后行 B 超等检查，初步诊断为左侧输卵管妊娠。

请问： 1. 受精卵正常植入的部位在何处？

2. 何谓异位妊娠？

一、植　入

胚泡逐渐埋入子宫内膜的过程称**植入**，又称**着床**。

(一) 植入的部位

胚泡植入的部位通常在子宫体或子宫底的内膜中。若植入在子宫颈附近并在此形成胎盘，称前置胎盘；若胚泡在子宫以外的部位植入，称为异位妊娠，多发生于输卵管。

（二）植入的过程

植入开始于受精后第5~6天,至第11~12天完成。植入时,极端滋养层首先与子宫内膜接触,分泌蛋白水解酶,将子宫内膜溶蚀出一个缺口,胚泡经此缺口逐渐埋入。当胚泡全部进入子宫内膜后,缺口修复,植入完成(图11-5)。

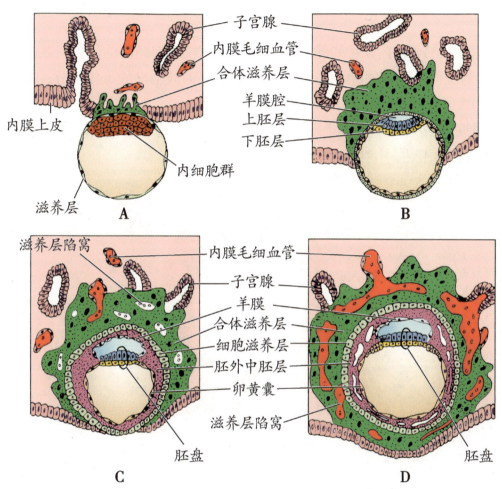

图 11-5　胚泡植入过程示意图

A. 植入早期(第 7 天);B. 植入第 8 天;C. 植入后期(第 9 天);D. 植入完成(第 12 天)。

（三）植入的条件

胚泡正常植入须具备以下条件:①母体性激素分泌正常;②子宫腔内环境正常;③胚泡准时进入子宫腔;④子宫内膜周期性变化与胚泡发育同步。

 知识链接

异 位 妊 娠

胚泡在子宫体腔以外部位着床称异位妊娠,习惯称宫外孕。异位妊娠以输卵管妊娠最为多见,还有卵巢妊娠、腹腔妊娠、子宫阔韧带妊娠等。异位妊娠是妇产科常见的急腹症,是早期妊娠孕妇死亡的主要原因。近年来,由于得到更早的诊断和处理,异位妊娠患者的存活率和生育保留能力明显提高。

二、蜕　　膜

胚泡植入后的子宫内膜称**蜕膜**(图11-6)。根据蜕膜与胚泡的位置关系,将其分为3个部分:①基蜕膜,又称底蜕膜,位于胚泡深面,将来形成胎盘的母体部分;②包蜕膜,包被于胚泡的表面;③壁蜕膜,是子宫其余部分的蜕膜。

胚胎早期,包蜕膜与壁蜕膜之间有子宫腔,随着胚胎的发育,包蜕膜逐渐向子宫腔凸起,逐渐与壁蜕膜相贴,子宫腔消失。

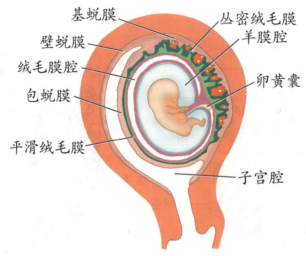

图11-6　胚胎与子宫蜕膜的关系示意图

第四节　三胚层的形成与分化

一、二胚层胚盘的形成

人胚发育第2周,在胚泡植入的过程中,内细胞群增殖分化,逐渐形成圆盘状结构,由两个胚层组成,称**二胚层胚盘**。其中,靠近滋养层的一层柱状细胞称**上胚层**;朝向胚泡腔的一层立方形细胞称**下胚层**。随后,上胚层邻近滋养层的一侧出现一个充满液体的腔隙,称**羊膜腔**,腔内液体为**羊水**;下胚层周缘的细胞向腹侧生长延伸,形成**卵黄囊**(图11-5)。

在内细胞群增殖分化的同时,滋养层也逐渐分化为2层,外层细胞界限消失,称**合体滋养层**;内层由一层分界清楚的立方形细胞组成,称**细胞滋养层**。细胞滋养层的部分细胞进入胚泡腔内,填充于细胞滋养层和羊膜腔、卵黄囊之间,称**胚外中胚层**(图 11-5)。继而胚外中胚层细胞间出现小腔隙,逐渐融合成大腔,称**胚外体腔**(图 11-7)。

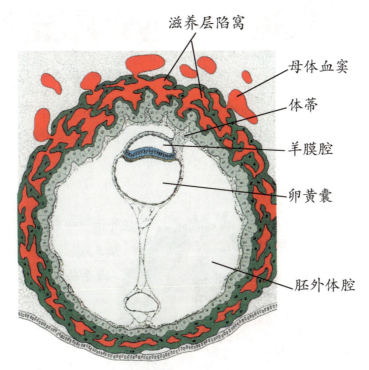

图 11-7　二胚层胚盘及相关结构示意图(示胚外体腔)

二、三胚层的形成

第 3 周初,部分上胚层细胞增殖较快,在上胚层一端的中轴线上形成一增厚区,称**原条**。原条的头端略膨大,为**原结**。原条的中央出现浅沟称**原沟**。原沟深部的细胞不断增殖,在上、下胚层之间向周边扩展迁移。一部分细胞在上、下胚层之间形成一新的细胞层,称**中胚层**(图 11-8);另一部分细胞逐渐替换下胚层细胞,形成一层新的细胞,称**内胚层**;在内胚层和中胚层出现后,原上胚层改称**外胚层**。第 3 周末,形成由外胚层、中胚层和内胚层构成的**三胚层胚盘**(图 11-9),三个胚层均起源于上胚层。

原条的出现使胚盘有头、尾端之分,原条所在的一端为尾端。由于头端大,尾端小,此时的胚盘呈梨形。

三、三胚层的分化

在胚胎发育过程中,结构和功能相同的细胞,分裂增殖形成结构和功能不同的细胞,称**分化**。在第 4~8 周,三个胚层逐渐分化形成各种器官的原基。

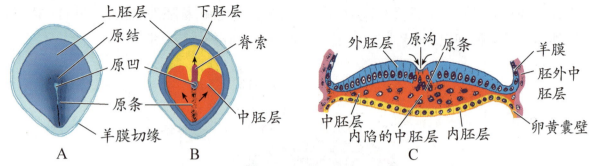

图 11-8　细胞迁移形成三胚层胚盘示意图

A.胚盘背面观;B.中胚层和脊索的形成(上胚层被去除,箭头示中胚层和脊索细胞的迁移方向);C.通过原条的胚盘横切面,示中胚层形成(↑示原条细胞迁移方向)。

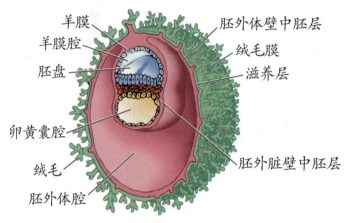

图 11-9　第 3 周初胚的立体模式图

1. 外胚层的分化　外胚层中线处细胞增厚呈板状,称**神经板**。神经板中央沿长轴下陷,称**神经沟**。神经沟两侧边缘隆起,形成**神经褶**。两侧神经褶在神经沟中段靠拢并融合,并向头尾两端进展,最后在头尾两端各有一开口,分别称**前神经孔**和**后神经孔**,两者在第 4 周闭合,最终神经沟完全闭合为**神经管**(图 11-10)。神经管是中枢神经系统的原基,将分化为脑和脊髓以及松果体、神经垂体和视网膜等。其余部分的外胚层将分化形成皮肤的表皮及其附属器等。

2. 中胚层的分化　紧邻神经管两侧的中胚层称**轴旁中胚层**,不断生长增厚,呈节段状,称**体节**。体节左右成对,主要形成中轴骨骼(如脊柱)和背侧的骨骼肌、真皮。体节外侧的中胚层称**间介中胚层**,将来分化形成泌尿生殖系统的主要器官;间介中胚层外侧的部分称**侧中胚层**,其内部形成一个大的腔隙,称**胚内体腔**(图 11-10)。胚内体腔将侧中胚层分为两层,与外胚层相贴的为**体壁中胚层**,将分化为胸腹部和四肢的真皮、骨骼肌、骨骼和血管等;与内胚层相贴的为**脏壁中胚层**,将分化为消化、呼吸系统的肌组织、血管、结缔组织和间皮等。胚内体腔将分化为心包腔、胸膜腔和腹膜腔。

3. 内胚层的分化　随着三胚层的分化,胚盘的两侧缘向腹侧卷折,使扁平状的胚盘逐渐变成圆柱状的胚体(图 11-11)。内胚层被包入胚体内形成**原始消化管**,又称**原肠**。

原肠包括前肠、中肠和后肠 3 部分,主要分化为消化管、消化腺、呼吸道和肺、膀胱、尿道的上皮组织,以及甲状腺、甲状旁腺、胸腺等器官的上皮组织。

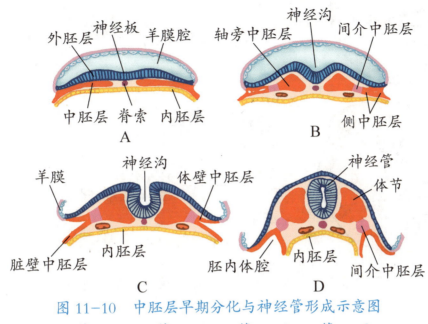

图 11-10　中胚层早期分化与神经管形成示意图
A. 第 17 天;B. 第 19 天;C. 第 20 天;D. 第 21 天。

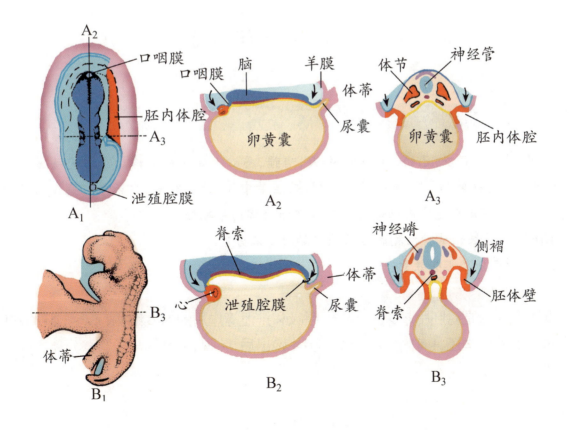

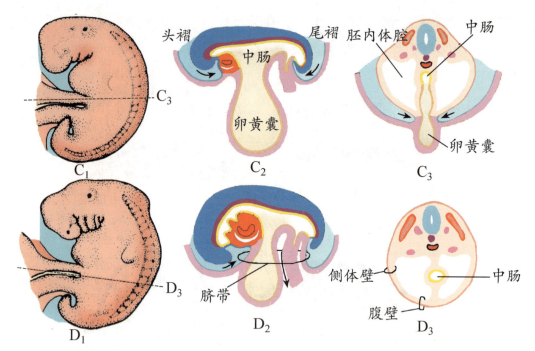

图 11-11　胚体外形和内部结构的演变示意图

A. 第 20 天人胚背面观;B. 第 23 天人胚侧面观;C. 第 26 天人胚侧面观;D. 第 28 天人胚侧面观;A₂~D₂ 为 A₁~D₁ 的相应纵切面;A₃~D₃ 为 A₁~D₁ 的相应横切面。

第五节　胎膜与胎盘

 导学案例

　　张某,女性,30 岁,已婚,因停经 50 天,嗜睡、恶心 1 周前来就诊。患者无头晕,无呕吐,无腹部疼痛等不适。自述平时月经规律,经量中等,无痛经史,自行尿妊娠试验检查,结果阳性。B 超检查见宫内妊娠囊。初步诊断为宫内早期妊娠。

　　请问:1. 尿妊娠试验检测的是尿液中的什么成分?

　　2. 胎盘可分泌哪些激素?

　　胎膜与胎盘是对胚胎起保护、营养、呼吸和排泄等作用的附属结构,不参与胚胎本体的形成。有的结构还具有内分泌功能。胎儿娩出后,胎膜、胎盘即与子宫壁分离,并被排出体外,总称**衣胞**。

一、胎　　膜

　　胎膜包括绒毛膜、羊膜、卵黄囊、尿囊和脐带(图 11-12)。

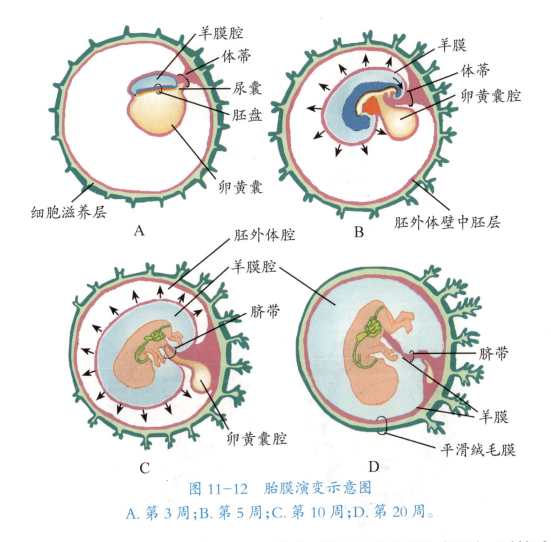

图 11-12　胎膜演变示意图

A. 第 3 周；B. 第 5 周；C. 第 10 周；D. 第 20 周。

1. 绒毛膜　由早期胚的滋养层和衬于其内面的胚外中胚层发育形成。受精后第 2 周滋养层迅速增殖，局部向外伸出形成**绒毛**。绒毛内富含血管，其内流动着胚胎血液；绒毛表面的滋养层溶解周围的蜕膜形成许多小腔隙，称**绒毛间隙**，其内充满来自母体子宫螺旋动脉的血液。胚胎借绒毛从母体血液中吸收营养并排出代谢产物。

受精第 8 周后，包蜕膜处的绒毛膜形成**平滑绒毛膜**；靠近基蜕膜的绒毛膜生长茂密，呈树枝状分支，称**丛密绒毛膜**（图 11-12，图 11-13），将来形成胎盘的胎儿部分。

2. 羊膜　为半透明薄膜，羊膜腔内充满**羊水**，胚胎浸泡在羊水中（图 11-14）。羊水主要由羊膜不断分泌产生，又不断地被羊膜吸收和胎儿吞饮，故羊水是不断更新的。羊水的主要作用：①保护胎儿，缓冲外力对胎儿的挤压；②防止胚胎局部粘连；③有利于胎儿肢体的运动，促进骨骼和肌肉发育；④分娩时可扩张宫颈，冲洗和润滑产道。

正常足月胎儿的羊水为 1 000~1 500ml。羊水多于 2 000ml 称为羊水过多，常见于消化管闭锁、无脑儿等；羊水少于 500ml 称为羊水过少，常见于胎儿无肾或尿道闭锁。

3. 脐带　是连于胚胎脐部与胎盘间的索状结构，其内含有 2 条脐动脉和 1 条脐静脉，是胎儿和母体进行物质交换的通道。正常足月胎儿的脐带长 40~60cm。

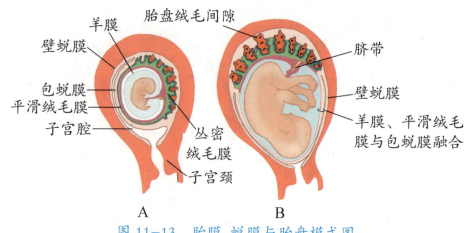

图 11-13　胎膜、蜕膜与胎盘模式图

A.第 2 个月;B.胎儿后期。

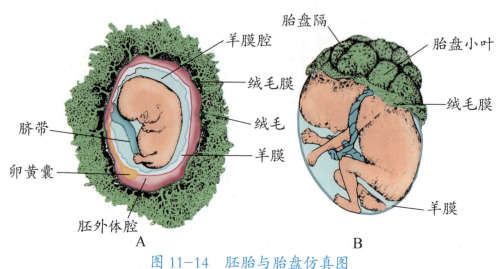

图 11-14　胚胎与胎盘仿真图

A.第 7 周;B.第 4 个月。

二、胎　　盘

胎盘是由胎儿的丛密绒毛膜和母体子宫的基蜕膜共同构成的圆盘状结构(图 11-15)。

(一)胎盘的结构

足月胎儿的胎盘重约 500g,直径为 15~20cm,中央厚,边缘薄。胎盘分**胎儿面**和**母体面**。胎儿面覆盖羊膜,较光滑,脐带附着于中央或稍偏(图 11-15,图 11-16)。母体面粗糙,其表面有子宫的基蜕膜覆盖,由 15~30 个**胎盘小叶**组成,小叶之间的基蜕膜形成胎盘隔,胎盘隔之间的腔隙称绒毛间隙,其内充满母体血,绒毛浸泡其中。

(二)胎盘内的血液循环和胎盘屏障

1. 胎盘内的血液循环　胎盘内有母体和胎儿两套血液循环系统,两者的血液在各自的封闭管道内循环,互不相混,但可进行物质交换。母体血从子宫的螺旋动脉流入绒毛间隙,与绒毛毛细血管内的胎儿血进行物质交换后,经子宫静脉流回母体。胎儿的静脉血经脐动脉及其分支流入绒毛内的毛细血管,与绒毛间隙内的母体血液进行物质交换后成为动脉血,经脐静脉回流到胎儿体内。

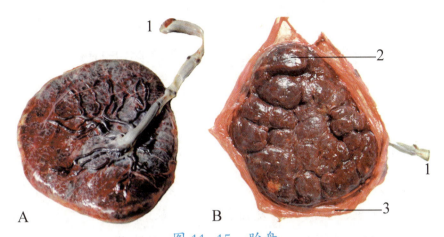

图 11-15　胎盘
A.胎儿面;B.母体面;1.脐带;2.胎盘小叶;3.羊膜。

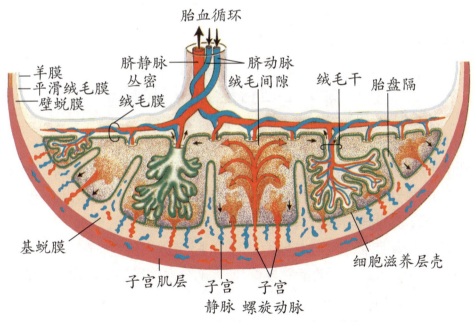

图 11-16　胎盘的结构与血液循环模式图
↑示血流方向;红色示富含营养和氧的血;蓝色示含代谢废物和二氧化碳的血。

2. 胎盘屏障　胎儿血与母体血进行物质交换所通过的结构称**胎盘屏障**或**胎盘膜**。

(三) 胎盘的功能

1. 物质交换　胎儿通过胎盘从母体血液中获得氧气和营养物质,排出二氧化碳和代谢产物。

2. 内分泌功能　胎盘能分泌多种激素,对维持妊娠起重要作用。①人绒毛膜促性腺激素:于妊娠第2周开始分泌并在母体血液中出现,第8周达高峰,以后逐渐减少。检查孕妇血液或尿液中此类激素,可诊断早期妊娠。②雌激素和孕激素:于妊娠第4个月开始分泌,逐渐替代黄体,继续维持妊娠。③人胎盘催乳素:促进母体乳腺及胎儿的生长发育。

第六节　胎儿血液循环的特点

 导学案例

王某,女性患儿,7岁,因发热3天、咳嗽2天来院就诊。查体:身高110cm,体重18kg,营养不良貌。气短、无力、口唇发绀、手指(足趾)呈杵状。听诊:胸骨左缘第3~4肋间可闻及响亮粗糙的全收缩期杂音。既往体质差,自出生以来易患呼吸道感染(每年5~10次),结合X线、心电图和B超检查,诊断:①急性上呼吸道感染;②先天性心脏病,室间隔缺损、动脉导管未闭。

请问:1. 胎儿血液循环途径是怎样的?

2. 胎儿出生后血液循环发生哪些变化?

一、胎儿心血管系统的结构特点

(一)卵圆孔和动脉导管

卵圆孔位于房间隔的中下部,血液可经卵圆孔由右心房流入左心房。**动脉导管**是连于肺动脉干与主动脉弓之间的一条短血管,血液可由肺动脉干流入主动脉弓。

(二)脐动脉、脐静脉与静脉导管

脐动脉有2条,起自髂总动脉,经胎儿脐部和脐带进入胎盘。脐静脉为1条,从胎盘经脐带进入胎儿体内,入肝后续为**静脉导管**,使大部分血液经肝静脉注入下腔静脉回到右心房,并发出分支与肝血管相通。

二、胎儿血液循环途径

胎儿的血液在胎盘内与母体血液进行物质交换后,经脐静脉进入静脉导管,然后汇入下腔静脉(图11-17)。下腔静脉的血液流入右心房后,大部分经卵圆孔流入左心房,再经左心室流入主动脉。主动脉中的大部分血液经主动脉弓的分支流入头颈部和上肢,少量血液流入降主动脉。上腔静脉的血液流入右心房,与少量来自下腔静脉的血液一起流入右心室,再流入肺动脉。因胎儿肺尚未执行功能,肺动脉的血液大部分经动脉导管流入降主动脉。降主动脉中的血液一部分供应盆腔、腹腔器官和下肢,另一部分经脐动脉流入胎盘,与母体血液进行物质交换。

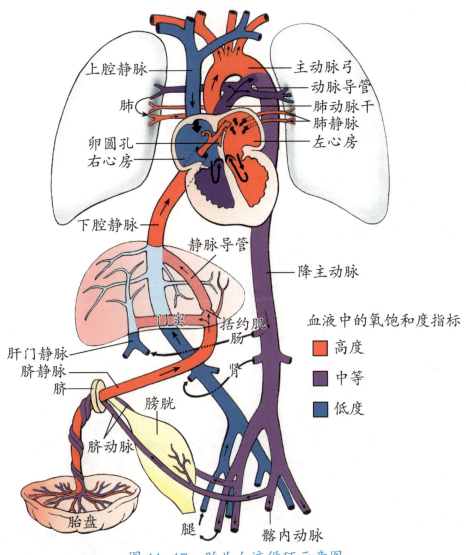

图 11-17　胎儿血液循环示意图

三、胎儿出生后血液循环的变化

胎儿出生后,脐循环中断,肺开始呼吸,动脉导管、静脉导管和脐血管均失用,血液循环发生一系列改变,主要变化如下:

1. 脐静脉(腹腔内的部分)闭锁,形成由脐部至肝的**肝圆韧带**。
2. 脐动脉大部分闭锁形成**脐侧韧带**,仅近侧段保留,成为膀胱上动脉。
3. 肝内的静脉导管闭锁,成为**静脉韧带**。
4. 动脉导管闭锁,成为**动脉韧带**。若动脉导管未闭锁,称动脉导管未闭。
5. 卵圆孔关闭。胎儿出生后约 1 年卵圆孔完全封闭形成**卵圆窝**。若 1 年后卵圆孔仍未封闭或封闭不全,称卵圆孔未闭,属先天性心脏病。

第七节　双胎与多胎

导学案例

　　王某,女性,33岁,已婚。因停经56天,恶心、呕吐1周来院就诊。患者平素月经规律,经量中等,近1周来出现恶心、呕吐,晨起明显,伴困倦、嗜睡。自行尿妊娠试验检查,结果阳性。B超检查宫内可见两个妊娠囊。诊断为双胎妊娠。

　　请问:1. 何谓双胎?

　　　　　2. 双胎分哪两种? 形成原因是什么?

一、双　　胎

　　一次娩出两个新生儿的现象称双胎或孪生,发生率约占新生儿的1%。

　　双胎有两种。一种是**单卵双胎**,又称**真双胎**,即由一个受精卵发育成两个胚胎。这两个胚胎的基因和性别完全一致,外貌和生理特征也极相似。单卵双胎的成因主要有以下几种情况(图11-18):①受精卵发育形成两个胚泡,两者分别植入,各自发育成一个胚胎。②一个胚泡内形成两个内细胞群,各自发育为一个胚胎。③一个胚盘上出现两个原条,形成两个神经管,发育为两个胚胎,但易发生联胎。另一种是**双卵双胎**,卵巢排出两个卵子,分别受精形成两个受精卵,发育成两个胚胎,称**双卵双胎**或**假双胎**。两个胎儿的性别可相同,也可不相同,基因、外貌和生理特征如同一般的兄弟姐妹。

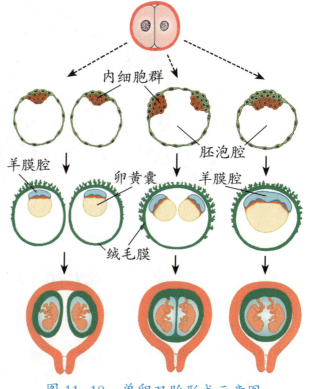

图 11-18　单卵双胎形成示意图

二、多　　胎

一次分娩两个以上新生儿称为多胎。多胎的形成原因可以是单卵多胎、多卵多胎和混合性多胎。多胎的发生率很低,但因近年临床应用促性腺激素治疗不孕症及试管婴儿技术的应用,其发生率有所升高。

本章小结

- 双胎与多胎
  - 单卵双胎
  - 双卵双胎
- 胎儿血液循环的特点
  - 卵圆孔和动脉导管
  - 胎儿血液循环途径
- 胎膜与胎盘
  - 绒毛膜
  - 卵黄囊
  - 尿囊
  - 羊膜
  - 脐带
  - 胎盘
- 三胚层的形成与分化
  - 内胚层
  - 中胚层
  - 外胚层

人体胚胎发育概要

- 生殖细胞的生成
  - 精子的生成
  - 卵细胞的生成
- 受精与卵裂
  - 受精的部位和条件
  - 卵裂
    - 桑葚胚
    - 胚泡
- 植入与蜕膜
  - 植入部位
  - 蜕膜分部

(庄　园　刘殿辉)

❓ 思考题

1. 根据受精和植入的条件思考避孕方式有哪几类?
2. 为何母体免疫系统不会排斥具有抗原性的胚胎?

实践 17 胚 胎

【实践目的】

1. 能在标本或模型上指出蜕膜的分部及各部的位置。

2. 能根据标本或模型说出胚盘的结构、胎盘与脐带的结构和相互关系。

3. 了解卵裂的过程、胚泡的结构特点、胎膜的组成及各类胎膜的位置、三胚层的形成。

【实践材料】

1. 卵裂及桑葚胚的模型。

2. 胚泡模型。

3. 胚盘模型。

4. 第 2~4 周的胚胎模型。

5. 妊娠子宫的剖面模型。

6. 脐带和胎盘的标本。

7. 不同发育时期的胚胎标本。

8. 器械 手套、镊子、盘子。

【实践学时】 1 学时。

【实践内容及方法】

1. 教师示教后分组辨认模型,小组讨论,教师抽查提问、个别指导。

2. 指导学生观察胚胎模型或标本

(1) 卵裂与桑葚胚:在卵裂及桑葚胚的模型上观察卵裂球的形态、大小及细胞数量的变化,以及桑葚胚的形成。

(2) 胚泡:在胚泡的剖面模型上观察胚泡的滋养层、胚泡腔、内细胞群的位置,以及它们之间的位置关系。

(3) 蜕膜:在妊娠子宫剖面模型上,观察子宫蜕膜与胚胎的关系,并能指认基蜕膜、包蜕膜及壁蜕膜。

1) 底蜕膜:底蜕膜位于胚胎与子宫肌层之间。

2) 包蜕膜:包蜕膜覆盖于胚胎的子宫腔面。

3) 壁蜕膜:壁蜕膜是包蜕膜和底蜕膜以外的子宫内膜。

(4) 三胚层的形成与分化

1) 二胚层的形成:在第 2 周胚胎的模型上观察以下内容。①羊膜腔与卵黄囊:靠近滋养层的小腔是羊膜腔,与羊膜腔相邻的小囊是卵黄囊。②上胚层和下胚层:卵黄囊的顶是下胚层,羊膜腔的底是上胚层,上胚层与下胚层紧密相贴,构成胚盘。③胚外中胚层和胚外体腔:胚外中胚层分两部分,一部分衬在滋养层的内表面,另一部分覆盖在羊膜和卵黄囊的外表面。胚外体腔,即胚外中胚层所围成的腔。④绒毛膜:由滋养层和胚外中胚层形成,它外表面的突起为绒毛。

2) 中胚层的形成:在胚盘模型上观察原条。原条所在的一端是胚盘的尾端。原条的中部凹陷,两侧稍隆起,原条在上、下胚层之间形成的细胞层即中胚层。

(5) 胎膜:在妊娠 3 个月的子宫剖面模型上观察以下内容。①羊膜:位于胚外中胚层的内面,包于脐带的表面,羊膜所围成的腔是羊膜腔。②绒毛膜:观察绒毛膜上的绒毛,辨别丛密绒毛膜与平滑绒毛膜。③脐带:是圆索状结构,在脐带的横切面模型或标本上辨别脐动脉和脐静脉;观察标本或模型时注意脐带的粗细和长度。

(6) 胎盘:在观察胎盘的模型或标本时要注意其形态、直径和厚度,辨别其母体面和胎儿面。母体面粗糙,有 15~20 个胎盘小叶,而胎儿面光滑。

【实践评价】

1. 绘制胚泡结构模式图,并标注滋养层、胚泡腔和内细胞群。

2. 说出胚盘的结构。

附 录

教学大纲（参考）

一、课程性质

解剖学基础是中等卫生职业教育医学影像技术专业的一门重要的专业基础课程。本课程的主要内容是人体胚胎发育概况,正常组织结构,各系统器官的组成、位置、形态等。本课程的任务是使学生获取医学影像技术专业人才所必需的人体形态、结构的基本知识、基本理论和基本技能,为进一步学习其他专业技能课程,提高专业素质,增强适应职业需求的能力,更好地从事摄影、仪器操作、影像检查等医学影像技术工作打下一定的基础。

二、课程目标

通过本课程的学习,学生能够达到下列要求:

(一)职业素养目标

1. 具有严谨求实的学习态度,科学的思维能力。

2. 具有救死扶伤、爱岗敬业、乐于奉献、团结协作的职业素质和良好的医德、医风情操。

3. 具有应用基础知识分析、解释生活现象和临床问题的能力。

4. 具有终身学习的理念和不断创新的精神。

(二)专业知识和技能目标

1. 具备医学影像技术相关正常人体形态结构知识。

2. 具有辨认正常人体重要的体表标志或主要器官体表投影的能力。

3. 具有正确辨认、描述正常人体主要器官的位置和形态结构的能力。

4. 具有借助光学显微镜观察正常人体组织微细结构的能力。

5. 具有运用解剖学知识对常见病、多发病的影像学征象做出初步形态描述与分析的能力。

三、学时安排

教学内容	学时		
	理论	实践	合计
一、绪论	1	0	1
二、细胞与基本组织	5	4	9
三、运动系统	6	12	18
四、消化系统	4	4	8

教学内容	学时		
	理论	实践	合计
五、呼吸系统	4	4	8
六、泌尿系统	3	3	6
七、生殖系统	3	3	6
八、脉管系统	5	5	10
九、感觉器	4	2	6
十、神经系统	6	6	12
十一、内分泌系统	2	0	2
十二、人体胚胎学概要	2	2	4
合计	45	45	90

四、课程内容和要求

单元	教学内容	教学要求	教学活动参考	参考学时	
				理论	实践
一、绪论	（一）解剖学基础的定义及其在医学影像技术专业中的地位 （二）人体的组成与分部 （三）常用解剖学术语 （四）组织切片常用染色法 （五）学习解剖学基础的基本观点与方法	熟悉 掌握 掌握 了解 了解	理论讲授 多媒体演示	1	0
二、细胞与基本组织	（一）细胞 1. 细胞的形态 2. 细胞的结构 （二）上皮组织 1. 被覆上皮 2. 腺上皮和腺 3. 上皮组织的特殊结构 （三）结缔组织 1. 固有结缔组织 2. 软骨组织和软骨 3. 骨组织与骨 4. 血液 （四）肌组织 1. 骨骼肌 2. 心肌 3. 平滑肌	 了解 熟悉 熟悉 了解 了解 熟悉 了解 了解 掌握 熟悉 了解	理论讲授 多媒体演示	5	

单元	教学内容	教学要求	教学活动参考	参考学时 理论	参考学时 实践
二、细胞与基本组织	（五）神经组织 1. 神经元 2. 神经胶质细胞 3. 神经纤维 4. 神经末梢	 熟悉 了解 熟悉 了解			
	实践1　显微镜的构造、使用及细胞结构观察 实践2　基本组织	会 会	技能实践		4
三、运动系统	（一）骨 1. 概述 2. 各部骨 （二）骨连结 1. 概述 2. 躯干骨的连结 3. 颅骨的连结 4. 上肢骨的连结 5. 下肢骨的连结 （三）骨骼肌 1. 概述 2. 头肌 3. 颈肌 4. 躯干肌 5. 四肢肌	 掌握 掌握 掌握 掌握 掌握 掌握 掌握 掌握 熟悉 熟悉 熟悉 熟悉	理论讲授 挂图演示 活体观察 标本观察 模型观察 多媒体演示	6	
	实践3　躯干骨及其连结 实践4　颅骨及其连结 实践5　四肢骨及其连结 实践6　骨骼肌	能 能 能 会	技能实践		12
四、消化系统	（一）概述 1. 消化系统的组成 2. 消化管壁的结构 3. 胸部的标志线和腹部分区 （二）消化管 1. 口腔 2. 咽 3. 食管 4. 胃 5. 小肠 6. 大肠	 掌握 了解 熟悉 掌握 熟悉 熟悉 掌握 掌握 熟悉	理论讲授 挂图演示 活体观察 标本观察 模型观察 多媒体演示	4	

单元	教学内容	教学要求	教学活动参考	参考学时 理论	参考学时 实践
四、消化系统	（三）消化腺				
	1. 肝	掌握			
	2. 胰	熟悉			
	（四）腹膜				
	1. 腹膜与腹膜腔的概念	熟悉			
	2. 腹膜与脏器的关系	了解			
	3. 腹膜形成的结构	了解			
	实践7　消化系统	能	技能实践		4
五、呼吸系统	（一）呼吸道		理论讲授	4	
	1. 鼻	熟悉	挂图演示		
	2. 喉	熟悉	活体观察		
	3. 气管与主支气管	掌握	标本观察		
	（二）肺		模型观察		
	1. 肺的位置和形态	掌握	多媒体演示		
	2. 肺段支气管和支气管肺段	掌握			
	3. 肺的微细结构	熟悉			
	4. 肺的血管	熟悉			
	（三）胸膜与纵隔				
	1. 胸膜与胸膜腔	掌握			
	2. 肺与胸膜的体表投影	了解			
	3. 纵隔	了解			
	实践8　呼吸系统	能	技能实践		4
六、泌尿系统	（一）肾		理论讲授	3	
	1. 肾的形态	掌握	挂图演示		
	2. 肾的位置与毗邻	掌握	标本观察		
	3. 肾的剖面结构	熟悉	模型观察		
	4. 肾的被膜	了解	多媒体演示		
	5. 肾的微细结构	了解			
	（二）输尿管道				
	1. 输尿管	掌握			
	2. 膀胱	熟悉			
	3. 尿道	掌握			
	实践9　泌尿系统	能	技能实践		3
七、生殖系统	（一）男性生殖系统		理论讲授	3	
	1. 睾丸	熟悉	挂图演示		
	2. 生殖管道	了解	标本观察		
	3. 附属腺	了解	模型观察		
	4. 外生殖器	了解	多媒体演示		
	5. 男性尿道	掌握			

续表

单元	教学内容	教学要求	教学活动参考	参考学时 理论	参考学时 实践
七、生殖系统	（二）女性生殖系统 1. 卵巢 2. 输卵管道 3. 女性外阴 （三）乳房和会阴 1. 乳房 2. 会阴	熟悉 熟悉 了解 熟悉 了解			
	实践10　生殖系统	会	技能实践		3
八、脉管系统	（一）概述 1. 心血管系统的组成 2. 血液循环 （二）心 1. 心的位置、毗邻和外形 2. 心腔 3. 心壁结构与传导系统 4. 心的血管 5. 心包 6. 心的体表投影 （三）血管 1. 血管的分类及结构特点 2. 肺循环的血管 3. 体循环的主要血管 （四）淋巴系统 1. 淋巴管道 2. 淋巴器官	 掌握 掌握 掌握 掌握 掌握 掌握 熟悉 掌握 熟悉 熟悉 熟悉 熟悉 熟悉	理论讲授 挂图演示 活体观察 标本观察 模型观察 多媒体演示	5	
	实践11　心的位置、外形、传导系统和血管 实践12　体循环血管和淋巴系统	能 能	技能实践		5
九、感觉器	（一）视器 1. 眼球 2. 眼副器 3. 眼的血管 （二）前庭蜗器 1. 外耳 2. 中耳 3. 内耳 4. 声波的传导	 熟悉 熟悉 了解 熟悉 熟悉 了解 了解	理论讲授 挂图演示 活体观察 标本观察 模型观察 多媒体演示	4	
	实践13　感觉器	会	技能实践		2

单元	教学内容	教学要求	教学活动参考	参考学时	
				理论	实践
十、神经系统	（一）概述		理论讲授	6	
	1. 神经系统的区分	熟悉	挂图演示		
	2. 神经系统的常用术语	掌握	活体观察		
	（二）中枢神经系统		标本观察		
	1. 脊髓	掌握	模型观察		
	2. 脑	掌握	多媒体演示		
	3. 脊髓、脑的被膜和血管	了解			
	4. 脑脊液及其循环	了解			
	5. 血脑屏障	了解			
	（三）周围神经系统				
	1. 脊神经	了解			
	2. 脑神经	了解			
	3. 内脏神经	了解			
	（四）脑和脊髓的传导通路				
	1. 感觉传导通路	了解			
	2. 运动传导通路	了解			
	实践14　脊髓	能	技能实践		6
	实践15　脑	能			
	实践16　周围神经及神经传导通路	会			
十一、内分泌系统	（一）垂体		理论讲授	2	
	1. 腺垂体	熟悉	挂图演示		
	2. 神经垂体	熟悉	活体观察		
	（二）甲状腺及甲状旁腺		标本观察		
	1. 甲状腺	熟悉	模型观察		
	2. 甲状旁腺	了解	多媒体演示		
	（三）肾上腺				
	1. 肾上腺的形态和位置	熟悉			
	2. 肾上腺的微细结构	熟悉			
十二、人体胚胎学概要	（一）生殖细胞的生成		理论讲授	2	
	1. 男性生殖细胞的生成	了解	挂图演示		
	2. 女性生殖细胞的生成	了解	多媒体演示		
	（二）受精与卵裂				
	1. 受精	了解			
	2. 卵裂	了解			
	（三）植入与蜕膜				
	1. 植入	了解			
	2. 蜕膜	了解			

单元	教学内容	教学要求	教学活动参考	参考学时 理论	参考学时 实践
十二、人体胚胎学概要	（四）三胚层的形成与分化				
	1. 二胚层胚盘的形成	了解			
	2. 三胚层的形成	了解			
	3. 三胚层的分化	了解			
	（五）胎膜与胎盘				
	1. 胎膜	了解			
	2. 胎盘	了解			
	（六）胎儿血液循环的特点				
	1. 胎儿心血管系统的结构特点	了解			
	2. 胎儿血液循环途径	了解			
	3. 胎儿出生后血液循环的变化	了解			
	（七）双胎与多胎				
	1. 双胎	了解			
	2. 多胎	了解			
	实践 17　胚胎	会	技能实践		2

五、说明

（一）教学安排

本教学大纲主要供中等卫生职业教育医学影像技术专业教学使用，第1学期开设，总学时为90学时，其中理论45学时，实践教学45学时。学分为5学分。

（二）教学要求

1. 本课程对理论部分教学要求分为掌握、熟悉、了解3个层次。掌握：指对基本知识、基本理论有较深刻的认识，并能综合、灵活地运用所学的知识解决实际问题。熟悉：指能够领会概念、原理的基本含义，解释现象。了解：指对基本知识、基本理论能有一定的认识，能够记忆所学的知识要点。

2. 本课程重点突出以岗位胜任力为导向的教学理念，在实践技能方面分为能和会2个层次。能：指能独立、规范地完成所学技能操作。会：指在教师指导下能初步实施所学技能操作。

（三）教学建议

1. 本课程依据医学影像技术岗位的工作任务、职业能力要求，强化理论实践一体化，突出"做中学、学中做"的职业教育特色，根据培养目标、教学内容和学生的学习特点以及职业资格考试要求，提倡项目教学、案例教学、任务教学、角色扮演、情景教学等方法，利用校内外实训基地，将学生的自主学习、合作学习和教师引导教学等教学组织形式有机结合。

2. 教学过程中，可通过测验、观察记录、技能考核和理论考试等多种形式对学生的职业素养、专业知识和技能进行综合考评。应体现评价主体的多元化，评价过程的多元化，评价方式的多元化。评价内容不仅关注学生对知识的理解和技能的掌握，更要关注学生在临床、生活实践中运用与解决实际问题的能力水平，重视职业素质的养成。

参 考 文 献

[1] 丁文龙, 刘学政. 系统解剖学 [M]. 9 版. 北京: 人民卫生出版社, 2018.

[2] 李继承, 曾园山. 组织学与胚胎学 [M]. 9 版. 北京: 人民卫生出版社, 2018.

[3] 柏树令. 系统解剖学 [M]. 2 版. 北京: 人民卫生出版社, 2013.

[4] 高英茂, 李和. 组织学与胚胎学 [M]. 2 版. 北京: 人民卫生出版社, 2010.

[5] 任晖, 乔跃兵. 人体解剖学与组织胚胎学 [M]. 北京: 人民卫生出版社, 2021.

[6] 高洪泉. 正常人体结构 [M]. 3 版. 北京: 人民卫生出版社, 2014.